U0618852

血管外科专科护士培训丛书

总主编　谷涌泉　景在平

血管外科护理习题集

主　审　张玲娟　许秀芳　钱火红
主　编　李海燕　李　燕
副主编　王金萍　袁良喜　林　梅　董艳芬　植艳茹

人民卫生出版社

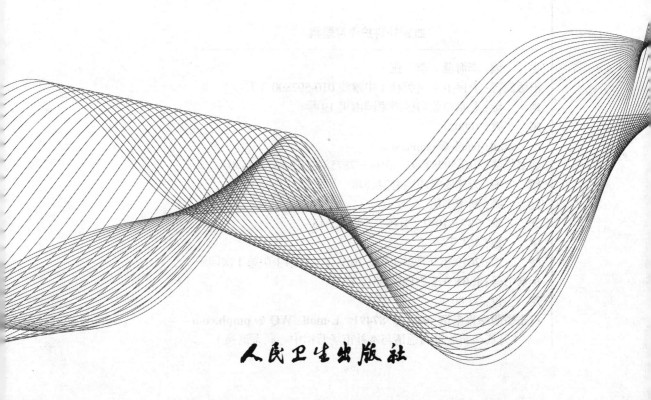

图书在版编目（CIP）数据

血管外科护理习题集 / 李海燕，李燕主编.—北京：人民卫生出版社，2019

ISBN 978-7-117-28812-5

Ⅰ.①血… Ⅱ.①李… ②李… Ⅲ.①血管外科学 - 护理学 - 习题集 Ⅳ.①R473.6-44

中国版本图书馆 CIP 数据核字（2019）第 178348 号

| 人卫智网 | www.ipmph.com | 医学教育、学术、考试、健康，购书智慧智能综合服务平台 |
| 人卫官网 | www.pmph.com | 人卫官方资讯发布平台 |

版权所有，侵权必究！

血管外科护理习题集

主　　编：李海燕　李　燕
出版发行：人民卫生出版社（中继线 010-59780011）
地　　址：北京市朝阳区潘家园南里 19 号
邮　　编：100021
E - mail：pmph @ pmph.com
购书热线：010-59787592　010-59787584　010-65264830
印　　刷：天津安泰印刷有限公司
经　　销：新华书店
开　　本：787×1092　1/16　印张：18
字　　数：461 千字
版　　次：2019 年 9 月第 1 版　2019 年 9 月第 1 版第 1 次印刷
标准书号：ISBN 978-7-117-28812-5
定　　价：52.00 元

打击盗版举报电话：010-59787491　E-mail：WQ @ pmph.com
（凡属印装质量问题请与本社市场营销中心联系退换）

编　者（以姓氏笔画为序）

丁瑞芳（上海长海医院）

王　洋（空军军医大学第一附属医院）

王金萍（上海长海医院）

支莹莹（江苏省人民医院）

毛华娟（上海长海医院）

文亚妮（上海长海医院）

叶春婷（首都医科大学宣武医院）

付　立（东方肝胆外科医院）

付春红（寿光市人民医院）

代姗姗（上海长海医院）

成　咏（上海交通大学医学院附属第九人民医院）

刘　倩（广西医科大学第一附属医院）

刘光维（重庆医科大学附属第一医院）

齐加新（山东省立医院）

严玉茹（上海交通大学医学院附属仁济医院）

李　蓉（上海长海医院）

李　燕（南京医科大学附属南京医院）

李松华（上海长海医院）

李海燕（上海长海医院）

肖丽艳（南华大学附属第二医院）

谷涌泉（首都医科大学宣武医院）

汪海燕（上海长海医院）

沈谢冬（上海长征医院）

张　晶（吉林大学第一医院）

张　婷（上海交通大学医学院附属仁济医院）

张苏钰（甘肃省人民医院）

张艳君（中国医科大学附属第一医院）

范凯达（上海长海医院）

林　韦（福建医科大学附属第一医院）

林　丛（中国人民解放军联勤保障部队第九八零医院）

林　梅（首都医科大学附属北京安贞医院）

尚建英（绵阳市中心医院）

周　静（东方肝胆外科医院）

赵文利（河南省人民医院）

赵春艳（同济大学附属东方医院）

胡　刚（云南省第一人民医院）

胡亚琴（上海长海医院）

姜海英（江苏省人民医院）

袁良喜（上海长海医院）

柴会荣（上海长海医院）

徐　阳（中国医科大学附属第一医院）

翁艳敏（南京大学医学院附属鼓楼医院）

高金玲（河北医科大学第一医院）

郭淑芸（河北医科大学第二医院）

黄梅兰（福建医科大学附属第一医院）

曹宏霞（唐山市工人医院）

龚　熙（上海长海医院）

龚文静（上海中医药大学附属上海市中西医结合医院）

梁笑霞（佛山市第一人民医院）

梁爱琼（中国人民解放军南部战区总医院）

董艳芬（中国人民解放军总医院第一医学中心）

植艳茹（上海长海医院）

景在平（上海长海医院）

喻　英（山西医学科学院山西大医院）

曾　莉（上海市第十人民医院）

虞　奋（复旦大学附属中山医院）

褚　婕（华中科技大学同济医学院附属协和医院）

编写秘书　邹秋红　范益生（上海长海医院）

序

　　Nursing 一词来自拉丁语，其寓意为抚育、保护、照顾。"护士"这一名称在 1914 年"中华护士学会"第一次代表大会上正式宣布并沿用至今。护理工作是一项既特殊又神圣的职业，要求护士应具有较高的文化素质以及职业道德修养。尤其现阶段，护士的任务已超出了原有的患者或疾病护理的范畴，而扩展到了对所有人、生活周期的所有阶段护理。

　　血管外科是外科领域中的一门新兴的独立学科，近 30 多年来发展迅速，大批优秀的专业技术人才涌现而出，很多新观点、新理论和先进的技术被应用于临床，使得我国的血管外科整体水平更是得到迅速发展和提高。这些变化都对血管外科护理人才的培养提出了更高、更多的要求与需求，只有不断地加强学习，改变现有的知识结构，更新知识，勤学不辍，具备丰富的护理理论知识、较强的实践技能和护理科研能力，才能适应学科发展的需求。

　　目前，对于血管外科专科护士的培训，很多单位还处于摸石头过河阶段，而专科护理的参考书又少之甚少。为了规范的培训专科护士，不断提高她们临床专业知识和技能水平，培养她们临床实践能力，由国际血管联盟（IUA）中国分部护理专业委员会牵头编写了一系列血管外科专科护士培训丛书，这一系列丛书致力于规范血管外科各种常见疾病、多发病的护理常规、健康教育、护理流程与各种危重急症的围术期护理，还结合临床护理发展新动态，在兼顾临床护理的同时，激发培养护士的创新能力。

　　最后，诚挚感谢所有编者付出的辛勤劳动，相信"血管外科专科护士培训丛书"一定会为血管外科护理事业再添一笔辉煌。

谷涌泉　景在平

2019 年 5 月

前　言

随着人民生活水平的不断提高和就医条件的不断优化，越来越多的血管疾病得到了及时的诊治与护理。虽然近十年来我国各大医院的血管外科如雨后春笋般成长起来，但相对于具有悠久发展历史的其他学科而言，血管外科还是一个非常年轻的学科。腔内治疗技术的不断进步和革新，要求血管外科围术期护理团队更加专业、优质和高效。为了给全国血管外科护理管理者提供培训专业团队的依据，让血管外科护士在专科不断发展的同时多一些学习参考资料，国际血管联盟（IUA）中国分部护理专业委员会的骨干们编写了《血管外科护理习题集》一书，希望为全国血管外科护理团队的建设贡献一份力量。

自从2016年10月国际血管联盟（IUA）中国分部护理专业委员会成立以来，血管外科护理的学术水平又上了一个新的台阶，全国百余家血管外科护理骨干们团结起来，加强学术交流，碰撞思维火花，为血管外科专科护理队伍的培养做了大量工作。我特别要感谢国际血管联盟主席、首都医科大学宣武医院血管外科谷涌泉教授为全国血管外科护理人搭建的学习平台，并积极促成《血管外科专科护士培训丛书》在人民卫生出版社顺利出版。

《血管外科护理习题集》作为《血管外科专科护士培训丛书》的第二本，将临床上常见的血管外科疾病和相关疾病、血管外科疾病手术护理配合等护理知识以填空、判断、选择、名词解释、问答与案例分析形式呈现，可以帮助血管外科护士及时、准确地把握疾病护理知识点，对培训专科护士具有重要的意义。

再次感谢各位编者和审稿专家对本书的大力支持、对血管专业护理工作的指导和帮助！由于时间仓促，本书可能存在一些不足之处，敬请各位读者批评指正，并将问题发送到邮箱：lhy@xueguan.net，感谢！

李海燕　李　燕

2019年5月

目　录

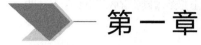

第一章

静 脉 疾 病

第一节 下肢浅静脉曲张

一、填空题

1. 静脉壁由_____、_____、_____组成。

答案：内膜、中膜、外膜

解析：静脉壁由内膜、中膜、外膜三层结构组成。内膜由内皮细胞与内膜下层组成，中膜含有平滑肌细胞及结缔组织网，外膜主要是结缔组织。

2. 静脉瓣膜具有_____功能。

答案：向心单向开放

解析：静脉瓣膜具有向心单向开放功能，关闭时可忍受 200mmHg 以上的逆向压力，足以阻止逆向血流。

3. 下肢浅静脉曲张根据其临床、病因、解剖和病理生理学（CEAP）分级可以分为_____级。

答案：7 级

解析：下肢浅静脉曲张的 CEAP 分级可以分 0~6 级。0 级为无可见或可触及的静脉疾病体征；1 级可见毛细血管扩张、网状静脉、踝部潮红；2 级有静脉曲张；3 级静脉曲张有所发展，有水肿表现，出现明显疼痛；4 级有皮肤改变；5 级有皮肤改变和已经愈合的溃疡；6 级有皮肤改变和正在发作未愈合的溃疡症状。

4. 硬化剂注射治疗下肢浅静脉曲张的原理是治疗可导致_____，形成纤维组织而闭合管腔。

答案：静脉无菌性炎症

解析：硬化剂具有局部麻醉作用，可局部抑制末端感受器的兴奋性和感觉神经的传导能力，这种抑制作用具有可逆性。硬化剂治疗下肢浅静脉曲张的原理是将硬化剂注入组织后，组织发生不同程度肿胀、变性、坏死、炎细胞浸润和成纤维细胞增生，最终使局部纤维结缔组织增多，组织变硬、变厚成为类瘢痕样结构。总的来说是导致静脉无菌性炎症，形成纤维组织而闭合管腔。

5. 下肢浅静脉曲张根据发病原因可分为_____和_____两大类。

答案：原发性、继发性

解析：下肢浅静脉曲张分为原发性和继发性两大类。原发性下肢静脉曲张是指无其他任何静脉疾病影响而单纯发生于大隐静脉、小隐静脉或者其属支的一种疾病。主要因先天性浅静脉壁薄弱或瓣膜关闭不全。继发性下肢静脉曲张是指由于深静脉血栓形成，血栓阻塞深静脉，血液回流障碍，浅静脉失代偿而引起静脉曲张，或是因为下肢深静脉瓣膜功能不全。两者不同在于有无引起静脉曲张的基础病及深静脉的功能是否正常。

二、判断题

1. Trendelenburg 试验有助于诊断大隐静脉瓣膜功能。

答案：正确

解析：Trendelenburg 试验：患者平卧，抬高患肢使静脉排空，在大腿根部扎止血带，阻断大隐静脉，然后让患者站立，迅速释放止血带，如出现自上而下的逆向充盈，则提示大隐静脉瓣膜功能不全。

2. 下肢浅静脉曲张病变范围只包括小隐静脉。

答案：错误

解析：下肢浅静脉曲张一般称为单纯性下肢静脉曲张，病变仅局限于下肢浅静脉，范围包括大隐静脉、小隐静脉及其分支。多发生在从事持久站立工作和体力劳动的人群。

3. 下肢浅静脉曲张在大腿部比小腿部明显。

答案：错误

解析：距离心脏越远的静脉承受的静脉压力越高，所以曲张静脉在小腿部比大腿部明显。

4. 下肢浅静脉曲张术后应该采用头高脚低位以利于血流灌注。

答案：错误

解析：下肢浅静脉曲张术后应该抬高患肢高于心脏 20~30cm 以利于静脉血液回流，使用弹力绷带加压包扎，术后卧床期间，可以做踝关节屈伸运动，预防深静脉血栓形成，次日可以正常活动。

三、选择题

A1 型题（单选题）

1. 下肢浅静脉曲张的高危人群不包括（　　）
   A. 外科医生　　　　　B. 运动员　　　　　C. 孕妇
   D. 厨师　　　　　　　E. 护士

答案：B

解析：下肢浅静脉曲张多发生在从事持久站立工作和体力劳动的人群以及各种原因引起的腹内压增高的情况。外科医生、护士和厨师都属于持久站立的职业，孕妇因胎儿的影响导致腹内压力升高，均属于高危人群。运动员不属于高危人群。

2. 下肢浅静脉曲张患者术前护理需要注意的事项中，不正确的是（　　）
   A. 勿穿紧身衣裤，防尖锐物品碰伤曲张静脉
   B. 不可用力摩擦、揉搓皮肤
   C. 皮肤瘙痒时用力抓挠以缓解症状
   D. 可以外涂多磺酸黏多糖乳膏缓解皮肤瘙痒
   E. 若出现出血，需立即就诊

答案：C

解析：下肢浅静脉曲张术前应注意保护皮肤，防止出血和破溃。出现皮肤瘙痒时避免用

力抓挠以防皮肤破溃感染。

3. 下列不是下肢浅静脉曲张并发症的是( )

    A. 血栓性浅静脉炎　　　　　　B. 溃疡形成　　　　　　　C. 破裂出血

    D. 酸胀乏力　　　　　　　　　E. 足靴区皮肤营养障碍性疾病

答案：D

解析：下肢浅静脉曲张的并发症主要有血栓性浅静脉炎，足靴区皮肤营养障碍性疾病甚至溃疡形成，曲张静脉破裂出血。酸胀乏力是其临床表现。

4. 选择合适梯度压力袜的测量部位不包括( )

    A. 大腿最大周径　　　　　　　　　　　B. 小腿最大周径

    C. 脚踝周径　　　　　　　　　　　　　D. 膝关节最大周径

    E. 三者结合对照梯度压力袜包装盒上的尺寸表进行选择

答案：D

解析：梯度压力袜不能随意在网上购买，应该为患者仔细测量大腿、小腿、脚踝的最大周径来对照选择合适的型号，不包括膝关节的周径测量。

5. 下肢浅静脉曲张后期主要临床表现是( )

    A. 皮肤厚硬　　　　　　　　B. 色素沉着　　　　　　　C. 小腿水肿

    D. 局部瘙痒　　　　　　　　E. 小腿下 1/3 内侧溃疡

答案：E

解析：下肢浅静脉曲张晚期由于静脉血液反流升高了静脉静水压并传递至真皮及表皮，反流造成血液淤滞、静脉扩张和内皮激活，导致慢性皮肤炎症的发生，经久不愈导致溃疡，多发生在足靴区。

A2 型题(单选题)

1. 患者，男，64 岁，逐渐出现左下肢蚯蚓样突起，久站后加重，休息后有所缓解，应考虑为( )

    A. ASO　　　　　　　　　　B. 低血钾　　　　　　　　C. 大隐静脉曲张

    D. 血栓闭塞性脉管炎　　　　E. 血栓性静脉炎

答案：C

解析：静脉曲张的典型表现为浅静脉隆起、扩张、变曲，甚至迂曲或团块状(蚯蚓样突起)，久站后加重。

2. 患者，男，60 岁，左下肢浅静脉曲张 20 年，行大隐静脉高位结扎加硬化剂注射术。其造成下肢浅静脉曲张的原因不包括( )

    A. 下肢静脉瓣膜功能不全　　B. 慢性咳嗽　　　　　　　C. 运动过多

    D. 重体力劳动　　　　　　　E. 习惯性便秘

答案：C

解析：先天性静脉壁薄弱、瓣膜发育不良、长期从事负重工作、长时间站立工作、慢性咳嗽和习惯性便秘均引起腹内压增高，这些都是造成静脉曲张的先天和后天因素，只有运动过多不是。

3. 患者，女，48 岁，左下肢出现皮肤疼痛、大隐静脉迂曲似蚯蚓状，皮肤脱屑、瘙痒、色素沉着，足靴区有 3cm×3cm 大小的溃疡，经久不愈。该患者的静脉曲张按照 CEAP 分级属于( )级

A. 2级　　　　　　　　B. 3级　　　　　　　　C. 4级

D. 5级　　　　　　　　E. 6级

答案：E

解析：该患者有皮肤改变和正在发作未愈合的溃疡症状，属于下肢浅静脉曲CEAP分级的6级。

A3型题（单选题）

1. 患者，男，54岁，司机，10年前无明显诱因出现长时间站立后左下肢浅静脉隆起，无肿胀。近年来出现左下肢肿胀、疼痛、大隐静脉迂曲似蚯蚓状，足靴区皮肤脱屑、瘙痒、色素沉着，有2.5cm×3.5cm大小的溃疡，经久不愈。生命体征：血压120/70mmHg，脉搏90次/min，常规心电图、X线胸片、三大常规检查及血液实验室检查正常。

（1）该患者最有可能患有（　　）

A. 下肢静脉血栓形成　　　　　　B. ASO

C. 下肢浅静脉曲张　　　　　　　D. 糖尿病足

（2）为了确诊，该患者此时应该做什么辅助检查（　　）

A. 血管超声　　　　　　　　　　B. 下肢静脉造影

C. MRA　　　　　　　　　　　　D. D-二聚体

（3）造成该患者静脉曲张的危险因素是（　　）

A. 年龄　　　　　　　　　　　　B. 久坐

C. 腹内压过大　　　　　　　　　D. 营养不良

答案：（1）C　（2）A　（3）B

解析：

（1）该患者出现了静脉曲张的典型表现：浅静脉隆起、扩张、变曲，甚至迂曲似蚯蚓样突起，足靴区已经出现溃疡表现。

（2）血管超声是诊断下肢浅静脉曲张安全有效的方法。可以清晰地看到血管的直径大小、扩张程度、静脉瓣膜情况以及血液有无反流等情况，可以明确诊断静脉曲张。虽然下肢静脉造影是诊断静脉曲张的金标准，但因为是有创检查，目前已经被血管超声代替；而其他两项检查都没有特异性。

（3）该患者形成静脉曲张的危险因素与久坐少动（司机的职业因素）有关。

2. 患者，女，43岁，20年前妊娠后逐渐出现左下肢蚯蚓状突起，久站后加重，休息后缓解，近1周出现皮肤疼痛，出现脱屑、瘙痒和色素沉着。入院后第二天行左侧大隐静脉高位结扎＋硬化剂注射。今日术后第二天，患者自诉伤口疼痛能忍受，长海痛尺疼痛评分为3分。生命体征：体温37.3℃，血压112/65mmHg，脉搏90次/min。双下肢皮温正常，足背动脉能扪及。

（1）该患者静脉曲张属于哪一级（　　）

A. 2级　　　　　　　　　　　　B. 3级

C. 4级　　　　　　　　　　　　D. 5级

（2）为什么行硬化剂注射的同时要行大隐静脉高位结扎（　　）

A. 因为大隐静脉根部有5个分支，若不结扎有产生反流的可能

B. 患者要求

C. 阻断大隐静脉血液回流

D. 促进下肢静脉血液回流

（3）该患者用硬化剂注射后的并发症不包括(　　)

A. 硬化剂过敏　　　　　　　　　　　B. 硬化剂毒性反应

C. 硬化剂外溢或误入血管外组织　　　D. 静脉无菌性炎症

答案：（1）C　（2）A　（3）D

解析：

（1）静脉曲张的 CEAP 分级分为 0~6 级，该患者出现的静脉曲张引发的皮肤改变属于 4 级。

（2）硬化剂注射同时行大隐静脉高位结扎是因为大隐静脉根部有 5 个分支，若不结扎有产生反流的可能。

（3）硬化剂注射的原理就是产生无菌性炎症，因此不是它的并发症。

A4 型题（多选题）

1. 下肢浅静脉曲张大隐静脉高位结扎＋硬化剂注射术术后护理，错误的是(　　)

A. 术后立即可以下床活动

B. 适当休息，患肢抬高 30°

C. 鼓励患者做足部背伸、屈曲、环转运动

D. 局部肢体制动

E. 不需要观察足背动脉搏动

答案：ADE

解析：下肢浅静脉曲张术后宜卧床休息，患肢抬高，24h 后鼓励患者下床活动，卧床期间指导患者做足背伸屈、环转运动。因为术后使用弹力绷带加压包扎预防出血，同时促进静脉血液回流，所以术后要观察足背动脉搏动以确定有无因包扎过紧引起的下肢缺血发生。

2. 对于穿着梯度压力袜患者的健康宣教，正确的是(　　)

A. 穿着梯度压力袜的最佳时间是早上起床之时

B. 防止手上的饰品或长指甲刮伤梯度压力袜

C. 可以用肥皂清洗梯度压力袜

D. 不可在阳光下曝晒或人工热源下晾晒或烘烤

E. 要用中性洗涤剂在温水中（≤40℃）手洗

答案：ABDE

解析：清洗梯度压力袜应该用中性洗涤剂在温水中手洗，不可用刺激性的洗涤剂清洗，以免影响梯度压力袜的压力。

四、名词解释

下肢浅静脉曲张

答案：下肢浅静脉曲张一般称为单纯性下肢浅静脉曲张，是临床上最常见的下肢静脉疾病。表现为下肢浅静脉（包括大隐静脉、小隐静脉及其分支）伸长、扩张和蜿蜒屈曲，多发生于从事持久站立工作和体力劳动的人群。

五、问答题

下肢浅静脉曲张的临床表现有哪些？

答案：下肢浅静脉曲张的临床表现有：①浅静脉曲张：浅静脉扩张、迂曲和隆起。②患肢

肿胀、疼痛、酸胀和沉重感。③小腿下段皮肤营养障碍性病变：好发于足靴区，尤其是踝部内侧，容易出现发痒、湿疹、皮炎、色素沉着和溃疡形成。

六、案例分析

患者，女，65岁，左下肢浅静脉曲张，入院时左下肢大隐静脉迂曲隆起、疼痛，皮肤有脱屑，无溃疡形成。入院后第三天行左下肢大隐静脉高位结扎+硬化剂注射术，术后弹力绷带加压包扎。现为术后第一天，患者主诉左下肢胀痛，查体左下肢皮肤苍白发凉，感觉麻木，不能扪及足背动脉搏动。

（1）该患者为什么会出现上述症状？

（2）作为责任护士，你应该如何护理这位患者？

答案：

（1）患者出现的症状提示术后弹力绷带包扎过紧，影响了下肢动脉供血，导致下肢缺血情况的发生，但同时也要考虑有无下肢深静脉血栓形成的发生以及硬化剂注射进动脉，导致动脉栓塞。可以查看弹力绷带内能否通过一个手指大小来判断是否包扎过紧，也可以进行下肢彩超检查以确定有无血栓。

（2）护理措施：立即报告医生进行处理，如果考虑弹力绷带包扎过紧，协助医生重新进行包扎固定敷料和弹力绷带，给予患者心理安慰，患肢保暖，指导患者行患肢踝泵运动。密切观察足背动脉搏动情况，必要时给予镇痛药。拆除绷带后穿着梯度压力袜防止静脉系统淤血。如果考虑下肢深静脉血栓形成，需要进一步做超声等检查明确诊断，嘱患者卧床休息，患肢抬高，严禁冷热敷。如果考虑动脉栓塞，按危重患者护理常规，做好急诊手术准备，必要时紧急导管取栓。

（尚建英）

第二节　下肢深静脉血栓形成

一、填空题

1. 下肢深静脉包括_____、_____、_____、_____、股静脉和_____。

答案： 胫前静脉；胫后静脉；腓静脉；腘静脉；髂静脉

解析： 深静脉系统的命名与伴行的动脉相对应。下肢深静脉包括：胫前静脉、胫后静脉、腓静脉、腘静脉、股静脉、髂静脉等。

2. 下肢深静脉血栓形成最常见的临床表现是_____。

答案： 患肢肿胀

解析： 患肢肿胀是深静脉血栓形成最常见的症状。下肢静脉血栓形成后，患侧肢体血液回流受阻，使静脉内压力迅速增高，血液中的水分通过毛细血管渗入组织中，造成组织肿胀，常为单侧肢体肿胀。若为下腔静脉血栓则可表现为双侧肢体肿胀。

3. 深静脉血栓形成的三大因素是_____、_____、_____。

答案： 静脉壁损伤；静脉血液淤滞；血液高凝状态

解析： 形成深静脉血栓形成的三大因素包括静脉壁损伤、静脉血液淤滞、血液高凝状态。

4. 下肢深静脉血栓形成患者在使用华法林治疗过程中应定时监测_____，该指标的控制范围一般是_____。

答案：国际标准化比值（INR）；2.0~3.0

解析：根据患者使用华法林情况应定时监测国际标准化比值（INR），INR 比值应保持在2.0~3.0。

5. 下肢深静脉血栓形成最危险的并发症是_____，临床上为了预防该并发症可选择_____术治疗。

答案：肺栓塞（PE）；下腔静脉滤器植入

解析：下肢深静脉血栓形成并发症包括：肺栓塞（PE）和下肢深静脉血栓后综合征，最危险的并发症是肺栓塞（PE）。肺栓塞是下肢深静脉血栓形成最严重的并发症，最严重可导致死亡，临床上预防肺栓塞选择下腔静脉滤器植入术治疗，通过在下腔静脉内放置滤器可拦截下肢脱落血栓，避免进入肺动脉导致肺栓塞，因此，下腔滤器植入术可预防肺栓塞。

6. 下肢深静脉血栓后综合征（Post-Thrombotic Syndrome, PTS）患者应使用_____级压力等级的梯度压力袜，其脚踝最小周径压力为_____。

答案：Ⅱ；23~36mmHg

解析：梯度压力袜的压力等级及适应证：压力等级Ⅰ：压力强度低，脚踝最小周径压力为16~22mmHg，适用于静脉曲张、血栓高发人群的保健预防。压力等级Ⅱ：压力强度中，脚踝最小周径压力为 23~36mmHg，适用于站立时下肢静脉凸出皮肤表面，并伴有腿部不适感的患者（下肢肿胀、湿疹瘙痒、色素沉着等）、怀孕期间静脉曲张的孕妇和静脉曲张术后的患者。压力等级Ⅲ：压力强度高，脚踝最小周径压力为 37~46mmHg，适用于下肢高度肿胀，淤血性溃疡，皮肤变黑变硬，淋巴水肿等患者。

7. 下肢深静脉血栓后综合征（PTS）的治疗包括_____、_____、_____、_____。

答案：压力治疗、运动训练、药物治疗、血管腔内治疗

解析：血栓后综合征的治疗：

（1）压力治疗：压力治疗是 PTS 最基础的治疗方法，有助于减轻或改善 PTS 症状，包括分级加压梯度压力袜和间歇气压治疗；

（2）运动训练：运动训练能够减轻 PTS 的症状，提高患者生活质量；

（3）药物治疗：药物治疗可以在短期内改善 PTS 的症状；

（4）血管腔内治疗：现有的方法只能改善症状，无法恢复深静脉已被破坏的结构。

二、判断题

1. 下肢深静脉血栓形成好发于左下肢。

答案：正确

解析：在下肢深静脉血栓形成中以左侧多见，约为右侧的 2~3 倍。可能与左髂总静脉行径较长，右髂总动脉跨越其上，使左髂总静脉受到不同程度的压迫有关。

2. 下肢深静脉血栓形成患者在急性期需绝对卧床，患肢可按摩、热敷、挤压。

答案：错误

解析：深静脉血栓形成急性期患者如果选择保守治疗，发病后 5~7d 内应绝对卧床，严禁按摩，挤压患肢，以免引起血栓脱落，发生肺栓塞而危及生命。

3. 下肢深静脉血栓后综合征可采用的物理治疗方法包括压力治疗和运动训练。

答案：正确

解析：下肢深静脉血栓后综合征的治疗：①压力治疗：压力治疗是 PTS 的基础治疗，有助于减轻或改善 PTS 症状。包括分级加压梯度压力袜和间歇气压治疗。②运动训练：运动训练能够减轻 PTS 的症状，提高患者生活质量。

4. 下肢深静脉血栓形成后出现下肢肿胀的患者应每日测量下肢周径，其测量部位：以髌骨为定位点，标记髌骨上缘 15cm、髌骨下缘 10cm。

答案： 正确

解析： 下肢深静脉血栓形成的患者应每日测量并记录健肢与患肢周径的对比，以观察肿胀情况，了解治疗效果。测量方法：以髌骨中点为定位点，在髌骨上缘 15cm、髌骨下缘 10cm 处做标记，严格按照标志线的位置测量；测量时皮尺松紧适度以不压迫皮肤为宜。

5. 对下肢深静脉血栓形成的患者进行溶栓时，血浆纤维蛋白原含量低于 1.5g/L，应停止溶栓治疗。

答案： 错误

解析： 在下肢深静脉血栓形成患者溶栓治疗过程中，血浆纤维蛋白原含量低于 1.5g/L 时应减少药物剂量，低于 1.0g/L 时，应停止溶栓治疗。

三、选择题

A1 型题（单选题）

1. 下列不属于下肢 DVT 高危因素的是（　　）

    A. 脑卒中　　　　　　　　B. 红细胞增多症　　　　　　C. 贫血

    D. 卵巢癌　　　　　　　　E. 年龄

答案： C

解析： 下肢 DVT 高危因素包括：年龄、制动、静脉血栓史、恶性肿瘤、手术、创伤、原发性血液高凝状态、产后等。患者脑卒中后活动减少，导致患者血流缓慢；红细胞增多症和卵巢癌均会导致血液呈高凝状态，而贫血患者血红蛋白、红细胞计数或血细胞比容均低于正常标准，故不属于下肢 DVT 的高危因素。

2. 诊断下肢深静脉血栓形成（DVT）首选（　　）

    A. 彩色多普勒超声　　　　B. 静脉造影　　　　　　　　C. CT 静脉成像（CTV）

    D. 磁共振　　　　　　　　E. 血液 D-二聚体浓度测定

答案： A

解析： 彩色多普勒超声检查：敏感性、准确性均较高，临床应用广泛，是 DVT 的首选方法。适用于筛查和监测。静脉造影：准确率高，不仅可以有效判断有无血栓、血栓部位、范围、形成时间和侧支循环情况，而且常被用来评估其他方法的诊断价值，目前仍是诊断下肢 DVT 的金标准。CT 静脉成像：主要用于下肢主干静脉或下腔静脉血栓的诊断，准确性高，联合应用 CTV 及 CT 肺动脉造影检查，可增加静脉血栓栓塞症（VTE）的确诊率。磁共振：能准确显示髂静脉、股静脉、腘静脉血栓，但不能很好地显示小腿静脉血栓。血液 D-二聚体浓度测定在临床上有一定的实用价值，D-二聚体是纤维蛋白复合物溶解时产生的降解产物，可排除急性血栓形成的可能。

3. 下列哪项不属于血栓构成和性质的分类（　　）

    A. 红色血栓　　　　　　　B. 白色血栓　　　　　　　　C. 黄色血栓

    D. 混合血栓　　　　　　　E. 纤维蛋白血栓

答案：C

解析：血栓根据构成和性质可以分为4类。白色血栓：由血小板和纤维蛋白构成；红色血栓：由红细胞和纤维蛋白构成；纤维蛋白血栓：细小血管内多发性血凝块，弥散性血管内凝血（DIC）和休克；混合血栓：由血小板、红细胞、白细胞、纤维蛋白构成。

4. 下列哪种情况不可行滤器植入术（　　）

　　A. 髂、股静脉或下腔静脉内有漂浮血栓

　　B. 具有急性DVT、PE高危因素的行腹部、盆腔或下肢手术患者

　　C. 复发性肺栓塞

　　D. 下腔静脉重度狭窄

　　E. 抗凝依从性差的患者

答案：D

解析：滤器植入是预防腔静脉系统血栓引起肺动脉栓塞的手术方式，适用于静脉漂浮血栓及复发性栓塞，而下腔静脉重度狭窄属于静脉狭窄，无血栓形成，故无需滤器植入。

5. DVT急性期为深静脉血栓形成（　　）内

　　A. 14d　　　　　　　　　　B. 15~30d　　　　　　　　C. 7d

　　D. 15d　　　　　　　　　　E. 30d

答案：A

解析：根据发病时间，DVT可分为三期。急性期：指发病后14d以内；亚急性期：指发病后15~30d之间；慢性期：发病30d以后进入慢性期。慢性期可发展为血栓形成后综合征（PTS），一般是指急性下肢DVT 6个月后，出现慢性下肢静脉功能不全的临床表现。

6. 下肢深静脉血栓形成后出现下列哪种情况时应立即行手术取栓（　　）

　　A. 股青肿、股白肿　　　　B. 急性DVT 14d内　　　　C. 下肢疼痛，肿胀

　　D. 股白肿　　　　　　　　E. 发病7d以内周围型DVT患者

答案：A

解析：下肢深静脉血栓形成的并发症中，股青肿和股白肿比较少见，是一种紧急状况，手术取栓是消除血栓最有效的方法，可迅速解除静脉梗阻，常用Fogarty导管经股静脉取出髂静脉血栓，用挤压顺行取栓清除股腘静脉血栓，常用于股青肿、股白肿，取栓是重症深静脉血栓形成的首选手术，但创伤面积大，需要行血管切开和修补术，抗凝溶栓治疗不到位复发率高，而吸栓痛苦小，创伤面积小，在吸栓时可根据造影位置反复吸取血栓，术中可使用溶栓抗凝药，降低了血栓复发率。

7. 对于下肢深静脉血栓形成患者，服用华法林最严重的并发症（　　）

　　A. 脑出血　　　　　　　　B. 肺栓塞　　　　　　　　C. 下肢坏疽

　　D. 下肢静脉回流障碍　　　E. 牙龈出血

答案：A

解析：华法林不良反应：恶心、呕吐、腹泻、瘙痒性皮疹等过敏反应及皮肤坏死，可出现瘀斑、紫癜、牙龈、消化系统、泌尿系统及全身出血等。其中最严重的并发症为脑出血。

8. 肺栓塞可导致（　　）衰竭

　　A. 右心房　　　　　　　　B. 右心室　　　　　　　　C. 左心房

　　D. 左心室　　　　　　　　E. 肺

答案：B

解析：急性肺栓塞导致肺动脉管腔阻塞，血流减少或中断，引起不同程度的血流动力学和气体交换障碍，轻者无任何症状，重者因肺血管阻力突然增加。肺动脉压升高，压力超负荷导致右心室衰竭，是肺栓塞死亡的原因。

9. 下列哪项不适合使用腿部间歇充气加压来预防 DVT 的发生（　）

    A. 淋巴水肿　　　　　　　　B. 静脉曲张　　　　　　　　C. ABI < 0.5

    D. 原发性血小板增多症　　　E. ABI > 0.5

答案：C

解析：腿部间歇充气加压是指患者在手术或卧床时，用充气带绑缚患者小腿，间歇性充气压迫小腿肌肉，使下肢静脉血流速度加快，从而起到预防血栓的作用。此法尤其适合有抗凝禁忌证的患者，但下肢缺血或有严重出血倾向的患者应慎用。踝肱指数（ABI）可提示患肢动脉病变的严重程度，正常值为 0.9~1.3；< 0.9 提示动脉缺血。

10. 急性下肢 DVT 发生（　）可发展为 PTS

    A. 1个月　　　　　　　　　B. 2个月　　　　　　　　　C. 3个月

    D. 6个月　　　　　　　　　E. 12个月

答案：D

解析：急性下肢 DVT 6个月后可发展为下肢深静脉血栓后综合征（PTS）。DVT 形成后由于静脉阻塞和深静脉瓣膜功能受损，可导致长期的静脉高压和肢体静脉回流障碍所引起的肿胀、疼痛、皮肤色素沉着甚至皮肤难愈性溃疡等一系列综合征。

A2 型题（单选题）

1. 患者，男，60岁，因"左小腿肿胀伴疼痛 2d"来院就诊，门诊拟"左下肢深静脉血栓形成"收入院。入院第二天突然出现 T：38.5℃，左下肢剧烈疼痛（NRS 评分为 8 分）、皮肤光亮、皮色青紫、皮温低、足背动脉搏动消失。该患者可能出现（　）

    A. 动脉栓塞　　　　　　　　B. 股青肿　　　　　　　　　C. 股白肿

    D. 急性淋巴管炎　　　　　　E. 动脉闭塞

答案：B

解析：严重的下肢 DVT 患者可出现股青肿，是下肢 DVT 中最严重的情况之一。

股青肿是由于下肢 DVT 广泛累及肌肉内静脉丛时，髂股静脉及其属支血栓形成，静脉回流严重受阻，组织张力极度增高，导致下肢动脉受压和痉挛，肢体缺血甚至坏死。临床表现为下肢极度肿胀、剧痛、皮肤发亮呈青紫色、皮温低伴有水疱，足背动脉搏动减弱或消失，全身反应强烈，体温升高。如不及时处理，可发生休克和静脉性坏疽。股白肿是由于血栓形成迅速而广泛，下肢水肿在数小时内就达到最高程度，肿胀严重，张力很高。下肢动脉痉挛发生的较早，表现为全下肢的肿胀、皮肤苍白及皮下小静脉的网状扩张。股青肿和股白肿是下肢深静脉血栓形成的一种极端情况，需要迅速进行外科处理，否则有发生肢体坏疽的危险。

2. 实习护士在给患者外周留置针封管时错把 2ml 肝素当作肝素钠稀释液给患者留置针封管使用，带教护士立即报告值班医生，遵医嘱使用（　）

    A. 氨甲苯酸注射液　　　　　B. 鱼精蛋白　　　　　　　　C. 维生素 K_1

    D. 尿激酶　　　　　　　　　E. 止血敏

答案：B

解析：常用的抗凝药拮抗剂包括肝素拮抗药物：鱼精蛋白。鱼精蛋白是一种强碱类物质，能与强酸性肝素钠或肝素钙形成稳定的盐而使肝素失去抗凝作用。其他常用药物有尿激酶拮抗药物：氨甲苯酸注射液；华法林拮抗药物：维生素 K_1。

3. 患者，男，70岁，一次车祸导致左下肢骨折，出院1周后出现左下肢肿胀，小腿压痛比较明显，抬高下肢肿胀可缓解，患者再次入院完善各项检查后诊断为"下肢深静脉血栓形成"，医生根据（　）体征怀疑下肢深静脉血栓形成

    A. Homans 征　　　　　　　B. Neuhof 征　　　　　　　C. 下肢肿胀

    D. 压痛　　　　　　　　　E. 以上全是

答案：E

解析： DVT 常见症状和体征包括：肢体肿胀、疼痛和压痛、浅静脉扩张、体征 Homans 征、Neuhof 征和股三角区压痛。Homans 征：在患肢伸直状态下将踝关节背屈，激发小腿肌肉深部疼痛为 Homans 征阳性。Neuhof 征：压迫患者小腿腓肠肌，若有饱满紧韧感、硬结和压痛，为 Neuhof 征阳性。Homans 征和 Neuhof 征阳性提示小腿静脉丛血栓形成。股三角区压痛提示股静脉血栓形成可能。

A3 型题（单选题）

患者，女，74岁，第一次乘飞机，第二天发现左下肢肿胀伴疼痛，呈持续性钝痛，抬高下肢未见缓解，症状逐渐加重，急诊入院，查体：左下肢呈非凹陷性水肿，皮温高，可触及足背动脉搏动，Homans 征阳性，下肢静脉彩超提示：左下肢股总静脉、股浅静脉、腘静脉及胫后静脉血栓形成，凝血检查：D-二聚体 180ng/ml。

（1）该患者的诊断是（　　）

    A. DVT　　　　　　　　　　　　B. ASO

    C. Buerger 病　　　　　　　　　D. PE

（2）导致该患者深静脉血栓形成的病因是（　　）

    A. 血管壁损伤　　　　　　　　　B. 血流缓慢

    C. 血液高凝状态　　　　　　　　D. 全身凝血系统异常

（3）诊断下肢深静脉血栓形成的金标准是（　　）

    A. 血液检查　　　　　　　　　　B. 静脉造影

    C. 超声检查　　　　　　　　　　D. CT 扫描

（4）该患者属于下肢深静脉血栓形成哪一种类型（　　）

    A. 中央型　　　　　　　　　　　B. 混合型

    C. 周围型　　　　　　　　　　　D. 中小型

答案：（1）A（2）B（3）B（4）B

解析：

（1）患者出现典型的下肢 DVT 的临床表现和体征：左下肢急性肿胀、疼痛、皮温升高；Homans 征阳性，结合下肢静脉彩超结果故诊断为下肢 DVT。

（2）DVT 病因包括血管壁损伤，血流缓慢，血液高凝状态，而患者因为高龄，久不运动，血流缓慢而导致 DVT 的发生。

（3）下肢深静脉血栓形成静脉造影诊断率高，不仅可以诊断有无血栓、血栓部位、范围、形成时间和侧支循环情况，目前是诊断下肢深静脉血栓形成的金标准。

（4）患者行下肢静脉彩超提示：左下肢股总静脉、股浅静脉、腘静脉及胫后静脉血栓，根

据分型该患者属于混合型,血栓累及全下肢,Homans 征阳性。

A4 型题(多选题)

1. 以下哪几项是导致下肢 DVT 形成的高危因素(　)
    A. 脑卒中　　　　　　　B. 下肢骨折　　　　　　C. 产妇
    D. 前列腺癌　　　　　　E. 制动
答案:ABCDE
解析:DVT 的高危因素有多种:年龄、制动、静脉血栓史、恶性肿瘤、手术、创伤、原发性血液高凝状态、产后等。

2. 下肢 DVT 的临床分型有(　)
    A. 综合型　　　　　　　B. 中央型　　　　　　　C. 周围型
    D. 混合型　　　　　　　E. 全身型
答案:BCD
解析:根据血栓发生的部位,下肢 DVT 可以分为 3 型:
(1)周围型:小腿肌肉静脉丛血栓形成,血栓局限,以踝部及小腿部为主。
(2)中央型:髂股静脉血栓形成,左侧多见。
(3)混合型:全下肢深静脉及肌肉静脉丛内均有血栓形成。可以由周围型扩展而来,也可以由中央型向下扩展所致。

3. 肺栓塞三联征包括(　)
    A. 呼吸困难　　　　　　B. 胸痛　　　　　　　　C. 湿啰音
    D. 咯血　　　　　　　　E. 心率加快
答案:ABD
解析:下肢深静脉血栓形成最严重的并发症是肺栓塞,是指肺动脉或其分支被栓子阻塞所引起的,以肺循环和呼吸功能障碍为主要临床和病理生理特征的一种临床急症,其三联征包括:呼吸困难、胸痛、咯血(或痰中带血)。

4. 置管溶栓禁忌证包括(　)
    A. 有对比剂、抗凝剂和溶栓药物禁忌证或过敏史
    B. 近 3 个月内有颅内、胃肠等活动性出血或脑梗死病史
    C. 妊娠
    D. 伴有严重感染
    E. 肺栓塞
答案:ABCD
解析:置管溶栓禁忌证:①有抗凝剂、对比剂和溶栓药物禁忌证或过敏史;②近 3 个月内有颅脑、胃肠等活动性出血病史或脑梗死病史;③近 4 周内有严重外伤史或接受过大手术者;④妊娠;⑤难以控制的高血压(收缩压 > 180mmHg,舒张压 > 110mmHg);⑥细菌性心内膜炎;⑦凝血功能障碍。

5. DVT 预防措施包括以下哪几项(　)
    A. 口服利伐沙班　　　　B. 加强翻身和功能锻炼　　C. 平衡膳食,戒烟酒
    D. 梯度压力袜　　　　　E. 静脉输注改善循环的药物
答案:ABCD

解析：DVT 的预防包括基础预防、药物预防和机械物理预防。

（1）基础预防包括：平衡膳食，多饮水，饮食清淡，戒烟酒。防止因脱水或血脂增高而增加血液黏稠度。长期卧床患者加强翻身和功能锻炼，鼓励其早下床运动。减少静脉穿刺的频次，减轻对血管的损伤。

（2）药物预防包括：低分子肝素具有抗血栓作用，且出血风险较小，是血栓预防的代表性药物。利伐沙班是新型口服抗凝药，可抑制游离的 FXa 和凝血酶原酶的活性。

（3）机械预防包括：小腿肌肉群的运动收缩有利于腿部静脉的回流；梯度压力袜通过加速下肢腿部静脉回流达到预防 DVT 的作用；腿部间歇充气加压通过间歇性压迫小腿肌肉，使下肢静脉血流加快，从而起到预防血栓的作用。

四、名词解释

1. DVT

答案：DVT 是深静脉血栓形成英文 deep venous thrombosis 的缩写，是血液在深静脉内不正常凝结引起的静脉回流障碍性疾病，常发生于下肢。

2. Virchow 三联征

答案：形成 DVT 的三大因素又称为 Virchow 三联征：包括静脉内膜损伤、静脉血液淤滞、血液高凝状态。

3. PTE

答案：PTE 是肺血栓栓塞症（pulmonary thromboembolism）的英文缩写，是急性肺栓塞最常见类型，是血栓阻塞肺动脉系统时所引起的一组以肺循环和呼吸功能障碍为主要临床和病理生理特征的临床综合征。

4. PTS

答案：PTS 是血栓形成后综合征（post-thrombotic syndrome）的英文缩写，是指血栓的机化过程中静脉瓣膜受到破坏，甚至消失或者黏附于管壁，导致继发性深静脉瓣功能不全。

5. Homans 征

答案：小腿深静脉血栓形成患者在患肢伸直状态下将踝关节背屈，由于腓肠肌和比目鱼肌迅速伸长刺激小腿肌肉内病变的静脉，可激发小腿肌肉深部疼痛，为 Homans 征阳性。

6. CRT

答案：CRT 导管相关性血栓形成（catheter related thrombosis）的英文缩写，是指导管外壁或导管内壁血凝块的形成，是血管内置管后常见的并发症之一。

五、问答题

1. 急性下肢 DVT 最主要的临床表现有哪些？

答案：急性下肢 DVT 主要表现为患肢的突然肿胀、疼痛等，体检患肢呈凹陷性水肿、软组织张力增高、皮肤温度增高。在小腿后侧和 / 或大腿内侧、股三角区及患侧髂窝有压痛。发病 1~2 周后，患肢可出现浅静脉显露或扩张。血栓位于小腿肌肉静脉丛时 Homans 征和 Neuhof 征呈阳性。

2. 下肢深静脉血栓形成患者床旁置管溶栓过程中，潜在的并发症有哪些？

答案：在抗凝、溶栓治疗期间，潜在的并发症为出血、感染、压疮、肺部感染等。其中出血是最常见的并发症，主要表现为穿刺点局部出血和全身出血，如伤口渗血或血肿、牙龈出血、鼻出血、全身其他部位皮肤及黏膜有无出血点、瘀斑,痰中是否带血,注意观察尿及大便的颜色,要特别注意有无头痛等脑出血的表现。

3. 腔内介入治疗下肢DVT的方法有哪些?

答案:腔内介入治疗下肢DVT的方法主要有经导管溶栓治疗、机械性血栓清除术、球囊扩张成形术、支架植入术等。

六、案例分析

1. 患者,女,35岁,顺产两周后出现胸痛、咯血,急诊入院,查体:双肺底可闻及湿啰音,左下肢肿胀,血检验:D-二聚体20ng/ml。该患者可能发生了什么紧急情况?应如何护理?

答案:该患者可能发生了下肢深静脉血栓形成合并肺栓塞。

主要护理措施是:①制动:绝对卧床休息,严密监测生命体征。患者肢体严禁按摩,防止血栓再次脱落;②吸氧:咯血时头偏向一侧,给予高流量吸氧6~8L/min,对缺氧明显并伴有低碳酸血症者,则给予面罩吸氧,必要时用人工呼吸机;③止痛:患者剧烈胸痛可皮下注射吗啡(昏迷、休克、呼吸衰竭者禁用);④溶栓治疗,溶栓治疗可迅速溶解部分或全部血栓;⑤解痉:缓解支气管平滑肌与肺血管痉挛,减低迷走神经张力,防止肺动脉反射性痉挛;⑥对症治疗:抗休克、抗感染治疗;⑦进行血气分析、急查血液指标、备血,完善各项术前检查,做好手术准备;⑧心肺复苏:对于突然出现呼吸、心搏骤停的患者,应立即行心肺复苏术。

2. 患者,女,55岁。右下肢急性深静脉血栓形成(腘静脉血栓形成)。右小腿突发肿胀疼痛6d,难以步行,伴发热、口干、便秘。查体:呈急性病容,体温38℃,患肢肿胀明显,皮色潮红,触之灼热,小腿肌张力高,浅静脉广泛扩张,腘窝部压痛(++)。患肢周径较左侧增粗4~6cm。双下肢动脉搏动正常。多普勒彩色超声显示:右腘静脉血栓形成。舌苔黄腻,脉滑数。中医辨证:血热壅盛,脉络淤滞。予以清营泻瘀、凉血消肿治疗,并给予将军散局部外敷患肢。

(1)该患者的主要护理诊断是什么?

(2)中药外敷的护理要点是什么?

答案:

(1)主要的护理诊断

①急性疼痛:与肢体肿胀有关

②焦虑:与疾病所致不适及担心预后有关

③行走障碍:与疼痛不适导致的活动受限有关

④便秘:与发热及长期卧床有关

⑤体温过高:与静脉血栓性炎症有关

(2)中药外敷的护理要点

①敷药时厚薄适中,箍围时松紧度适宜,以伸入一指为宜。

②外敷中药前后要观察患肢皮肤有无红肿、皮疹、瘙痒等过敏反应。

③患者宜穿着宽大衣裤,便于敷药和测量周径。

④保持床单位清洁。5~6h拆除,拆洗时动作轻柔,防止擦伤。

(文亚妮　龚文静)

第三节 布 - 加综合征

一、填空题

1. 成人正常下腔静脉压力为_____，成人正常门静脉压力为_____。

答案： 0.68~0.93kPa（7~10cmH$_2$O）；1.3~2.4kPa（13~24cmH$_2$O）

解析： 成人正常下腔静脉压力为 0.68~0.93kPa（7~10cmH$_2$O），波动范围为 0.20~0.50kPa（2~5cmH$_2$O），有梗阻时，压力可达 3.0~4.5kPa（30~45cmH$_2$O）。成人正常门静脉压力为 1.3~2.4kPa（13~24cmH$_2$O），平均为 1.8kPa（18cmH$_2$O）。

2. 腹水患者称体重和腹围的时机为_____。

答案： 晨起排尿后

解析： 腹水患者晨起排尿后测量体重和腹围，以防膀胱存储尿液对体重和腹围的影响。

3. 晚期布 - 加综合征患者由于营养不良、蛋白丢失、腹水增多、消瘦，可出现的典型体态是_____。

答案： 蜘蛛人

解析： 晚期布 - 加综合征患者由于营养不良、蛋白质丢失、腹水增多、消瘦，出现大量腹水，腹壁静脉显露、绷紧，形似蜘蛛的体态。

4. 诊断布 - 加综合征的金标准是_____。

答案： DSA

解析： DSA（数字减影血管造影）是诊断布 - 加综合征的金标准，可以明确肝静脉和下腔静脉阻塞的部位、程度、范围及侧支循环建立的情况。

5. 高血氨症患者应禁食_____。

答案： 蛋白质

解析： 因为食物中的蛋白质在肠道氨基酸氧化酶作用下可以分解产氨，使血氨升高；正常人肝脏可以将氨合成尿素，但肝功能差的患者，解毒作用下降，血氨升高，易发生肝性脑病。

二、判断题

1. 布 - 加综合征行下腔静脉支架成形术后需要继续抗凝治疗。

答案： 正确

解析： 因支架属于血管内异物，植入后可导致血流缓慢及血栓形成，造成支架阻塞，因此需要抗凝治疗。

2. 由于下腔静脉或肝静脉之外的因素，如肿瘤侵袭或压迫，导致下腔静脉或肝静脉阻塞，临床上出现类似于布 - 加综合征表现，称为继发性布 - 加综合征。

答案： 正确

解析： 原发性布 - 加综合征为先天性发育不良，继发性布 - 加综合征包括肝源性疾病、血管内血栓形成、血管内癌栓栓塞、炎症改变致血管狭窄或闭塞及血管外压力性改变。

3. 行下腔静脉支架成形术后 3 个月内避免重体力劳动，以免发生支架移位。

答案： 正确

解析： 下腔静脉支架成形术后应注意休息，逐渐增加活动，避免腹压急剧增加，以防支架移位。

4. 下腔静脉和肝静脉再通后,瞬间回心血量增加,易发生急性左心衰。

答案: 错误

解析: 下腔静脉和肝静脉阻塞使回心血量减少,右心功能减退,再通后,瞬间回心血量增加,使右心负荷增大,易发生右心衰。

三、选择题

A1 型题(单选题)

1. 下腔静脉造影的禁忌证不包括( )

    A. 有凝血功能障碍   B. 严重心、肝、肾功能不全

    C. 下腔静脉肝后段膜性病变   D. 碘对比剂过敏

    E. 穿刺部位皮肤感染

答案: C

解析: 下腔静脉造影的禁忌证包括有凝血功能障碍,严重心、肝、肾功能不全,碘对比剂过敏,穿刺部位皮肤感染,而下腔静脉肝后段膜性病变属于适应证。

2. 脾功能亢进的临床表现不包括( )

    A. 脾大   B. 血细胞减少   C. 增生性骨髓象

    D. 出血倾向   E. 肝硬化

答案: E

解析: 脾功能亢进的临床表现包括脾大、血细胞减少、贫血、增生性骨髓象、出血倾向、反复感染等,肝硬化是脾功能亢进的原因而非临床表现。

3. 布 - 加综合征患者饮食及生活习惯不正确的是( )

    A. 高热量、高脂肪、高维生素、易消化

    B. 腹水者低盐饮食

    C. 避免进食过热、粗糙、干硬、油炸及辛辣食物

    D. 禁酒

    E. 少喝咖啡和浓茶

答案: A

解析: 肝功能异常患者常见食欲减退、消化不良、恶心、厌油等,因此不强调高热量、高糖、高脂肪饮食,防止肝脂肪变性及糖尿病发生。足够的热量每日不少于 2 000kcal,每日碳水化合物 300~500g,脂肪 40~60g,蛋白质 1.2~1.5g,以充足的维生素,以及新鲜易消化食物、少食多餐为原则。

4. 下列对布 - 加综合征的描述,不正确的是( )

    A. 下肢皮肤色素沉着   B. 肝大、脾大、尿少,腹胀

    C. 下肢凉麻、酸痛   D. 中青年发病多,男性居多

    E. 胸腹壁静脉、精索静脉、大隐静脉曲张

答案: C

解析: 下肢凉麻、酸痛属于下肢动脉硬化闭塞症的临床表现。

5. 下腔静脉开口于( )

    A. 门静脉   B. 左心室   C. 左心房

D. 右心室　　　　　　　　E. 右心房

答案：E

解析：下腔静脉是人体最大的静脉，收集下肢、盆部和腹部的静脉血。下腔静脉由左、右髂总静脉汇合而成，汇合部位多在第5腰椎水平，少数平第4腰椎。下腔静脉位于脊柱的右前方，沿腹主动脉的右侧上行，经肝的腔静脉沟、穿膈的腔静脉孔，开口于右心房。

A2型题（单选题）

1. 患者，男，50岁，自述尿少、腹胀，双下肢肿胀伴色素沉着，查体腹壁静脉曲张、扭曲、呈纵向走行，肝大，脾大，下列哪种疾病的可能性最大（　　）

A. 下肢深静脉血栓形成　　B. 急性重型肝炎　　　　　C. 布-加综合征

D. 尿毒症　　　　　　　　E. 消化道出血

答案：C

解析：患者双下肢肿胀伴色素沉着，查体腹壁静脉曲张、扭曲、呈纵向走行应考虑为下腔静脉疾病，下肢深静脉血栓可致下肢肿胀，但不会引起腹壁静脉曲张、肝大、脾大；急性重型肝炎无下肢色素沉着及腹壁静脉曲张。

2. 患者，男，45岁，患者诊断布-加综合征，在局麻下行下腔静脉成形术后，出现咳嗽、胸闷、憋喘、呼吸困难，应考虑为（　　）

A. 腹腔出血　　　　　　　B. 急性肺栓塞　　　　　　C. 脑梗死

D. 脑出血　　　　　　　　E. 肝性脑病

答案：B

解析：隔膜下的血流总是处于淤滞状态，因而易形成血栓，球囊扩张时，狭窄处血栓容易脱落，发生肺动脉栓塞，患者出现咳嗽、胸闷、憋喘、呼吸困难等症状。

3. 患者，男53岁，诊断为布-加综合征，起病急、进展快，上腹部胀痛，伴恶心、呕吐、腹胀、腹泻、黑便、尿少。查体发现肝大、脾大、黄疸、腹水伴胸腔积液、肝性脑病、腹壁浅静脉曲张，伴有多器官功能衰竭，应考虑为布-加综合征的哪种类型（　　）

A. 急性型（肝静脉完全阻塞）

B. 亚急性型（肝静脉和下腔静脉同时受累）

C. 亚急性型（肝静脉和下腔静脉相继受累）

D. 慢性型（下腔静脉隔膜型阻塞）

E. 慢性型（肝静脉完全阻塞）

答案：A

解析：布-加综合征的3型表现，见下表：

	急性型	亚急性型	慢性型
阻塞部位	肝静脉完全阻塞	肝静脉下腔静脉同时或相继受累	下腔静脉隔膜型阻塞
病程	起病急骤，进展快	进展相对较快	病情较轻、进展缓慢
临床表现	胃肠道症状，肝大、脾大、黄疸，消化道出血，腹水伴胸腔积液，肝性脑病	顽固性腹水、肝大、下肢水肿多同时存在，1/3患者有轻度或中度黄疸和肝大、脾大	下肢色素沉着，溃疡，腹水，肝大、脾大、颈静脉怒张、精索静脉曲张等

续表

	急性型	亚急性型	慢性型
胸腹壁静脉表现	腹壁浅静脉曲张	腹壁浅静脉曲张,腰背部及胸部浅静脉曲张	胸腹壁粗大、蜿蜒的怒张静脉
肾功能影响	少尿或无尿	少尿或无尿	
累及器官	多器官功能衰竭	全身性生理紊乱	

A3 型题(单选题)

1. 患者,男,32 岁,双下肢色素沉着、溃疡,腹水,肝大,脾大,黄疸,腹壁静脉曲张,无肝炎及酒精肝病史,血压 128/79mmHg,脉搏 90 次 /min,白蛋白 28g/L,总胆红素 19.8μmol/L。

(1)该患者最可能患有( )

　　A. 肝癌　　　　　　　　　　　　B. 布 - 加综合征

　　C. 门脉高压　　　　　　　　　　D. 肝硬化

(2)为进一步明确诊断可行下列哪种检查( )

　　A. B 超　　　　　　　　　　　　B. 节段动脉压

　　C. CT 平扫　　　　　　　　　　　D. CT 增强

(3)患者的术前护理下列不正确的是( )

　　A. 定时测腹围、每日晨间测体重　　B. 保持大便通畅,避免用力咳嗽或排便

　　C. 遵医嘱输注白蛋白　　　　　　D. 不必限制盐的摄入

答案:(1)B (2)D (3)D

解析:

(1)根据双下肢色素沉着、溃疡,存在腹水、肝大、脾大、黄疸、腹壁静脉曲张可初步诊断为布 - 加综合征。患者无肝炎及酒精肝病史,排除肝癌和肝硬化。门脉高压无双下肢色素沉着、溃疡症状。

(2)B 超显示肝静脉和下腔静脉走行、管腔大小、血流状态及肝内侧支形成,但不能全面整体反映血管全貌,且对远侧支的观察尚有不足之处,有时对相互重叠的侧支血管不能清楚辨认,将异常的侧支血管误认为是狭窄血管。B 超在检查下腔静脉时,可能因其位置较深或患者体形肥胖、伴有大量腹水、肠胀气,对检查的结果会产生影响。增强 CT 的诊断价值优于平扫,增强扫描时下腔静脉不显示是诊断下腔静脉阶段性闭塞的有力证据。节段动脉压是下肢动脉硬化闭塞症的辅助检查方法。

(3)布 - 加综合征患者合并有腹水者,应给予低盐饮食。

2. 患者,男,50 岁,双下肢肿胀、溃疡,阴囊水肿,肝大,脾大,无呕血及黑便,诊断为布 - 加综合征,增强 CT 显示下腔静脉近膈顶部狭窄闭塞,血常规示:白细胞计数 3.3×10^9/L,红细胞计数 3.1×10^{12}/L,血小板计数 66×10^9/L。

(1)该患者属于布 - 加综合征的哪种类型( )

　　A. 肝静脉与下腔静脉同时阻塞型　　B. 肝静脉与下腔静脉相继受累

　　C. 肝静脉阻塞型　　　　　　　　D. 下腔静脉阻塞型

(2)下列哪项不是造成该患者红细胞减少的原因( )

　　A. 肝静脉压升高使窦后性门静脉高压,引起脾大和功能亢进,大量吞噬红细胞

B. 门静脉高压引起胃肠道淤血、腹胀、腹水等使患者食欲减退,营养不良性贫血

C. 门静脉高压造成食管静脉曲张,从而引发消化道出血,造成患者贫血

D. 下腔静脉淤血闭塞时导致其属支淤血,直接或间接影响脊柱、骨盆等造血器官

(3)下列对该患者的护理要点哪项不正确( )

A. 每日测量腹围,记录出入液量   B. 抬高下肢,减轻水肿,破溃处给予消毒

C. 观察有无出血倾向   D. 可进食过热食物

答案:(1)D (2)C (3)D

解析:

(1)根据双下肢肿胀、溃疡,阴囊水肿,肝大、脾大,无呕血及黑便,增强 CT 显示下腔静脉近膈顶部狭窄闭塞,可确定为下腔静脉阻塞型。肝静脉阻塞型主要表现为恶心、呕吐、腹胀、腹泻等胃肠道症状,存在黄疸、消化道出血、腹水伴胸腔积液及肝性脑病等。肝静脉与下腔静脉同时或相继阻塞型主要表现为顽固性腹水、肝大、下肢水肿多同时存在,1/3 患者有轻度或中度黄疸和肝大、脾大。

(2)门静脉高压造成食管静脉曲张,从而引起消化道出血,造成患者贫血,但该患者无呕血及黑便,未发生消化道出血。

(3)饮食不宜过热,以免损伤食管黏膜而诱发上消化道出血。

A4 型题(多选题)

1. 肝静脉阻塞或下腔静脉阻塞的原因(   )

A. 血液高凝状态所致的静脉血栓形成   B. 肿瘤侵犯肝静脉或下腔静脉

C. 下腔静脉先天性发育异常   D. 门脉高压

E. 静脉受肿瘤的外在压迫

答案:ABCE

解析:肝静脉阻塞或下腔静脉阻塞的原因包括:血液高凝状态(口服避孕药、红细胞增多症)所致的静脉血栓形成;肿瘤侵犯肝静脉或下腔静脉(如肝癌、肾癌、肾上腺癌);下腔静脉先天性发育异常(隔膜形成、狭窄、闭锁);静脉受肿瘤的外在压迫。门脉高压是肝静脉阻塞的结果,而非原因。

2. 肝静脉阻塞型布 - 加综合征的临床表现包括(   )

A. 肝大、脾大   B. 腹胀、腹水   C. 食管静脉曲张

D. 黄疸   E. 肝性脑病

答案:ABCDE

解析:肝静脉回流障碍导致肝窦淤血、扩张,继发淤血性肝硬化和门静脉高压,进而出现肝大、脾大、腹胀、腹水、食管静脉曲张、黄疸、食欲减退、恶心、呕吐、腹壁浅静脉曲张、消化道出血、肝性脑病等。

3. 下腔静脉阻塞型布 - 加综合征的临床表现包括(   )

A. 下肢水肿   B. 下肢静脉曲张   C. 乏力、气喘

D. 小腿色素沉着、溃疡   E. 胸腹壁静脉曲张

答案:ABCDE

解析:下腔静脉回流障碍可引起下腔静脉高压改变,临床上表现为乏力、气喘、心悸、双下肢水肿、下肢静脉曲张、小腿色素沉着、溃疡、胸腹壁静脉曲张、肝大、脾大。

四、名词解释

布 - 加综合征（BCS）

答案： 布 - 加综合征是指由各种原因所致肝静脉和其开口以上的下腔静脉阻塞性病变，常伴有以下腔静脉和肝静脉血液回流障碍为特点的一种肝后门脉高压的临床综合征。

五、问答题

1. 布 - 加综合征的治疗有哪几种方法？

答案： 介入手术治疗、隔膜撕裂术、下腔静脉 - 右心房分流根治术、经颈静脉肝内门体静脉分流手术（TIPS 术）等。

2. 布 - 加综合征患者行下腔静脉造影的适应证有哪些？

答案： 肝静脉和副肝静脉开口处阻塞、下腔静脉开口后段膜性或节段性阻塞、下腔静脉和肝静脉阻塞合并血栓形成。

六、案例分析

患者，45 岁，因"双下肢肿胀伴腹胀 3 个月"入院，查体：肝大、脾大、腹壁静脉曲张、下肢色素沉着，诊断：布 - 加综合征。局麻下行下腔静脉造影经皮腔内血管成形术（PTA）。术后当天，患者出现呼吸费力、脉速、心悸、大汗、面色苍白、口吐粉红色痰。该患者为什么会出现上述症状？应该怎么护理？

答案： 因下腔静脉和肝静脉再通后，大量淤滞的血流突然回流，加重了心脏负担，故患者出现急性心力衰竭。护理措施：①抬高床头，半卧位，绝对卧床，减少活动，以免增加心脏负担。②立即给予氧气吸入，心电监护，严密观察患者生命体征的变化。③严格控制输液速度及输液量。④进食低盐、易消化饮食，保证热量供给，预防便秘，以免大便用力，加重心脏负荷，限制入液量，记录 24h 出入量。⑤遵医嘱给予增强心肌收缩、血管扩张、利尿药等抗心衰药物治疗，并观察疗效。

（张艳君　徐　阳）

第四节　门脉高压症

一、填空题

1. 门脉高压腹水形成的重要因素是_____。

答案： 血清白蛋白减少

解析： 肝硬化门脉高压腹水形成机制相当复杂，最基本的始动因素是门静脉高压和肝功能不全，血清白蛋白的减少是引起水钠潴留的重要因素，而门静脉高压则使水分主要滞留在腹腔内的主要原因。

2. 诊断门脉高压症的依据为_____。

答案： 侧支循环开放

解析： 侧支循环开放是门脉高压症的独特表现，是诊断门脉高压症的重要依据。

3. 门静脉压力正常值为_____cmH$_2$O。

答案：13~24

解析：门静脉压力正常值为 1.27~2.35kPa（13~24cmH$_2$O），平均为 1.8kPa（18cmH$_2$O）。

4. 门脉高压患者行 TIPS 治疗后发生肝性脑病的主要原因是_____。

答案：肝血流动力学发生改变

解析：门体分流术后肝血流动力学发生改变，部分血液不经过肝而直接进入腔静脉，肠道内所形成的代谢产物直接进入体循环至血氨升高。

5. 患者呕血置入三腔二囊管，食管气囊每_____h 放气一次。

答案：8~12

解析：置入三腔二囊管后，应每 2~3h 检查食管气囊，每 8~12h 食管气囊放气并放松牵引，防止胃底及食管黏膜缺血坏死。

二、判断题

1. 在我国以乙型病毒性肝炎所致的肝硬化最为常见。

答案：正确

解析：引起肝硬化的原因很多，在国内以乙型病毒性肝炎所致的肝硬化最为常见。在国外，特别是北美、西欧则以乙醇中毒为多见。

2. 门静脉压力取决于门静脉内血流量。

答案：错误

解析：门静脉压力取决于门静脉内血流量和门静脉阻力。

3. 门脉高压患者胃底静脉曲张时，吞钡检查可见菊花样缺损。

答案：正确

解析：X 线检查，食管静脉曲张时由于曲张的静脉高出黏膜，钡剂在黏膜上分布不均匀呈现虫蚀状或蚯蚓状充盈缺损以及纵行黏膜皱襞增宽。胃底静脉曲张时，吞钡检查可见菊花样缺损。

4. 门静脉造影临床常用的有两种途径。

答案：错误

解析：临床常用的门静脉造影有四种途径，即经脾门静脉造影、经肠系膜上动脉造影、经皮经肝门静脉造影、经肝静脉穿刺门静脉造影。

5. 门脉高压时静脉曲张程度检查胃镜检查正确率低于食管钡剂检查。

答案：错误

解析：门脉高压影像学检查有实时超声检查、食管钡剂、胃镜检查、CT、MRI、门静脉造影，查看静脉曲张程度胃镜检查正确率较 X 线检查高。

三、选择题

A1 型题（单选题）

1. 患者因反复呕血急诊收入科，入科后置三腔二囊管压迫止血。三腔二囊管的胃气囊注气上限为（　　）

　　A. 170ml　　　　　　　　B. 180ml　　　　　　　　C. 190ml

　　D. 200ml　　　　　　　　E. 250ml

答案：D

解析:三腔二囊管胃气囊注气 150~200ml(囊内压 6.7~8kPa,即 50~60mmHg)。

2. ( )是肝窦和肝后阻塞的门脉高压症常见病因

    A. 肝炎致肝硬化   B. 血吸虫性肝硬化   C. 病毒性肝炎

    D. 重症急性重型肝炎   E. 布 - 加综合征

答案:A

解析:血吸虫性肝硬化是窦前性门脉高压的常见病因。C 和 D 是肝炎的分类。

3. 门脉高压症的临床表现必备条件是( )

    A. 呕血   B. 脾大   C. 腹水

    D. 门脉高压性胃病   E. 肝硬化

答案:B

解析:呕血是侧支循环建立导致食管 - 胃底静脉曲张,表现为呕血和 / 或黑便,是症状。脾大的程度不一定与门脉高压症的病情呈线性相关。伴消化道出血时,脾可暂时缩小,随后又恢复原来的程度。正常人体腹腔有少量液体,约 50ml,腹水是许多疾病的临床表现之一,腹水、门脉高压性胃病不是门脉高压症的必备条件。

4. 肝前型门脉高压的主要病因是( )

    A. 布 - 加综合征   B. 门脉主干血栓形成   C. 血吸虫性肝硬化

    D. 肝炎后肝硬化   E. 门脉高压性胃病

答案:B

解析:布 - 加综合征是肝后型门脉高压的常见病因;血吸虫性肝硬化和肝炎后肝硬化是肝内型门脉高压的常见病因。

5. 门脉高压最严重的并发症是( )

    A. 肝性脑病   B. 胃肠道出血   C. 肝肾综合征

    D. 腹腔出血   E. 蛋白尿

答案:A

解析:胃肠道出血主要来自食管、胃底静脉曲张,急性胃黏膜糜烂及十二指肠或胃溃疡,主要由门脉高压所引起,属于门脉性胃病和门脉性肠病范畴,是慢性肝病最常见的严重并发症。肝肾综合征是门脉性肝硬化患者上消化道出血后,导致肝功能及全身衰竭,易引起肝肾综合征。腹腔出血是 TIPS 术后最严重的并发症。

6. 三腔二囊管压迫止血时,食管气囊注气量为( )

    A. 50~60ml   B. 80~100ml   C. 60~70ml

    D. 100~200ml   E. 100~150ml

答案:B

解析:食管气囊注气 80~100ml(囊内压 4~5.3kPa,即 30~40mmHg)。

A2 型题(单选题)

1. 患者有门脉高压病史十年,今晨起头晕、心慌,呕出咖啡色胃内容物,血氧饱和度为 68%,面色苍白、口唇紫绀,双手交叉置于颈部,应考虑患者发生( )

    A. 肝性脑病   B. 腹水

    C. 肝肾综合征   D. 食管、胃底曲张静脉破裂出血

    E. 上消化道出血呕吐引起的窒息

答案:E

解析:患者血氧饱和度为68%、面色苍白、口唇紫绀、双手交叉置于颈部,是窒息的典型表现。

2. 呕血患者送入急诊后,急诊医生予以置入三腔二囊管止血,牵引的重量应是( )

    A. 0.5kg   B. 1kg

    C. 5kg   D. 2kg

答案:A

解析:牵引的重量为0.5kg,通过滑轮调节持续牵引三腔管,以达到充分压迫的目的。

A3 型题(单选题)

患者,男,有门脉高压病史,于晨起时在床边晕倒,5min后清醒能正确答题,解黑便及呕出鲜红色胃内容物,量为300ml,患者出现脉搏细速、面色苍白、血压下降、四肢湿冷。

(1)该患者最有可能的诊断是( )

    A. 肿瘤破裂出血   B. 胆道出血

    C. 消化道出血   D. 肝性脑病

(2)该患者目前出血量至少为( )

    A. 100ml   B. 200ml

    C. 300ml   D. 800ml

(3)该患者目前首先需要处理的问题是( )

    A. 黑便   B. 消化道止血、扩容

    C. 脉搏细速   D. 面色苍白

(4)该患者目前最主要的护理问题是( )

    A. 焦虑   B. 营养低于机体需要量

    C. 低效性呼吸型态   D. 低血容量性休克

答案:(1)C (2)D (3)B (4)D

解析:

(1)患者有门脉高压病史,常见的并发症为消化道出血,该患者有黑便、呕血及血容量下降表现,综合判断是消化道出血。肝性脑病为意识障碍等症状,该患者因消化道出血晕倒但无意识障碍,因此可以排除。

(2)出血量在5ml以上大便隐血试验阳性;出血量50~60ml即可出现肉眼黑便;100~150ml则为黑便;500~1 000ml则为柏油样便;若为暗红色稀便,提示出血未停止且量大;短时间内出血250~300ml,可引起呕血;出血量在800ml以上可出现脉搏细速、面色苍白、血压下降、四肢湿冷。无自觉症状或轻度头昏者出血量在<500ml,有口渴、烦躁者出血量>1 000ml,有休克症状者出血量>2 000ml。

(3)消化道出血包括呕血和黑便,出血量在800ml以上可出现脉搏细速、面色苍白的临床表现。针对消化道出血要及时扩容、止血;止血方式有药物止血、内镜下止血、TIPS、开放手术止血等方式。

(4)均是该患者存在的护理问题,但依据病情风险严重程度,低血容量性休克是该患者目前最主要的护理问题。

A4 型题(多选题)

1. 门静脉高压的临床表现包括( )

　　A. 腹水　　　　　　　　B. 脾功能亢进　　　　　C. 侧支循环开放

　　D. 脾大　　　　　　　　E. 肝病体征

答案: ABCDE

解析: 以上全是门脉高压的临床表现。腹水是许多疾病的临床表现之一,但主要是各种肝病一起门脉高压后所产生的,产生后会有肝病体征,表现为肝病面容、肝掌、蜘蛛痣、黄疸等体征。脾大为门脉高压症的必备条件,患者肝脏愈缩小,脾大就愈明显。脾大可伴有脾功能亢进。侧支循环开放是门脉高压症的独特表现,是诊断门脉高压的重要依据。

2. 肝内型门脉高压按血流受阻部位可以分为( )

　　A. 肝前型　　　　　　　B. 窦前型　　　　　　　C. 肝后型

　　D. 窦后型　　　　　　　E. 门脉主干闭锁

答案: BD

解析: 门脉高压症按发生部位分为肝外门静脉高压和肝内门静脉高压。肝外门静脉高压根据部位又可分为肝前型和肝后型。肝内门静脉高压根据血流受阻的部位可以分为窦前型、窦后型和窦型。

3. 门腔静脉有( )

　　A. 胃底、食管下段交通支　B. 直肠下段、肛管交通支　C. 腹壁交通支

　　D. 腹膜后交通支　　　　　E. 下腔静脉交通支

答案: ABCD

解析: 胃底、食管下段交通支最具临床意义,门静脉高压时的反常血流通过这些交通支进入腔静脉系统,由于血流量增加,而导致上消化道大出血。直肠下段、肛管交通支静脉曲张形成痔核,临床上应注意与痔疮相鉴别,腹壁交通支形成,体格检查时可见患者的腹壁静脉怒张。腹膜后交通支由门静脉系统的肠系膜上、下静脉分支与腔静脉系统分支在腹膜后吻合形成交通支。

四、名词解释

1. 门脉高压症

答案: 门脉高压症是指当门静脉系统血流受阻、发生淤滞,引起门静脉及其分支压力升高,继而导致脾大伴脾功能亢进、食管 - 胃底静脉曲张破裂大出血、腹水等一系列临床症状。

2. 门脉高压

答案: 正常门静脉压力为 1.27~2.35kPa(13~24cmH_2O),门静脉压力高于正常值上限 0.67~1.33kPa(5~10mmHg)或压力超过正常门静脉压力 2.35kPa(24cmH_2O)即称为门脉高压。

五、问答题

1. 门静脉高压食管静脉曲张破裂大出血的治疗方法有哪些?

答案: 食管静脉曲张破裂大出血为门静脉高压患者最常见的死因。防止食管静脉曲张破裂出血成了治疗门静脉高压症的主要目标。治疗方法分为非手术治疗和手术治疗。

(1)非手术治疗

①普萘洛尔(心得安):降低门静脉压力,对食管静脉曲张破裂有预防作用,但对出血患者

无止血作用;特力加压素:引起内脏血管剧烈收缩从而降低门静脉压力;生长抑素:减少胃酸以及消化液的分泌,收缩内脏血管。

②内镜下对曲张的食管静脉行套扎术或硬化剂注射。

③经颈静脉肝内门腔静脉内支架分流术(TIPS)。

(2)手术治疗:包括分流术和断流术。

①脾切除。

②门奇静脉断流或分流。

③选择性断流术。

④远端脾肾分流。

⑤冠腔静脉分流术。

⑥冠肾静脉分流术。

⑦肝移植术。

2. 简述肝性脑病的分期。

答案:肝性脑病分为4期,分别为:

第1期(前驱期):患者表现为焦虑、欣快激动、淡漠、睡眠倒错、健忘等轻度精神异常,可有扑翼样震颤。

第2期(昏迷前期):患者表现为嗜睡、行为异常、言语不清、书写障碍及定向力障碍。有腱反射亢进、肌张力增高、踝阵挛及巴宾斯基征阳性等神经系统体征。

第3期(昏睡期):患者表现为昏睡,但可以唤醒,醒时可应答,但常有神志不清和幻觉。各种神经体征持续存在或加重,肌张力增高,四肢被动运动常有抵抗力,锥体束征阳性。

第4期(昏迷期):患者表现为昏迷,不能唤醒。浅昏迷时,对疼痛等强刺激尚有反应,腱反射和肌张力亢进;深昏迷时,各种反射消失,肌张力降低。

3. 哪些检查可以协助诊断患者出现肝性脑病?

答案:

(1)血氨升高,是确诊肝性脑病的重要依据。正常人空腹静脉血氨40~70μg/dl,动脉血氨含量为静脉血氨的0.5~2倍。

(2)脑电图,典型的改变为慢节律,出现每秒4~7次 θ 波及每秒1~3次 δ 波,昏迷时两侧出现对称性高波幅 δ 波。

(3)视觉诱发电位,较脑电图检查更能精确反映大脑的电位变化。

(4)心理智能测验,包括书写、构词、火柴棍搭五角星及简单的数字连接试验和简单的计算等。

(5)肝功能检查,常见有胆红素下降,而转氨酶不降反升的现象。

4. 肝性脑病患者灌肠为何要选择酸性溶液?

答案:酸性溶液可以中和肠道内过多的氨,通过灌肠使氨随粪便排出。禁忌肥皂水灌肠,因肥皂水为碱性溶液,可使其中的氨被肠道吸收,增加血氨浓度,加重或诱发肝性脑病。

5. 肝性脑病患者饮食应注意哪些?

答案:

(1)蛋白质的摄入:急性期首日禁食蛋白质饮食;慢性患者无禁食蛋白质的必要。急性期患者每天蛋白质摄入20g,然后每3~5d增加10g,逐渐增加至每天40~60g;以植物蛋白为主,因为植物蛋白支链氨基酸较多。肝性脑病患者的饮食不在于限制蛋白质的摄入,而在于正氮平衡。

（2）热量摄入：每天 5.02~6.69MJ（1 200~1 600kcal）。主食以碳水化合物为主,提供丰富纤维素,多食新鲜蔬菜和水果。

（3）液体量的控制：每天入液总量以不超过 2 500ml 为宜,腹水患者一般以尿量加 1 000ml 为标准。

六、案例分析

患者,男性,61 岁,主诉：间断呕血伴黑便 1 年,以门脉高压症收入院。入院查体示：贫血貌,周身皮肤、黏膜无出血点及瘀斑。腹部略膨隆,腹软,无压痛及反跳痛。肝肋下未触及；脾大,肋缘下 5cm。腹部移动性浊音阳性,双下肢指压痕阳性。辅助检查：CT 提示肝硬化、脾大、腹水中等量、门脉高压及食管 - 胃底静脉曲张。完善术前检查,在局麻下行经颈静脉肝内门 - 体静脉分流术。术后第 3d,患者出现嗜睡、言语不清、计算力及定向力障碍,无呕血及黑便。实验室检查：白蛋白 28g/L、总胆红素 23μmol/L、直接胆红素 8.2μmol/L、凝血酶原时间 19.8s、白细胞计数 3.1×10^9/L、血红蛋白 110g/L、血小板计数 110×10^9/L、血氨 162μmol/L。

（1）该患者术后主要发生了什么问题？诊断依据有哪些？（最少写出 3 个）

（2）针对该问题应采取哪些护理措施？

（3）结合该患者请列举 TIPS 术后主要并发症有哪些？

答：

（1）该患者主要是门脉高压症经颈静脉门 - 体静脉分流术后出现肝性脑病。诊断依据：该患者有嗜睡、言语不清、计算力及定向力障碍、血氨 162μmol/L。

（2）护理措施：密切监测生命体征；卧床休息,必要时加护栏,防坠床；给予足量维生素,严格控制患者蛋白质摄入,以碳水化合物、低脂饮食为主,每日总热量控制在 5.0~6.7kJ；观察患者意识障碍程度,思维及认知有无改变；给予一级护理或特级护理；准确记录 24h 出入量；监测患者血氨、肾功能、电解质；观察患者有无消化道出血、感染等并发症。

（3）TIPS 术后主要并发症：腹腔出血、肝性脑病、胆道出血、急性心力衰竭、肝动脉损伤、内支架再狭窄。

（周 静）

第五节 K-T 综合征

一、填空题

1. 典型的 K-T 综合征表现为三联征：_____、_____、_____。

答案： 浅静脉曲张和静脉畸形；多发性皮肤葡萄酒色斑块血管瘤或血管痣；患侧肢体过度生长；肥大

解析： K-T 综合征患者常有的典型三联征：①静脉曲张：常见患肢外侧静脉异常增生,并伴有静脉血栓形成,静脉石及内踝溃疡。②多发性皮肤葡萄酒色斑块血管瘤或血管痣：多数患者患肢皮肤、臀部或其他部位有成片的地图形突起物,呈粉红色或紫红色,压之褪色。出生时或幼年即可出现。③肢体肥大：包括患肢软组织增生,骨骼增粗增长,巨趾。

2. _____是目前诊断 K-T 综合征应用最广泛、最可靠的诊断方法。

答案： 动静脉造影

解析： 静脉造影可确切了解下肢静脉的走行、变异及通畅情况，还可以了解深静脉是否异常及深静脉瓣膜功能情况；动脉造影可明确有无动静脉瘘和动静脉畸形的存在。

3. K-T 综合征是一种少见的、以静脉畸形为主的先天性病变，因此，其介入治疗措施以_____为主。

答案： 栓塞畸形的静脉

解析： K-T 综合征是一种复杂而又少见的以静脉畸形为主的先天性病变，其介入治疗措施主要以栓塞畸形的静脉为主，从而促进毛细血管破坏，畸形静脉内血栓形成，避免侧支循环形成的再复发。

4. K-T 综合征患者皮肤呈现葡萄酒色斑的病理基础是_____。

答案： 毛细血管的异常增生

解析： K-T 综合征患者皮肤上的葡萄酒色斑，多在出生时即出现，患肢皮肤、臀部或其他部位有成片的地图形突起物，其病理基础是毛细血管的异常增生，同时也是毛细血管畸形的表现。

二、判断题

1. K-T 综合征的分型中Ⅰ型为深静脉异常型。

答案： 错误

解析： K-T 综合征Ⅰ型为单纯浅静脉异常型，常表现为肢体外侧浅静脉主干异常。

2. K-T 综合征患者出现双侧肢体周径不同的原因是由于血管畸形导致患肢供血过多，发育超过对侧肢体。

答案： 正确

解析： 由于血管畸形，导致患肢供血过多，发育超过对侧肢体，可以出现软组织和骨骼肥大、肢体增长、增粗，严重时会因两侧下肢长度不一，造成患肢跛行。

3. K-T 综合征辅助检查中，静脉造影可明确有无动静脉瘘和动静脉畸形的存在。

答案： 错误

解析： 静脉造影可确切了解下肢静脉的走行、变异及通畅情况，还可以了解深静脉是否异常及深静脉瓣膜功能情况，动脉造影可明确有无动静脉瘘和动静脉畸形的存在。

三、选择题

A1 型题（单选题）

1. K-T 综合征可出现双侧肢体周径不同，下肢周径测量的部位为（ ）
   A. 左右侧髌骨上缘 15cm 周径，髌骨下缘 10cm 周径
   B. 左右侧髌骨上缘 15cm 周径，髌骨下缘 20cm 周径
   C. 左右侧髌骨上缘 10cm 周径，髌骨下缘 20cm 周径
   D. 左右侧髌骨上缘 20cm 周径，髌骨下缘 20cm 周径
   E. 左右侧髌骨上缘 20cm 周径，髌骨下缘 15cm 周径

答案： A

解析： 肢体周径的测量：选择骨突点明显处为标志，双侧均以此骨突点上或下若干厘米处量其周径作对比。下肢周径测量，大腿可在髂前上棘下 20cm 平面测量或者髌骨上缘上 10~15cm 处；小腿可在胫骨结节下 15cm 平面测量，或者髌骨下缘下 10~15cm 处。

2. 明确 K-T 综合征患者骨骼改变的辅助检查是( )

    A. X 线平片   B. CT   C. MRI

    D. 深静脉顺行造影   E. 多普勒

答案:A

解析:X 线平片可以观察骨骼的改变,如骨骼变形、长骨畸形、骨皮质增厚、周围软组织肿胀、巨趾、并趾等,有时还可以于脂肪层内见条索状或结节状密度增高影及静脉石。

3. 在 K-T 综合征辅助检查中,能同时观察骨骼、软组织和血管病变,并且能明确病变的范围和程度的检查是( )

    A. 动脉造影   B. 多普勒彩超   C. MRI

    D. 静脉造影   E. 以上均不正确

答案:C

解析:MRI 对肢体软组织增生肥大的评价最为有效,肢体骨骼的长度差异在 MRI 上同样明显。

4. K-T 综合征患者最早出现的症状是( )

    A. 浅静脉曲张   B. 葡萄酒色斑   C. 肢体过度增长

    D. 杵状指   E. 疼痛

答案:B

解析:K-T 综合征患者皮肤呈现的葡萄酒色斑均在出生或幼儿时出现。

A2 型题(单选题)

1. 患者,女,18 岁,主因右下肢静脉曲张 2 年余,右大腿及臀部多发大片葡萄酒色斑,诊断为"K-T 综合征",入院后动脉造影提示存在动静脉瘘,故行股深动脉部分分支栓塞治疗,术后 5d 患者出现介入栓塞术后综合征,下列不属于该综合征表现的是( )

    A. 白细胞计数降低   B. 局部疼痛

    C. 发热   D. 严重者可导致器官或组织缺血坏死

    E. 属于一过性反应,一般在 10~15d 内逐渐缓解、消失

答案:A

解析:介入栓塞治疗后 3~15d,患者出现局部疼痛、发热、白细胞计数增高等表现,称为栓塞术后综合征。这是由于栓塞术后局部缺血,代谢产物或坏死组织吸收所致,严重者可导致器官或组织缺血坏死。这些症状多数情况下是一过性反应。一般在 10~15d 内逐渐缓解、消失,可进行对症处理。

2. 患者,男,13 岁,出生时左侧大腿可见多发大片葡萄酒色斑,近年来左下肢可见浅静脉曲张并伴有肢体增粗现象,其曲张静脉的特征性表现是( )

    A. 肢体内侧出现纵行走向的异常浅静脉

    B. 肢体外侧出现纵行走向的异常浅静脉

    C. 肢体内侧出现横行走向的异常浅静脉

    D. 肢体外侧出现横行走向的异常浅静脉

    E. 肢体内、外侧均出现纵行走向的异常浅静脉

答案:B

解析:从患者的表现分析该患者诊断为 K-T 综合征,K-T 综合征畸形特征性表现是肢体

外侧出现纵行走向的异常浅静脉。

3. 患者,女,20岁,左下肢静脉曲张,左小腿可见多发大片葡萄酒色斑,患者为求美观要求治疗葡萄酒色斑,目前临床上最常采用的治疗方法是( )

    A. 激光治疗   B. 放射性核素治疗   C. 冷冻术治疗

    D. X线照射治疗   E. 手术治疗

答案:A

解析:对于葡萄酒色斑的治疗,放射性核素、手术及冷冻术都留有瘢痕及色素沉着,X线照射对病变部位照射深度不足,而激光治疗形成的瘢痕小,风险低,因此,以上治疗方法已逐渐被激光治疗技术所取代。

A3型题(单选题)

1. 患者,男,10岁。近7年来出现右下肢浅静脉曲张,以外侧为重,患肢可见多个蚕豆至鸽蛋大小的皮下瘤样肿块入院治疗,查体可见右下肢明显较左下肢粗大,足趾畸形,右下肢可见葡萄酒色斑。患者主诉长久站立或行走后感右下肢酸胀不适。

(1)该患者的诊断最可能为( )

    A. 淋巴水肿   B. 单纯性下肢静脉曲张

    C. 先天性静脉畸形骨肥大综合征   D. 血栓性浅静脉炎

(2)该患者现存的最主要护理诊断/问题是( )

    A. 活动无耐力   B. 疼痛

    C. 皮肤完整性受损   D. 营养失调

(3)如果患者采用非手术治疗,以下健康教育内容不正确的是( )

    A. 使用弹力绷带或穿梯度压力袜   B. 休息时抬高患肢

    C. 久坐久站   D. 均衡饮食,避免肥胖

答案:(1)C (2)A (3)C

解析:

(1)患者右下肢明显较左下肢粗大,足趾畸形,近7年来出现右下肢浅静脉曲张,以外侧为重,右下肢有葡萄酒色斑。符合K-T综合征的临床表现。

(2)患者长久站立或行走后感右下肢酸胀不适,因此现存的最主要的护理诊断是活动无耐力。

(3)久坐久站会加重静脉曲张,因此不建议患者久坐久站。

2. 患者,女,16岁,近5年来左下肢外侧可见浅静脉曲张并伴有肢体增长、增粗现象,诊断为K-T综合征。

(1)入院后,给予患者行患侧肢体深静脉顺行造影术,目的是( )

    A. 可确切了解下肢静脉的走行、变异及通畅情况,还可以了解深静脉是否异常及深静脉瓣膜功能情况

    B. 可明确有无动静脉瘘和动静脉畸形的存在

    C. 可观察骨骼的改变

    D. 可明确肢体畸形的程度

(2)患者行患侧肢体深静脉顺行造影术,术后指导正确的是( )

    A. 多饮水   B. 患肢抬高制动

C. 绝对卧床 D. 禁食、禁水

答案:(1)A （2)A

解析:

(1)静脉造影可确切了解下肢静脉的走行、变异及通畅情况,还可以了解深静脉是否异常及深静脉瓣膜功能情况,动脉造影可明确有无动静脉瘘和动静脉畸形的存在。

(2)顺行造影后酌情多饮水,以促进对比剂的排出。

A4 型题(多选题)

1. K-T综合征除典型的三联征外,还会并发以下哪些先天性疾病(   )

A. 并指(趾) B. 马蹄内翻足 C. 脊柱裂

D. 单侧面部肥大 E. 杵状指

答案:ABCD

解析:K-T综合征病变可侵犯身体各个部位,如上、下肢,臀部,躯干及头部等,可同时侵犯多个部位,但以下肢多见。近来合并其他器官血管畸形的病例报道渐趋增多,如大脑、脊髓、口腔、胸腔纵隔、腹腔、盆腔、食管、肠道、阴道、会阴部、膀胱等,除典型的三联征外,还会并发其他先天性疾病如:并指(趾)、多指(趾)、马蹄内翻足、脊柱裂、单侧面部肥大、乳糜胸、乳糜腹等。

2. K-T综合征影像学检查包括(   )

A. 彩色超声多普勒 B. MRI C. 静脉造影

D. X 线 E. CT

答案:ABCDE

解析:X 线、CT、MRI 等检查可了解软组织、骨骼情况。多普勒超声、静脉造影可了解静脉畸形及通畅情况。

四、名词解释

1. K-T综合征

答案:K-T 综合征即先天性静脉畸形骨肥大综合征(Klippel-Trenaunay syndrome, KTS),于1900 年由法国医师 Maurice Klippe 首次提出,是一种复杂而又少见的以静脉畸形为主的先天性周围血管疾病,多发生在下肢,以浅静脉曲张和静脉畸形、多发性皮肤葡萄酒色斑块血管瘤或血管痣、患侧肢体过度生长、肥大三联征为主要表现。

2. 葡萄酒色斑

答案:葡萄酒色斑在患者出生或幼儿时出现,呈点状甚至片状,满布患肢,多数患者为成片的地图形血管痣,因呈粉红色或紫红色,故称之为葡萄酒色斑。

五、问答题

1. K-T综合征的手术方式有哪些?

答案:根据病变的具体情况,手术方式分为四类:①外侧畸形浅静脉及病灶切除术;②深静脉重建术;③动静脉瘘结扎术或介入栓塞术;④其他辅助治疗,如溃疡植皮术、囊状淋巴瘤切除术、血管瘤硬化治疗、激光治疗和矫形术。

2. K-T综合征患者外侧畸形浅静脉应用泡沫硬化剂治疗后的护理要点有哪些?

答案:

(1)一般护理:观察患者生命体征变化,如有异常及时协助医生进行处理。如患者无恶心、呕吐,鼓励患者多食新鲜水果、蔬菜,少吃高脂肪、高胆固醇的食物,戒烟戒酒。

(2)注射肢体的护理:术后应用弹力绷带加压包扎患肢,抬高患肢高于心脏水平20~30cm。24h后去除弹力绷带并检查穿刺点的皮肤情况及曲张静脉的变化,然后改穿梯度压力袜2个月,术后第1周全天穿,鼓励患者每小时步行5min,以促进血液循环。术后第2周开始仅白天穿即可。

(3)注射部位的护理:观察患者注射部位有无渗血、红肿、压痛等感染征象,保持注射部位周围皮肤清洁干燥,防止发生感染。若注射部位出现轻度肿胀,低热(体温低于38℃),属正常反应,不需特殊处理,2周后一般可自行缓解。

(4)肺栓塞的观察与护理:肺栓塞是硬化剂治疗后最严重的并发症,应加强巡视,严密观察患者有无呼吸困难、胸闷、咯血、血氧饱和度下降等症状,如出现上述症状应立即嘱患者平卧,给予高浓度氧气吸入,避免深呼吸、剧烈咳嗽。

六、案例分析

患者,男,23岁,出生时左侧大腿及臀部可见多发大片葡萄酒色色素斑,近年来左下肢外侧可见浅静脉曲张并伴有肢体增粗现象,B超检查提示左侧静脉回流障碍,静脉瓣膜功能不全。

(1)该患者最可能的诊断是什么?

(2)患者采用非手术治疗应如何进行健康教育?

(3)若患者行左下肢动、静脉造影,术后护理要点是什么?

答案:

(1)患者的临床表现为K-T综合征的典型三联征,因此诊断为静脉畸形骨肥大综合征(K-T综合征)。

(2)K-T综合征非手术治疗的健康教育包括行为指导:使用弹力绷带或穿梯度压力袜;保持良好的姿势,若患肢过长可垫高健侧鞋跟,以避免长期跛行导致继发性脊柱侧弯;避免久坐久站;休息时抬高患肢;坚持足背伸屈活动;适当运动,劳逸结合。饮食指导:摄入营养均衡饮食,避免肥胖,多进食新鲜水果蔬菜,防止便秘。

(3)动、静脉造影术后护理要点:

1)饮食:患者无恶心、呕吐等麻醉反应可进食清淡、易消化无刺激性饮食,若病情允许多饮水,约2 000ml以促进对比剂排出。

2)体位与活动:穿刺侧肢体伸直、制动12h,平卧24h,指导患者行踝泵运动。

3)病情观察:观察穿刺侧部位有无渗血、出血;观察肢体远端足背动脉搏动情况,观察肢体皮温、皮色、感觉与运动功能有无变化。

4)预防并发症

①穿刺点出血:穿刺点加压包扎,以免血液外渗形成局部血肿,患肢一定制动6~8h,24h内避免过多活动,严密观察穿刺处敷料有无渗血,发现出血及时处理。

②血管栓塞:由于药物及导管的影响或压迫出血时加压过重可导致肢体远端的动脉栓塞。应仔细观察肢体皮肤颜色、温度及足背动脉搏动情况等,发现异常及时报告医生,给予溶栓治疗。

③血栓形成:可实施肢体被动按摩及腓肠肌挤压,同时观察下肢有无肿胀,注意倾听患者

的主诉,有无不明原因的相关部位疼痛,尽早给予处理。

④排尿困难:术后患者常遇到的问题,主要原因是术后卧床、患肢制动、排尿姿势改变、心理紧张所致。护理时要加以诱导,如让患者听流水声、按摩腹部、给尿道外口湿热敷以促进排尿,仍不能正常排尿者,给予留置导尿。

⑤其他:为使对比剂尽快排出,术后鼓励患者进流质饮食及饮水,最初 6~8h 饮水 1 000~2 000ml,可防止体液不足和发生低血糖反应。

(郭淑芸)

第六节 胡桃夹综合征

一、填空题

1. 胡桃夹综合征患者尿常规检查结果中尿红细胞形态是_____。

答案:非肾小球源型

解析:胡桃夹综合征患者尿常规检查结果为血尿和蛋白尿,并且尿红细胞形态是非肾小球源型。

2. _____是胡桃夹综合征第二常见症状,常被描述为生殖静脉综合征的一部分。

答案:疼痛

解析:疼痛是胡桃夹综合征第二常见症状,主要表现为腹部或肋腹部疼痛,并可放射至臀部和大腿后面。

3. 尿常规检查中尿蛋白含量 24h ≥ 3.5g,则称为_____。

答案:大量蛋白尿

解析:如果尿蛋白含量 ≥ 3.5g/24h,则称为大量蛋白尿。

二、判断题

1. 胡桃夹综合征患者主要是右肾静脉受压导致静脉回流受阻、压力升高引起的一系列病理生理变化。

答案:错误

解析:胡桃夹综合征主要是左肾静脉受压,右肾静脉直接注入下腔静脉,而左肾静脉则需穿过腹主动脉和肠系膜上动脉所形成夹角,跨越腹主动脉前方才注入下腔静脉。

2. 胡桃夹综合征的患者血压变化主要是术前血压高,术后血压低。

答案:正确

解析:术前是由于左肾静脉受压,肾脏相对缺血,此时肾素 - 血管紧张素 - 醛固酮系统分泌增加,使血压升高;术后由于肾静脉支架植入扩张成功,左肾静脉回流通畅,动脉灌注增加,肾素 - 血管紧张素 - 醛固酮系统分泌减少,血压下降。

3. 胡桃夹综合征患者介入术后要注意观察患者的足背动脉搏动情况。

答案:正确

解析:观察足背动脉搏动的意义在于监测下肢动脉血供。导致下肢动脉血供障碍的原因有以下几点:①穿刺过程中可能损伤股动脉,可能导致动静脉瘘,影响下肢血液循环,造成下肢动脉搏动减弱;②穿刺点周围血肿形成,血肿压迫股动脉,影响下肢血供;③术后压迫过度可能导致股动脉闭塞,引起足背动脉搏动减弱或消失。

4. 左肾静脉支架植入术后血尿会立刻消失。

答案:错误

解析:肾静脉支架植入术后左肾静脉压力已明显降低,但因为静脉系统与尿液收集系统已形成成熟的异常交通,因此有些患者血尿消失是一个渐进的过程,一般为2周至1个月。

三、选择题

A1 型题(单选题)

1. 胡桃夹综合征患者平卧位时尿蛋白阴性,标准立位后24h 尿蛋白定量小于( )

   A. 1g

   D. 2g

   B. 0.5g

   E. 3g

   C. 1.5g

答案:B

解析:胡桃夹综合征患者平卧位时尿蛋白阴性,标准立位后尿蛋白(+~++),24h 尿蛋白定量< 0.5g。

2. 胡桃夹综合征较为常见的症状是( )

   A. 蛋白尿

   D. 腹痛

   B. 镜下血尿

   E. 精索静脉曲张

   C. 无症状肉眼血尿

答案:C

解析:胡桃夹综合征较为常见的症状是无症状肉眼血尿,多在傍晚或运动后出现。

3. 对于无症状血尿或年龄小于( )岁的胡桃夹综合征患者应选择保守治疗方法

   A. 6 岁

   D. 25 岁

   B. 12 岁

   E. 28 岁

   C. 18 岁

答案:C

解析:对于无症状血尿或年龄小于18 岁的胡桃夹综合征患者应选择保守治疗方法,并至少观察两年。如果患者为儿童,随着年龄增长,身长发育或体重指数增加,腹主动脉和肠系膜上动脉夹角处结缔组织以及脂肪增加,或者侧支循环建立,可使左肾静脉受压程度缓解,淤血状态能够改善,血尿等症状得以缓解或消失。

4. 左肾静脉支架植入术后易出现的并发症不包括( )

   A. 穿刺点渗血

   D. 慢性肾衰竭

   B. 左肾静脉血栓形成

   E. 对比剂肾病

   C. 支架移位

答案:D

解析:左肾静脉支架植入术后易出现的并发症主要包括穿刺点渗血、左肾静脉血栓形成、支架移位、对比剂肾病等,不易引起慢性肾衰竭。

5. 正常情况下,腹主动脉和肠系膜上动脉所形成夹角大约为( )

   A. 5°~10°

   D. 25°~45°

   B. 10°~15°

   E. 45°~60°

   C. 15°~25°

答案:E

解析:正常情况下,腹主动脉和肠系膜上动脉所形成夹角为45°~60°,当夹角变小的时候可出现胡桃夹综合征的表现。

A2 型题（单选题）

患者，男，30 岁，行左肾静脉支架植入术后半个月，因剧烈运动后突然出现血尿，胸闷、心悸不适，应考虑患者出现哪种并发症（　　）

A. 血栓形成　　　　　B. 支架移位　　　　　C. 穿刺点渗血

D. 股动脉闭塞　　　　E. 腹膜后出血

答案：B

解析：左肾静脉支架植入术后可能出现的并发症是支架移位，自膨式支架植入左肾静脉不需要缝线吻合于血管内壁；当血管内皮细胞尚未完全长入支架血管时，血流冲击及外力作用都有可能使支架移位至右心房，因此患者术后绝对卧床休息 24h 及术后 1 个月内避免剧烈运动。

A3 型题（单选题）

患者，男，13 岁，于 1 个月前无明显诱因出现上腹部疼痛，疼痛剧烈，间断发作，伴有血压急剧升高，收缩压高达 190~210mmHg，无发热。化验结果为：血白细胞 6×10^9/L，尿蛋白（+++），24h 尿蛋白定量 0.43g，镜下血尿，尿红细胞形态为非肾小球源型。

（1）该患者最有可能的诊断是（　　）

A. 尿路感染　　　　　　　　　　B. 慢性阑尾炎急性发作

C. 胡桃夹综合征　　　　　　　　D. 肾病综合征

（2）为明确诊断，患者首选什么检查（　　）

A. 心电图　　　　　　　　　　　B. 彩色多普勒超声

C. 血管造影　　　　　　　　　　D. 腹部 X 线检查

（3）患者出现血尿的原因主要考虑为（　　）

A. 感染　　　　　　　　　　　　B. 左肾静脉高压

C. 尿路梗阻　　　　　　　　　　D. 低蛋白血症

答案：（1）C　（2）B　（3）B

解析：

（1）患者未出现尿频、尿急、尿痛等情况，无发热，血白细胞计数正常，一般不会考虑为尿路感染；阑尾炎的主要症状是右下腹压痛，白细胞计数增高，患者是上腹部疼痛，且白细胞计数正常；肾病综合征会出现大量蛋白尿，患者 24h 尿蛋白定量为 0.43g，小于 3.5g，可排除肾病综合征；患者出现了血尿、蛋白尿，伴有腹痛，尿红细胞形态为非肾小球源型，首先考虑为胡桃夹综合征。

（2）胡桃夹综合征患者最常用的检查是彩色多普勒超声检查，可以清晰地显示腹主动脉、肠系膜上动脉及左肾静脉的解剖情况，因血管造影是有创检查，相比之下 B 超检查方便易行。

（3）胡桃夹综合征又称左肾静脉压迫症，是指左肾静脉在腹主动脉和肠系膜上动脉所形成的夹角处受挤压引起的一种疾病。左肾静脉高压使左肾静脉周围静脉淤血，最终造成肾盏薄壁静脉破裂出血，血液进入集合系统和肾盏穹窿，出现血尿。

A4 型题（多选题）

1. 胡桃夹综合征的主要症状是（　　）

A. 血尿　　　　　　　B. 蛋白尿　　　　　　C. 腹痛

D. 直立调节障碍　　　　　E. 男性有精索静脉曲张

答案：ABCDE

解析：胡桃夹综合征的主要症状是血尿、蛋白尿和腹痛，男性有精索静脉曲张，部分患者直立调节障碍主要表现为头晕、不良视听刺激时恶心、站立时恶心或晕厥、乏力或疲劳、心悸气短、晨起不适、面色苍白、畏食和头痛等。

2. 左肾静脉在腹主动脉和肠系膜上动脉所形成夹角处的解剖位置发生什么变化时，容易引起胡桃夹综合征( )

A. 青春期身高迅速增长　　B. 椎体过度伸展　　　　C. 体型急剧变化

D. 腹腔脏器下垂　　　　　E. 肠系膜上动脉起源位置过高

答案：ABCD

解析：左肾静脉在腹主动脉和肠系膜上动脉所形成夹角处的解剖位置发生变化如青春期身高迅速增长、椎体过度伸展、体型急剧变化，尤其在直立活动时，腹腔脏器因重力下垂牵拉肠系膜动脉，使左肾静脉受压，易引起胡桃夹综合征。肠系膜上动脉起源位置过低，才会使夹角变小，使左肾静脉受压，引起胡桃夹综合征。

四、名词解释

1. 胡桃夹综合征

答案：胡桃夹综合征又称左肾静脉压迫症（Left renal vein entrapment syndrome），或胡桃夹现象（nutcraker phenomenon），是指左肾静脉在腹主动脉和肠系膜上动脉所形成的夹角处受挤压引起的一种疾病。

2. 血尿

答案：新鲜尿沉渣每高倍视野细胞＞3个，或1h尿红细胞计数超过10万，称为镜下血尿；尿外观呈血样或洗肉水样，称肉眼血尿。

五、问答题

胡桃夹综合征患者行腔内介入术后观察足背动脉搏动的原因有哪些？

答案：

（1）穿刺过程中可能损伤股动脉，导致动静脉瘘，影响下肢血液循环，造成下肢动脉搏动减弱。

（2）穿刺点周围可能形成血肿，压迫股动脉，影响下肢血供。

（3）术后压迫过度可能导致股动脉闭塞，引起足背动脉减弱或消失。

六、案例分析

患者，男，40岁，因1年前无明显诱因出现上腹部疼痛不适，无症状性肉眼血尿，门诊拟以"胡桃夹综合征"收入院。入院后完善相关检查，今日在局麻下行左肾静脉支架植入术。作为责任护士，你认为目前患者术后的主要观察和护理要点是什么？

答案：

（1）体位与活动：患者应避免右侧卧位，防止因重力及血流冲击引起支架移位，绝对卧床24h，24h后可轻微活动，避免激烈运动。

（2）病情观察：持续床旁心电监护，严密监测患者的生命体征，每30min测量血压、脉搏及呼吸 1 次；观察有无腹痛、腰痛、血尿等情况，准确记录 24h 尿量，防止并发症发生。

（3）药物护理：术后为防止支架内继发血栓形成，应常规抗凝治疗。注意观察全身皮肤有无淤血、瘀斑，伤口敷料有无渗血。

（4）饮食护理：由于术中使用对比剂会加重肾脏负担，术后鼓励患者多饮水，一般在最初的 6~8h 需饮水 1 000~2 000ml，以促进对比剂尽快通过肾脏排泄，降低对比剂肾病的发生率。

（5）心理护理：给予患者安慰和心理支持，帮助患者减轻焦虑和抑郁的心理，积极配合治疗。

（胡　刚）

第七节　肠系膜静脉血栓形成

一、填空题

1. 肠系膜静脉血栓形成的相关因素主要分为三大类：_____、_____、_____。

答案：血管直接损伤；局部静脉充血或淤滞；血栓形成倾向

解析：肠系膜静脉血栓形成的相关因素包括：①血管直接损伤：腹部创伤、腹部外科手术后、腹腔内炎症状态、腹膜炎和腹腔脓肿等；②局部静脉充血或淤滞：门脉高压、肝硬化充血性心力衰竭、脾功能亢进等；③血栓形成倾向：蛋白质 C 或蛋白质 S 缺乏、肿瘤、使用口服避孕药、真性红细胞增多症、肝素诱导的血小板减少症、狼疮性抗凝 - 抗磷脂综合征、巨细胞病毒感染、肠系膜外静脉血栓栓塞。

2. 肠系膜静脉血栓形成导致肠坏死时，在肠切除术中不可以依靠_____的存在或消失来决定肠管的取舍。

答案：肠系膜动脉搏动

解析：肠系膜静脉血栓形成的肠坏死为出血性梗死，坏死段与正常段之间有中间过渡带，界限并不十分清楚，在过渡带中仍会存在肠系膜动脉搏动。因此，术中单纯依靠肠系膜动脉搏动的存在或消失来决定肠管的取舍并不可靠。

3. 肠系膜静脉血栓形成手术治疗包括：_____、_____、_____。

答案：腔内介入治疗；肠切除；静脉取栓术

解析：腔内介入治疗：当未出现肠坏死时，可考虑腔内治疗急性肠系膜上静脉血栓形成。腔内介入治疗包括：①选择性肠系膜上动脉置管溶栓；② TIPS 介入治疗；③经皮肝穿刺门静脉血栓介入治疗。肠切除：当肠系膜静脉血栓形成患者出现腹膜炎或胃肠道出血、穿孔时，应行剖腹探查，坏死肠管切除术。静脉取栓术：梗死肠段切除后，肠系膜上静脉主干和门静脉内经常都有血栓存在，是术后再发肠坏死的重要原因。因此，在肠切除时，还需在肠系膜上静脉或门静脉做切口，将其内的血栓取出。

4. 肠系膜静脉血栓形成按病因分为_____和_____。

答案：原发性；继发性

解析：肠系膜静脉血栓形成按病因分类分为原发性和继发性，原发性肠系膜静脉血栓形成无明显诱因，呈现自发性，往往存在凝血机制紊乱。继发性肠系膜静脉血栓形成多是获得性凝血功能障碍、腹腔感染、直接损伤等引起。

5. 肠系膜静脉血栓形成多见于_____。

答案：肠系膜上静脉

解析： 肠系膜下静脉血栓形成发生率仅为 5%~6%，因肠系膜下静脉侧支循环丰富，发生静脉回流障碍机会少。所以好发于肠系膜上静脉。

二、判断题

1. 急性肠系膜静脉血栓形成必须手术治疗。

答案： 错误

解析： 未出现肠管坏死时，保守治疗更安全、有效。

2. 急性肠系膜静脉血栓形成的患者肠切除术后无需抗凝。

答案： 错误

解析： 急性肠系膜静脉血栓形成的患者肠切除加抗凝治疗者生存率为 80%，而单做肠切除者生存率为 50%。所以术后应根据医嘱抗凝。

3. 急性肠系膜静脉血栓形成时肠系膜动脉搏动一定存在。

答案： 错误

解析： 急性肠系膜静脉血栓形成造成的肠坏死往往比较局限，累及肠段，肠系膜水肿、肿胀、淤血，肠系膜静脉分支内有血栓形成，动脉往往有搏动。但在病变后期，伴行动脉内也有血栓形成，动脉搏动消失。

4. 早期肠系膜静脉血栓临床症状与体征不相符。

答案： 正确

解析： 肠系膜静脉血栓早期临床表现以严重全腹疼痛、体征为无明显的腹膜刺激征为特点，所以说它症状与体征不相符。

5. 多普勒 B 超检查无创、方便，是诊断肠系膜静脉血栓形成的首选检查。

答案： 错误

解析： 多普勒超声检查可依据肠壁局部改变、回声的异常及血流信号或直接见到肠系膜血管近端主干部分的血栓，为临床提供本病的诊断，并可判断缺血的部位、病变累及范围和腹腔积液的量及性状。但容易受肠管积气及操作医生的技术和经验影响，阳性率为 50%。

6. 在早期诊断中，实验室检验结果 D- 二聚体呈阴性可排除肠系膜静脉血栓形成。

答案： 错误

解析： D- 二聚体阴性值为 < 500μg/L。D- 二聚体的诊断敏感性很高，但特异性并不高，在可疑血栓患者的 D- 二聚体检测的阴性结果才具有高度的阴性预测价值，其阴性预测值可达97%，未达 100%，所以是错误的。

三、选择题

A1 型题（单选题）

1. 下列辅助检查及实验室项目中，早期诊断急性肠系膜静脉血栓形成首选（　　）

  A. 血常规   B. D- 二聚体   C. 彩色多普勒超声

  D. CTA 检查   E. 血清乳酸盐

答案： D

解析： 血常规：外周血白细胞计数和中性粒细胞计数增高提示感染，虽其对于诊断肠系膜静脉血栓形成并无特异性，但可以提示病情严重程度。D- 二聚体：血栓形成后 D- 二聚体血浆水平升高,临床上可将其作为诊断血栓形成的分子标志物之一,这对尽早诊断 MTV 具有重要意义。B 超检查:多普勒超声检查可判断缺血的部位、病变累及范围和腹腔积液的量及性状。但容易受肠管积气及操作医生的技术和经验影响。CTA 检查:CT 检查可获得清晰的肠系膜上静脉影像,对确诊肠系膜静脉血栓形成具有较高的敏感性和特异性,阳性率达 90%~100%,临床上作为首选检查方法。血清乳酸盐测定:动脉性缺血和肠坏死后,血清乳酸盐测定阳性率达 85% 以上,对早期诊断没有太大的意义。

2. 怀疑急性肠系膜静脉血栓形成时禁忌进行以下哪项检查( )

    A. 腹部 B 超   B. 腹平片   C. 钡灌肠

    D. CT 检查   E. MRI

答案:C

解析:腹部 B 超可以了解腹腔脏器是否病变;腹平片可以了解有无肠梗阻发生;CT 检查是肠系膜静脉血栓形成的首选检查方法。MRI 对诊断有帮助,但费用昂贵,临床少用。钡灌肠后行血管造影时,肠道内残存的钡剂可影响血管造影的结果观察。

3. 肠系膜静脉血栓形成最严重的临床表现是( )

    A. 肠管坏死   B. 少量便血   C. 腹痛

    D. 呕吐   E. 腹泻

答案:A

解析:肠管坏死变黑,体内毒素吸收可以导致中毒性休克。少量便血、腹痛、呕吐及腹泻是肠系膜静脉血栓临床表现,但不是最严重的。

4. 急性 MVT 引起腹痛的特点是( )

    A. 弥漫性腹痛   B. 右下腹压痛   C. 剧烈绞痛

    D. 转移性压痛   E. 餐前烧灼痛

答案:A

解析:急性肠系膜静脉血栓形成腹痛特点是持续数天、弥漫性腹痛,无固定痛点。右下腹疼痛可能与阑尾炎、右输尿管、右侧卵巢及输卵管病变有关。腹部剧烈绞痛是肠扭转的表现。转移性右下腹疼痛是阑尾炎的典型表现。餐前烧灼痛是十二指肠溃疡的临床表现。

5. 急性肠系膜静脉血栓形成患者出现大量呕血、便血,以下哪种处理方法是错误的( )

    A. 建立静脉通路   B. 输注平衡液及代血浆胶体   C. 立即通知医生

    D. 急诊手术的准备   E. 三腔二囊管压迫止血

答案:E

解析:急性肠系膜静脉血栓形成患者出现大量呕血、便血证明有肠坏死症状,正确处理方法为通知医生行病情评估及指挥抢救,建立有效的静脉通路,快速补液扩容,预防失血性休克。患者出现肠坏死症状,应及早开腹切除坏死肠段。而三腔二囊管压迫止血用于食管 - 胃底静脉曲张破裂大出血,并非用于治疗肠坏死患者。

6. 急性肠系膜静脉血栓形成肠切除术后患者抗凝时间应多久( )

    A. 1~3 个月   B. 半年   C. 一年

    D. 终身   E. 不需要

答案:D

解析:肠切除术后患者再次发生急性肠系膜静脉血栓的发病率较高,一般发生在 30d 之内。原因可能与血栓清除不干净、术后抗凝效果不理想、手术操作粗暴影响血管内皮以及广泛结扎系膜血管形成的盲管内血栓等有关。因此患者应终身抗凝。

7. 从全肠外营养过渡到肠内营养开始不应遵循下列哪个原则( )

    A. 单一到多样　　　　B. 由少到多　　　　C. 由稀到稠

    D. 循序渐进　　　　　E. 按患者要求

答案: E

解析: 从肠外营养过渡到肠内营养必须逐渐进行,不能骤然停止肠外营养,否则将会加重肠管的负担而不利于恢复。应遵循单一到多样、由少到多、由稀到稠、循序渐进的原则。

8. 下列哪一项不属于肠系膜静脉血栓形成患者呕血的特点( )

    A. 伴随呕吐引起　　　　　　　　B. 呕出暗红色、咖啡色液体

    C. 呕血常伴有食物残渣、胃液　　D. 有喉痒、咳嗽、胸闷症状

    E. 呕出血液呈酸性

答案: D

解析: 肠系膜静脉血栓形成患者呕血伴随呕吐,病变在小肠以下,呕出血液为暗红色或咖啡色多,呕出血液带有食物残渣和胃液,pH 呈酸性。喉痒、咳嗽、胸闷是咯血症状。

9. 肠系膜静脉血栓形成合并肠坏死的患者行肠切除 + 肠造口术后,出现下列哪种情况说明肠造口血运障碍( )

    A. 造口处有腐臭味　　B. 敷料较多鲜红色渗液　　C. 造口肠管呈淡粉红色

    D. 敷料有黄色渗液　　E. 敷料干燥洁净

答案: A

解析: 正常造口肠管呈淡粉红色,敷料干燥洁净。如果造口肠管由暗红变黑色及腐臭味说明造口肠管愈合不良,血运障碍。造口早期敷料较多鲜红色渗液可能出现吻合口出血。敷料有黄色渗液与造口感染有关。

10. 下列有关生长抑素的使用方法错误的是( )

    A. 禁用于妊娠和哺乳期　　B. 在 < 25℃的环境保存　　C. 可与巴比妥类同时使用

    D. 持续准确给药　　　　　E. 单独使用

答案: C

解析: 生长抑素使用的禁忌证:对该药过敏者、妊娠和哺乳期妇女。保存条件:应在 < 25℃的环境保存。该药半衰期为 1~3min,因此需连续使用,不能随意中断。该药应单独使用,不宜与其他药物配伍。生长抑素可延长环己巴比妥的催眠作用时间,不宜同时使用。

A2 型题(单选题)

1. 患者,女,26 岁,2d 前无明显诱因突发左下腹阵发性疼痛,伴恶心、腹胀,呕吐大量胃内容物。症状反复,逐步加重,停止排气、排便 2d。患者 1 个月前在外院行人流术。查体:腹部有压痛,无反跳痛及放射痛。腹部 CT 示:肠系膜上静脉部分不显影、显影延迟。入院后按医嘱予禁食、补液、胃肠减压、抗凝治疗。该患者行胃肠减压的目的是( )

    A. 排出胃肠道气体和液体　　B. 减轻腹胀　　C. 改善肠道血循环

    D. 减少细菌和毒素吸收　　　E. 以上都对

答案: E

解析: 通过胃肠减压,排出胃肠道内的气体和液体,可以减轻腹胀,降低肠腔内压力,减少肠腔内的细菌和毒素,改善肠壁血液循环,有利于改善局部病变和全身情况。

2. 患者,男,53 岁,患者 2 周前无明显诱因反复发热,体温最高达 39.0℃,伴腹部疼痛不适,呈间歇性胀痛,无放射痛,休息后无明显缓解,一直在当地医院门诊给予对症退热及服用中药治疗(具体不详),上述症状无明显好转。3d 前患者在当地医院行腹部超声检查提示门静脉右支血栓形成。入院后行 CTA 检查示:肠系膜上静脉及分支弥漫性血栓形成,继发部分小肠缺血改变,部分肠壁增厚、肠腔变窄。CT 检查作为 MVT 首选诊断检查,会出现下列哪些特征性影像( )

  A. "面包圈征"   B. "假瘤征"   C. "条纹征"

  D. "脂肪混浊征"   E. 以上都是

答案:A

解析:CT 检查对确诊肠系膜静脉血栓形成具有较高的敏感性和特异性,临床上作为首选检查方法,不但可以发现肠系膜静脉内的血栓影,还可以观察肠管、肠系膜及腹腔内的改变,肠壁增厚、肠腔变窄呈"面包圈征",肠管黏膜下出血呈"假瘤征",肠系膜水肿增厚呈"条纹征",肠系膜出血可呈"脂肪混浊征",腹腔内及系膜间还可见到游离积液。

3. 患者,女,65 岁,3d 前无明显诱因突发出现腹痛,伴腹胀,无恶心、呕吐,无肛门排气排便,腹痛症状渐加重,为持续性绞痛,不能缓解。入院 CTA 检查示:肠系膜上静脉血栓形成。该患者按临床表现分期属于( )

  A. 急性期   B. 亚急性期   C. 慢性期

  D. 进展期   E. 以上都不是

答案:A

解析:肠系膜上静脉血栓形成临床分期,《卢瑟福血管外科学》将其分为急性和慢性两类。急性肠系膜静脉血栓形成(MVT)突然起病,症状出现 4 周,腹痛剧烈,病情进展后可发生肠坏死、腹膜炎等;慢性 MVT 是症状出现 4 周以上但未出现肠梗死或通过腹部影像学检查偶然发现的临床症状轻微的 MVT。

A3 型题(单选题)

1. 患者,女,29 岁,左下肢肿胀 3d,饭后腹部疼痛不适 1d,伴有恶心、呕吐,呕吐物为胃内容物,外院血管 B 超检查示:左侧髂静脉、股静脉血栓形成。CT 检查示:左侧髂静脉、股静脉血栓形成(未完全闭塞),肠系膜静脉血栓形成。D- 二聚体 9 520ng/ml,患者既往患有多囊卵巢囊肿,正在接受激素治疗。

(1)给予该患者的首要治疗是( )

  A. 止吐   B. 抬高患肢

  C. 胃肠减压   D. 抗凝治疗

(2)现阶段为该患者选择的最佳治疗方案是( )

  A. 左腘静脉置管溶栓 B. TIPS 介入治疗

  C. 单纯抗凝疗法   D. 切开取栓

(3)患者接受溶栓治疗过程中,下列哪项不属于责任护士观察及宣教的项目( )

  A. 拔除外周静脉穿刺的部位按压 3~5min

  B. 使用刀片剃须

  C. 监测出凝血时间及血小板计数

  D. 观察有无鼻出血、牙龈出血、黑便

（4）该患者出院时,责任护士不需要做宣教和说明的内容是（　　）

    A. 停止激素治疗　　　　　　　　　B. 穿梯度压力袜

    C. 定期复诊　　　　　　　　　　　D. 抗凝药物使用宣教

答案:（1）D　（2）A　（3）B　（4）A

解析:

（1）该患者同时合并下肢深静脉血栓形成及肠系膜静脉血栓形成,且均在急性期内。首要治疗应该是抗凝治疗,因急性肠系膜静脉血栓形成一旦确诊,应立即实施抗凝治疗。同时遵医嘱予禁水、禁食及胃肠减压缓解胃肠胀气,减轻呕吐症状。抬高患肢促进血液回流,减轻下肢肿胀。

（2）左腘静脉置管溶栓:导管接触性溶栓可迅速减轻症状,预防肺栓塞,恢复正常静脉血流,也可达到全身溶栓作用,预防下肢深静脉血栓后综合征（PTS）的发生。因患者患有急性深静脉血栓形成合并急性肠系膜静脉血栓形成,没有溶栓禁忌证,而且患者病程小于72h,最适合置管溶栓。TIPS介入治疗:经颈静脉肝内门体分流术,即经颈静脉将溶栓药物直接注入门静脉主干治疗急性MVT的一种方法（该方法不经过腹腔）,适用于有腹水和凝血功能障碍患者。单纯抗凝疗法:抗凝疗法并不能溶解已形成的血栓,但能通过延长凝血时间来预防血栓的生长和再发。切开取栓:切开取栓破坏静脉瓣膜功能,损伤血管内膜导致新的血栓形成。

（3）溶栓患者APTT是正常值1.5~2倍,拔除外周静脉穿刺的部位按压时间应相对延长。溶栓患者出血时间延长,使用刀片剃须易损伤面部,且面部血供丰富,损伤后较难止血,应使用电动剃须刀。溶栓患者应该监测出凝血时间及血小板计数,及时评估有无出血风险。并且需要观察有无鼻出血、牙龈出血、黑便等出血情况,发现异常及时报告医生,对症处理。

（4）因新型口服抗凝药如利伐沙班不受其他药物影响,患者无需停止激素治疗。而患者穿着梯度压力袜可促进静脉血液回流,减少腿部肿胀,并有助于防止静脉血栓形成后综合征的发生。抗凝治疗指导应包括:关注其目标、副作用、药物相互作用、饮食和身体活动限制,长期随访和反复血液检查,以及定期复查了解患者用药、血液检查结果、腹痛情况等。

2. 患者,男,34岁,1周前无明显诱因出现腹部疼痛,呈持续性,腹痛反复阵发性加重,伴胀痛,有排便,呕吐胃内容物,无畏寒、发热,曾多次到医院就诊,今入院治疗,白细胞计数$11.45 \times 10^9/L$,D-二聚体6 646.13ng/ml。腹部触诊有轻度压痛,无反跳痛。患者母亲曾患有下肢深静脉血栓形成。

（1）患者最有可能患有下列哪种疾病（　　）

    A. 胆囊炎　　　　　　　　　　　　B. 消化道溃疡

    C. 肠系膜静脉血栓形成　　　　　　D. 肠梗阻

（2）该患者此时应该做哪一项确诊检查（　　）

    A. 腹部B超　　　　　　　　　　　B. 腹平片

    C. CTA　　　　　　　　　　　　　D. 钡灌肠

（3）目前应该给予此患者首要处理措施为（　　）

    A. 止痛　　　　　　　　　　　　　B. 检查确定诊断

    C. 抗凝　　　　　　　　　　　　　D. 止吐

（4）责任护士给予该患者的以下哪项护理措施不正确（　　）

    A. 禁食、补液　　　　　　　　　　B. 关心安慰患者,减轻焦虑情绪

    C. 使用镇痛药,减轻患者疼痛　　　D. 胃肠减压

答案:(1)C (2)C (3)B (4)C

解析:

(1)胆囊炎患者一般表现寒战、高热,右上腹压痛、反跳痛。消化道溃疡是规律性疼痛且与饮食密切相关。肠系膜静脉血栓形成表现为腹痛、腹泻、恶心和呕吐、下消化道出血、便秘。肠梗阻患者表现为突然发作的腹痛、恶心、呕吐和腹部膨隆。虽然患者持续腹痛、呕吐等症状同时符合肠梗阻与肠系膜静脉血栓形成两种疾病的临床表现,但患者的 D-二聚体升高,并有血栓家族史,所以患者最有可能患肠系膜静脉血栓形成。

(2)腹部 B 超可以了解腹腔脏器是否病变;腹平片可以了解有无肠梗阻发生;CTV 是肠系膜静脉血栓形成首选检查。钡灌肠是怀疑肠系膜静脉血栓形成禁忌检查。

(3)未确诊的患者使用镇痛药,会掩盖病情。明确诊断是首要任务,以制定诊疗方案,及早对症治疗。急性肠系膜静脉血栓形成一旦确诊,立即抗凝治疗。患者未确诊,且有腹胀,嘱患者禁水、禁食及胃肠减压缓解胃肠胀气,减轻呕吐症状,而不是使用止吐药物。

(4)禁食的目的是减轻胃肠负担,建立静脉通路补充水分及营养。腹痛患者不能轻易使用镇痛药,防止掩盖病情。解除患者焦虑是心理护理的重要组成部分。胃肠减压可以缓解肠胀气。

3. 患者,男,36 岁,5d 前无明显诱因出现上腹痛,伴持续性腹胀,无放射痛,无腹股沟疼痛,无发热,无呕吐,2d 无排便,外院以"胃肠炎"治疗,症状渐加重,至医院就诊。CT 示:门静脉左支、门静脉右前支、肝外门静脉段及肠系膜上静脉多发血栓形成,左上腹腔小肠局部肠壁肿胀。初步诊断:门静脉、肠系膜上静脉血栓形成。既往病史:双下肢深静脉血栓形成 7 年,停服华法林 4 年。

(1)针对该患者,下列哪一项属于保守治疗禁忌( )

    A. 抗凝   B. 胃肠减压

    C. 使用血管收缩剂   D. 使用抗生素

(2)对该患者采取下列哪项护理措施不正确( )

    A. 卧床休息,取舒适卧位   B. 进食粗纤维食物,保持大便通畅

    C. 安慰患者,听取患者主诉   D. 禁食、补液

答案:(1)C (2)B

解析:

(1)急性肠系膜静脉血栓形成一旦确诊,立即实施抗凝治疗。胃肠减压可以缓解肠胀气。急性肠系膜静脉血栓形成引起的静脉急性闭塞可反射性引起内脏动脉的痉挛和加速血栓形成,而为了促使肠道血流保持低灌注状态,维持生命体征平稳,必须避免使用血管收缩剂。让急性 MVT 患者使用预防性抗生素,可以最大限度减少细菌移位。

(2)肠系膜静脉血栓形成有腹痛不适,患者应卧床休息减少消耗,取舒适卧位减轻疼痛。进食粗纤维食物会加重胃肠负担,从而增加缺血性疼痛。安慰患者,减轻患者焦虑,听取患者主诉为病情进展提供部分依据。禁食是减轻胃肠负担,建立静脉通路补充水分及营养。进食粗纤维食物会加重胃肠负担,从而加重缺血性疼痛。

4. 患者,女,24 岁,10 余天前无明显诱因脐周反复绞痛,无放射痛,多饭后发作,呕吐胃内容物。外院住院,查腹部 B 超:肝胆脾胰无异常,心电图无异常,抗感染治疗效果不佳,来院急诊,行 CTA 检查示:肠系膜上静脉血栓形成,遂拟以"肠系膜上静脉血栓形成"入院。患者剖宫产术后 20 余天,仍有恶露。入院后予以抗凝、禁食、补液、抗感染、胃肠减压等处理,

第3d从患者胃管内吸出少量咖啡色液体,腹痛未加重,血压124/76mmHg。

（1）针对该患者应选择以下哪项治疗方案（ ）

    A. 保守治疗   B. 切开取栓

    C. 剖腹探查   D. 腔内介入治疗

（2）该患者胃液中有少量咖啡色液,应停止下列哪种药物使用（ ）

    A. 抗生素   B. 抗凝药物

    C. 生长抑素   D. 以上都不是

（3）下列哪项不属于责任护士的主要观察项目（ ）

    A. 观察恶露情况   B. 腹部情况

    C. 胃液颜色、量   D. 排尿是否通畅

答案:（1）A （2）D （3）D

解析:

（1）针对"肠系膜上静脉血栓形成"患者,不同阶段应采用不同的治疗方法。虽然从该患者的胃管内吸出少量咖啡色液体,但无腹膜炎及肠坏死的表现,也无进行切开取栓术及剖腹探查的指征,所以应继续采用保守治疗。另本案例患者剖宫产术后20余天,仍有恶露。因出血风险高,不宜采用腔内介入治疗。在抗凝保守治疗时血栓还有可能进展,因此,要密切观察病情变化,做好紧急手术的准备。

（2）抗感染可以缓解症状、减少细菌及其毒素的产生。研究显示,对于已有少量胃肠道出血的患者,抗凝治疗依然是利大于弊,抗凝治疗可使血栓再发率、病死率显著下降,因此应继续抗凝治疗,但需严密监测凝血检查的各项指标。因该患者有上消化道出血,小肠已失去正常利用消化液进行代谢吸收的功能。因此,需使用生长抑素抑制胃液、胰液、小肠液等消化液的分泌,避免自溶性消化加重病情。

（3）因患者入院后一直接受抗凝治疗,加上患者仍有恶露,需观察恶露有无突然增多等出血症状。虽然腹部症状与体征不相符,但仍是重要观察项目。观察胃液的颜色和量,了解消化道出血情况,为病情变化、用药效果提供依据。排尿情况虽然是病情观察的一部分,但对于肠系膜静脉血栓形成不是主要观察项目。

A4 型题（多选题）

1. 肠系膜静脉血栓形成的最常见临床表现包括（ ）

    A. 腹泻   B. 便血   C. 腹痛

    D. 呕吐   E. 肠鸣音消失

答案:ABCD

解析:肠系膜静脉血栓形成的临床表现是持续数天或数周的、隐袭的、弥漫性的腹部疼痛。常见的主诉为腹泻、恶心和呕吐、下消化道出血、便秘。肠鸣音消失提示肠管坏死的可能,不是该病常见临床表现。

2. 确诊肠系膜静脉血栓形成后出现以下哪些症状可提示肠管坏死可能（ ）

    A. 肠鸣音消失   B. 便血   C. 腹腔抽出血性液体

    D. 呕吐胃内容物   E. 腹胀

答案:ABC

解析:肠蠕动停止导致肠鸣音消失;肠管充血、坏死导致血性液渗出至肠腔和腹腔引起便

血、腹腔大量积液,能抽出血性液体;呕吐是 MVT 的初期临床表现。腹胀不是肠管坏死特异性表现。

3. 急性肠系膜静脉血栓形成保守治疗可能的措施包括(　　)

  A. 抗凝　　　　　　　B. 胃肠减压　　　　　　C. 禁食、补液

  D. 抗感染　　　　　　E. 输注人血白蛋白

答案:ABCD

解析:急性肠系膜静脉血栓形成一旦确诊,应立即抗凝治疗。胃肠减压可以缓解肠胀气。禁食减轻胃肠负担,补液、补充血容量的同时纠正水、电解质紊乱。抗感染可以缓解症状,减少细菌及其毒素的产生。输注人血白蛋白有其适应证,不能作为保守治疗的措施之一。

4. 肠系膜静脉血栓形成的显著特点包括(　　)

  A. 好发于肠系膜上静脉　　B. 起病慢,易误诊　　　　C. 肠管变暗红色

  D. 肠管变苍白　　　　　　E. 腹部固定压痛点

答案:ABC

解析:肠系膜静脉血栓多见于肠系膜上静脉,该病起病较慢,多有腹部不适、便秘、腹泻等前驱症状,易误诊。肠系膜静脉血栓形成使静脉回流障碍,所以肠管逐渐变暗红色。肠系膜动脉血栓形成时由于肠管缺血而变苍白。肠系膜静脉血栓形成的腹痛特点以弥漫性为主。

5. 肠系膜静脉血栓形成肠切除术后从全肠外营养过渡到肠内营养的指征包括(　　)

  A. 患者无腹痛、腹胀

  B. 腹部体征阴性,即无压痛、反跳痛、肌紧张

  C. 肠鸣音恢复正常

  D. 肛门排气

  E. 患者需求

答案:ABCD

解析:肠系膜静脉血栓形成肠切除术后全肠外营养可使消化道休息,改善营养状况,促进伤口愈合。ABCD 选项均证明肠道功能已恢复,可以进食。

四、名词解释

1. MVT

答案:MVT 是 mesenteric venous thrombosis(肠系膜静脉血栓形成)的缩写,是指由血流动力学改变或血液高凝状态等引起的肠系膜静脉血栓形成,包括向门静脉或脾静脉的蔓延。

2. **腹膜刺激征**

答案:腹膜刺激征(signs of peritoneal irritation)指炎症侵犯到壁腹膜时,腹部出现压痛、反跳痛和腹肌紧张,称为腹膜刺激征,是腹膜炎的标志性体征。

3. **肠外营养**

答案:肠外营养(parenteral nutrition, PN)是指通过静脉途径为无法经胃肠道摄取或摄取的营养物不能满足自身代谢需要的患者提供包括蛋白质、脂肪、碳水化合物、维生素和微量元素在内的营养素,以满足机体代谢需要。

五、问答题

在急性 MVT 治疗过程中，开放手术的治疗指征有哪些？

答案：在急性 MVT 治疗过程中，若患者出现以下情况需考虑尽快行开放手术：①腹痛症状加剧，腹痛持续未见缓解；②腹膜炎体征；③腹腔穿刺抽出血性液体；④休克表现；⑤大量呕血或血便；⑥体温持续升高。

六、案例分析

患者，男，36 岁，5d 前无诱因出现腹痛，伴恶心，呕吐胃内容物，发热一天，体温最高达 39℃ 入院。实验室检查示：白细胞计数 21.5×10^9/L，中性粒细胞 77.2%。腹部增强 CT 示：门静脉主干及肠系膜上静脉、脾静脉血栓形成。查体：腹部压痛，腹胀，反跳痛阳性。行腹腔穿刺抽出血性液体，血压 98/47mmHg、脉搏 120 次/min。患者 5 年前因外伤行脾脏切除术。

（1）你认为目前该患者首选的治疗方法是什么？

（2）根据治疗方案，责任护士应如何制定护理方案？

答案：治疗方法包括：

（1）患者出现了肠坏死，应手术切除坏死肠段，避免毒素吸收引起中毒性休克。

（2）护理方案

1）基础护理

①口腔护理：禁食期间保持口腔清洁，每天早、晚口腔护理，预防呼吸道感染。

②体位与活动：术后若病情许可，患者应尽早取半卧位，病情允许的情况下，鼓励早期离床活动，以促进肠道功能恢复。

③皮肤护理：协助其翻身拍背并鼓励床上自主活动，预防压力性损伤发生。

2）管道护理

①胃管：观察胃肠减压情况，是否有大量气体引出，观察引流液的颜色、量及性状，是否存在活动性出血。

②尿管：保持管道通畅，注意观察尿液颜色、量。每天温水清洗尿道口两次，防止感染。

③腹腔引流管：保持引流通畅，并记录引流液颜色、量和性状。经常挤捏引流管以防血块堵塞，保持有效负压。

④深静脉置管：每班观察局部敷料是否完整、干燥，导管固定是否密闭。一旦发现松脱、血迹立即更换；透明薄膜敷料不超过 7d 更换，无菌纱布不超过 2d 更换；正压接头常规每周更换 1 次，如有破损、血液残留应立即更换；采用 10ml 注射器或一次性专用注射器，用生理盐水 5ml 冲管、封管。

3）病情及腹部体征观察

①术后严密监测患者的意识、生命体征变化，记录 24h 出入液量，直至病情稳定。

②观察腹部症状和体征，询问患者是否腹痛、腹胀、肛门排气，检查腹部有无压痛、反跳痛和肌紧张，评估肠道功能恢复情况。

③观察伤口敷料有无渗出及渗出物的颜色、量、性状、气味。

④观察用药过程中是否存在皮肤、黏膜出血倾向。

4）营养补充

①患者禁食期间，予以全胃肠外营养补充，根据患者体重、性别、应急状态评估与营养科

共同制定患者每天基本能量需求和三大营养素比例。保证患者水电解质、酸碱平衡、营养补给，促进伤口愈合。

②肠内营养：从肠外营养过渡到肠内营养，必须遵循由单一到多样、由少到多、由稀到稠、循序渐进的原则，不能骤然停止，否则将会加重肠管的负担而不利于恢复。

5）心理护理：①关心安慰患者，解除焦虑；②鼓励患者，增强其战胜疾病的信心。

（梁笑霞）

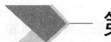

第二章

动 脉 疾 病

第一节　主动脉夹层

一、填空题

1. 人体正常的动脉血管由＿＿＿＿层膜构成，从里到外分别是＿＿＿＿、＿＿＿＿、

＿＿＿＿。

答案：三；内膜；中膜；外膜

解析：人体正常的动脉血管由三层膜构成，从里到外分别是内膜、中膜和外膜。正常情况下，三层结构紧密贴合在一起，共同承载血流的通过。

2. 急性主动脉夹层发病最常见的症状是＿＿＿＿。

答案：突发剧烈疼痛

解析：突发剧烈疼痛，是主动脉夹层发病开始最常见的症状，可见于 90% 以上的患者，疼痛性质呈撕裂样、刀割样，并常伴有血管迷走神经兴奋表现，如大汗淋漓、恶心呕吐和晕厥等。

3. 急性主动脉夹层最重要的检查方法是＿＿＿＿。

答案：CTA

解析：CTA 诊断主动脉夹层的特异性和敏感性达 100%，不仅可以明确诊断主动脉夹层，而且可以明确夹层的破口位置，主动脉分支血管是否起始于真腔或假腔或存在双腔供血，对外科手术治疗方法选择具有重要意义。

4. 主动脉夹层有两种分型方法，其中 Stanford 分型将主动脉夹层分为＿＿＿＿型和

＿＿＿＿型，其主要以＿＿＿＿是否累及而判定的。

答案：A；B；升主动脉

解析：主动脉夹层有两种分型方法 DeBakey 和 Stanford，其中 Stanford 又分为 A 型和 B 型，A 型夹层累及升主动脉，无论远端范围如何；B 型则不累及升主动脉，仅累及左锁骨下动脉开口以远的降主动脉。若内膜破口位于降主动脉，夹层逆向撕裂累及升主动脉者，应属于 Stanford A 型、DeBakey Ⅰ 型。

5. 升主动脉根部破裂时，血液进入＿＿＿＿而产生＿＿＿＿，多数患者在几分钟内猝死。

答案：心包腔；急性心脏压塞

解析：升主动脉破裂时由于血液进入心包腔而产生急性心脏压塞多数患者在几分钟内猝死。胸主动脉破裂还可造成左侧胸腔积液。

二、判断题

1. 主动脉夹层是主动脉腔内血液从主动脉内膜撕裂口进入主动脉外膜形成壁内血肿所致。

答案: 错误

解析: 主动脉夹层是指主动脉腔内血液从主动脉内膜撕裂口进入主动脉中膜形成的壁内血肿,并沿着主动脉长轴扩展,使中膜分离,造成主动脉真假两腔形成。

2. DeBakey Ⅰ 型主动脉夹层患者,通常发病时血压升高,最高收缩压可达 200mmHg 以上,应快速降低收缩压至 100mmHg 以下,以免引起心脏负荷过重。

答案: 错误

解析: 高血压是引发 DeBakey Ⅰ 型主动脉夹层最常见的原因,2014 版欧洲心脏病学会(ESC)指南明确指出,急性期降压的原则是降低血压,减轻心脏收缩力,减少血流对主动脉的压力,应将患者收缩压控制在 100~120mmHg,降压速度不宜过快,速度过快或过度降压容易导致组织灌注压过低,诱发缺血事件,应注意避免。

3. Stanford A 型主动脉夹层患者不需查看上肢桡动脉的搏动情况,只需观察下肢血液灌注的情况。

答案: 错误

解析: Stanford A 型主动脉夹层患者应注意查看上、下肢动脉搏动情况。当夹层撕裂累及头臂干、左颈总动脉或左锁骨下动脉时,可引起大脑、上肢供血障碍,应查看左、右上肢动脉的搏动情况;当夹层撕裂到双侧髂总动脉时,可引起下肢供血障碍,应注意双下肢肢端血运、皮肤温度、色泽、足背动脉搏动、感觉、运动等情况。

4. 主动脉夹层行腔内隔绝手术的患者,术后必须长期口服华法林。

答案: 错误

解析: 患者行腔内隔绝手术虽是植入覆膜支架,但由于主动脉血流速度快,一般无需术后持续抗凝来预防血栓形成。但如治疗过程中由于主动脉内膜或附壁血栓脱落导致远端肢体栓塞或患者本身合并小动脉或分支动脉狭窄,要视具体情况实施治疗。

5. 主动脉夹层行腔内隔绝手术后应定期行 MRI 复查。

答案: 错误

解析: 主动脉夹层行腔内隔绝手术后需 3 个月、6 个月、1 年分别进行 CTA 复查,以了解移植物有无变形、移位及内漏情况,早期尽量不进行 MRI 检查,因移植物部分为金属,进行 MRI 检查可引起移植物热反应或移位。

6. 对于确诊的急性 A 型主动脉夹层,可观察两周再行手术治疗。

答案: 错误

解析: 2010 版美国胸主动脉疾病管理指南和 2014 版欧洲主动脉疾病管理指南均明确推荐,急性 A 型主动脉夹层患者一旦确诊,应尽快做好术前评估,行急诊手术治疗。

三、选择题

A1 型题(单选题)

1. 下列哪项不是主动脉夹层的致病因素(　　)

　　A. 动脉粥样硬化　　　　　B. 囊性中层坏死或退行性病变　　　　C. 结缔组织疾病

    D. 高血压   E. 疼痛

答案: E

解析: 主动脉夹层的致病因素常为动脉粥样硬化,致使囊性中层坏死或退行性病变,还包括先天结缔组织疾病如马方综合征;高血压是导致主动脉夹层发病的外因,而疼痛是症状,不是致病因素,在主动脉撕裂的过程中往往会出现疼痛。

2. 急性主动脉夹层的术前治疗原则不包括( )

    A. 卧床休息   B. 镇静   C. 降压

    D. 控制呼吸   E. 镇痛

答案: D

解析: 急性主动脉夹层术前治疗原则主要是卧床休息,给予镇静镇痛,降低血压及控制心率,以免加重血管的撕裂。而呼吸因素不会加重主动脉血管的撕裂。

3. 急性主动脉夹层一旦确诊应立即采取的措施是( )

    A. 镇痛降压   B. 给予升压药以维持血压

    C. 给予 β 受体激动剂   D. 急诊手术

    E. 给予洋地黄减慢心率

答案: A

解析: 急性主动脉夹层常伴随血压升高,夹层一旦发生,血压越高,动脉撕裂范围越大。因此,应立即采取降压措施。而急性期因撕裂伴随的疼痛可引起交感神经兴奋,血压升高,故需镇痛降压处理。

4. 主动脉夹层并发胸、腹、心包出血等表现时,最佳的治疗方案为( )

    A. 积极内科保守治疗   B. 急诊手术

    C. 积极内科治疗后效果欠佳者手术治疗   D. Ⅲ型主动脉夹层方考虑手术治疗

    E. 若生命体征平稳可选择观察两周再行手术

答案: B

解析: 主动脉夹层的外科手术指征包括:急性 A 型夹层;用药物不能控制血压和疼痛的急性主动脉夹层;B 型夹层动脉出现破裂或有破裂先兆者,包括心包腔或胸膜腔积血者。该病例出现胸、腹、心包积血,符合此项条件。

5. 关于主动脉夹层,按 DeBakey 分型,最常见的是( )

    A. Ⅰ型   B. Ⅱ型   C. Ⅲ型

    D. 主动脉壁间血肿   E. 主动脉溃疡

答案: A

解析: 主动脉夹层分型按 DeBakey 分型,分为三型,Ⅰ型破口位于升主动脉;扩展范围超越主动脉弓,直至腹主动脉。此型最常见。

6. DeBakey Ⅱ型主动脉夹层( )

    A. 只限于降主动脉   B. 起自左锁骨下动脉开口并延至远端

    C. 起自升主动脉并延至将主动脉弓   D. 累及升主动脉,但不累及主动脉弓部

    E. 仅累及主动脉弓

答案: D

解析: 主动脉夹层分型按 DeBakey 分型,Ⅰ型:从升主动脉根部开始,侵犯大部或全部主动脉,包括主动脉弓,与部分或全部降主动脉。Ⅱ型:夹层仅累及升主动脉,从升主动脉根部

开始到无名动脉的开口近端,但不累及主动脉弓部。Ⅲ型:夹层仅累及降主动脉,又可细分为 a 型、b 型。

7. 急性主动脉夹层最凶险的并发症是( )

  A. 夹层破裂   B. 压迫肾脏

  C. 夹层累及分支动脉开口影响血供   D. 假腔血栓形成

  E. 主动脉急性水肿

答案:A

解析:主动脉夹层破裂引起的大出血是主动脉夹层致死的主要原因。约一半的患者在发病的急性期因夹层破裂而死亡。

8. 主动脉夹层应与下列哪种疾病相鉴别( )

  A. 急性心肌梗死   B. 急性左心衰   C. 肺癌

  D. 颈动脉狭窄   E. 风湿性心脏病

答案:A

解析:主动脉夹层常因胸背部出现撕裂样剧痛就诊,继而出现大汗淋漓等症状,有时因疼痛的主诉不明确,常与急性心肌梗死相混淆。而急性左心衰、肺癌、颈动脉狭窄、风湿性心脏病均不会出现疼痛。

A2 型题(单选题)

1. 患者,男,50 岁,诊断 Stanford B 型主动脉夹层,入院后应做好患者的术前基础护理,错误的是( )

  A. 术前训练患者在床上排尿、排便

  B. 术前给予低盐、低脂、低胆固醇、高蛋白、高维生素、高纤维素食物

  C. 术前三天给予软食

  D. 术前常规做药物过敏试验

  E. 术晨禁食禁水

答案:E

解析:主动脉夹层手术行全身麻醉或腰麻时方需禁食禁水,若采用局部麻醉置管,则不需禁食水。

2. 患者,女,45 岁,诊断 DeBakey Ⅱ型主动脉夹层,因疼痛烦躁,使用药物镇静时错误的是( )

  A. 应选择影响呼吸功能小的药物

  B. 以最大剂量达到最好的镇静效果,不要随意叫醒患者

  C. 在严格监测生命体征的条件下适量应用,严密观察血氧饱和度与呼吸等情况,预防舌后坠

  D. 如疼痛突然加重,提示血肿有破裂的趋势

  E. 镇静的同时注意患者安全,避免坠床发生

答案:B

解析:主动脉夹层镇静应以最小剂量能达到最大镇静为宜,入睡后能唤醒,对答切题,以免过度镇静无法观察患者神志变化。

A3 型题(单选题)

1. 患者于晨起洗澡时突发胸背部撕裂样疼痛,含服硝酸甘油无效,左手感觉麻木、无力,左手桡动脉搏动微弱,高血压病史 20 年,自服药物控制不佳,平时血压最高可达 200/100mmHg,抽烟 2 年余,立即到当地医院就诊。入院查体:体温 36.8℃,脉搏 88 次/min,血压 210/96mmHg。血液检查: BNP 150pg/ml,肌钙蛋白 0.1μg/L。

(1)该患者最有可能患的疾病(　　)

  A. 左心衰　　　　　　　　　　B. 心肌梗死

  C. 腹主动脉夹层　　　　　　　D. 胸主动脉夹层

(2)患者应急诊做什么检查明确诊断(　　)

  A. 心脏彩色多普勒　　　　　　B. 主动脉 CTA

  C. 胸片　　　　　　　　　　　D. 血管超声

(3)下列哪项是患者发病的主要原因(　　)

  A. 粥样硬化　　　　　　　　　B. 感染

  C. 高血压　　　　　　　　　　D. 抽烟

(4)作为责任护士,应采取以下哪项措施(　　)

  A. 加快液体滴速,防止患者容量不足

  B. 测量患者右手血压,严格控制血压

  C. 患者主诉疼痛,做好安慰工作,不可轻易使用镇痛药,防止掩盖病情

  D. 测量患者左手血压,并宣教戒烟的重要性

答案:(1)D　(2)B　(3)C　(4)B

解析:

(1)主动脉夹层疼痛性质为撕裂样剧痛,含服硝酸甘油无效,心肌梗死疼痛有相似特点,但心肌梗死一般不会合并上肢缺血症状;左心衰患者一般表现为呼吸困难,不会出现撕裂样疼痛。故患者表现为胸背部疼痛,且出现持续高血压,最有可能是主动脉夹层,而胸背部的疼痛以胸主动脉夹层多见。

(2)CTA 是目前最常用的主动脉夹层的影像学评估方法。

(3)80% 的主动脉夹层患者患有高血压,常年的高血压,尤其是不规律的血压控制,将导致动脉管壁的薄弱、扩张,主动脉血管长期负荷过重而产生小裂口,当血液从裂口进入主动脉壁,会逐渐将管壁中间的膜撕开、分裂、扩展,最终导致主动脉破裂。患者抽烟病史较短,且无粥样硬化和感染的征象。

(4)患者左手感觉麻木、无力,左手桡动脉微弱,可能提示主动脉夹层已经累及左锁骨下动脉,造成左上肢供血不足。测量血压应选择右上肢,避开左上肢,防止测量误差。患者无休克症状,无需扩容,同时出现剧烈疼痛,应及时止痛,防止主动脉夹层破裂。

2. 患者,男,45 岁,在当地医院例行胸部 CT 体检发现异常,遂行主动脉 CTA 显示:主动脉内膜破口位于左锁骨下动脉远端 2cm,假腔远端至左髂动脉,术中造影降主动脉真腔明显受压,狭窄,假腔显影延迟。诊断为“主动脉夹层 Stanford B 型”。2017 年 4 月 22 日入院,入院时护理查体示:意识清楚,体温 37.6℃,心率 84 次/min,律齐,未闻及心脏杂音,呼吸 18 次/min;测血压左右上肢无差异;腹平软,无压痛,无恶心、呕吐,未触及包块,四肢无水肿,双侧股动脉、足背动脉搏动可触及,无皮温改变。次日行腔内支架植入术,术后 4h 发现患者股动脉穿刺部位出现肿胀、淤血,给予对症治疗,效果好,术后 7d 出院。

（1）Stanford B 型主动脉夹层,原发破口最常见的部位(　　)

    A. 主动脉弓平面   B. 升主动脉

    C. 腹主动脉   D. 降主动脉峡部,左锁骨下动脉远端

（2）该患者属于主动脉夹层(　　)

    A. 急性期   B. 亚急性期

    C. 慢性期   D. 不可逆期

（3）患者术后穿刺部位出现肿胀、淤血,下列措施错误的是(　　)

    A. 严密监测患者生命体征

    B. 观察术肢伤口有无出血征象

    C. 穿刺部位出现淤血,可热敷帮助散淤

    D. 做好心理护理,防止患者出现焦虑,恐惧的心理

（4）患者行腔内支架植入术,下列不可能发生的是(　　)

    A. 脑部并发症   B. 截瘫

    C. 内漏   D. 低体温

答案:(1)D　(2)C　(3)C　(4)D

解析:

（1）Stanford B 型内膜撕裂口常位于降主动脉峡部,左锁骨下动脉远端,主动脉夹层仅累及降主动脉或延伸至腹主动脉,但不累及升主动脉。本例患者破口起始处位于左锁骨下动脉远端。

（2）传统分期以 14d 为界,发生在 14d 以内的主动脉夹层为急性期,大于 14d 以上或体检偶然发现的无症状者为慢性期。

（3）动脉穿刺部位有淤血,早期应禁止热敷,防止再次出血。

（4）行腔内隔绝术后,可能会由于覆膜支架植入体内使机体产生炎症反应,手术创伤导致机体抵抗力差,以及术后早期假腔血栓化亦引起发热反应。

3. 患者,男,52 岁,无明显诱因突发胸背部撕裂样疼痛 12h,外院 CT 检查提示胸主动脉夹层(Stanford A 型),心包内可见较多积液,右侧少量胸腔积液,予以止痛、稳定血压等对症处理后急诊入院。立即进行术前准备,急诊在全麻体外循环下行主动脉根部重建 + 升主动脉及全弓置换 + 降主动脉支架植入术。术后遵医嘱予以强心、利尿、扩血管、抗感染等药物治疗。手术当日患者出现烦躁、心率加快、血压下降、四肢湿冷、尿量进行性减少。测中心静脉压为 14cmH$_2$O。心输出量测定示心脏指数为 1.79L/(min·m^2),心输出量为 3.32L/min。经对症处理后缓解,顺利拔除气管插管,给予流质饮食。术后第 4d,患者出现烦躁不安、言语错乱、被害妄想,拒绝进食与治疗,给予氟哌利多 5mg 静脉推注,同时请家属探视与陪伴。术后第 9d 拔除纵隔、心包引流管,转至普通病房继续治疗。

（1）为患者进行术前准备,错误的是(　　)

    A. 备皮   B. 备血

    C. 讲解注意事项并说明手术风险   D. 行抗生素皮试

（2）手术当日患者出现烦躁,心率加快,血压下降,尿量进行性减少,测中心静脉压为 14cmH$_2$O,心脏指数为 1.79L/(min·m^2),心输出量为 3.32L/min,提示可能出现了什么问题(　　)

    A. 心脏压塞   B. 低心排出量综合征

    C. 急性肾功能衰竭   D. 心衰

（3）出现上述问题时,应采取的主要治疗措施是(　　)

A. 去除病因

B. 降低心脏后负荷

C. 增强心肌收缩力

D. 改善呼吸功能及机械辅助循环

（4）术后第 4d,患者出现烦躁不安、言语错乱、被害妄想,患者拒绝进食与治疗,给予患者的护理措施中错误的是(　　)

A. 主动与患者沟通交流

B. 请家属和亲人陪伴

C. 约束患者防止拔管坠床等意外

D. 尽可能心理安慰,不需用药

答案:(1)C　(2)B　(3)C　(4)D

解析:

（1）对于急性主动脉夹层患者,首要措施为控制血压,镇静,缓解疼痛,防止情绪激动,血压升高导致夹层破裂,故术前宣教不宜对患者提及手术风险。

（2）患者心脏指数 $< 2L/(min \cdot m^2)$,且出现心率快、血压低、中心静脉压高的低心排出量临床表现。

（3）低心排的治疗原则包括稳定心率,调整前负荷,减轻后负荷,增强心肌收缩力,延长机械通气时间,合理应用利尿药等。

（4）患者可能出现了 ICU 综合征,有谵妄表现,应及时进行 RASS 镇静评分,给予镇静治疗,不用药将加重患者的症状。

4. 患者,中年男性,前日单位体检发现异常,行 CTA 检查示主动脉夹层 Stanford B 型,无疼痛主诉,既往高血压病史,未规范控制血压;入院后查体:血压 170/100mmHg,心率 75 次 /min,节律为快速房颤,主动脉瓣听诊区可闻及 2/6 级舒张期杂音,全腹软,无压痛及反跳痛,不伴有恶心、呕吐,四肢动脉搏动正常。心脏超声:心包内可见较多积液,左侧胸腔少量积液。

（1）主动脉夹层 Stanford B 型是指(　　)

A. 破口位于升主动脉,病变仅局限于升主动脉

B. 破口位于升主动脉,病变累及升、降和腹主动脉

C. 破口位于升主动脉,病变累及主动脉弓

D. 破口位于左锁骨下动脉以远端,病变累及降主动脉

（2）患者入院后,下列处置错误的是(　　)

A. 绝对卧床休息

B. 严密心电监护

C. 遵医嘱给予降压药物

D. 饮食上注意防止便秘

（3）应积极做好对患者血压和心率的控制要求是(　　)

A. 收缩压 100~120mmHg,心率 60~75 次 /min

B. 收缩压 90~140mmHg,心率 60~80 次 /min

C. 收缩压 < 140mmHg,心率 < 100 次 /min

D. 收缩压 100~120mmHg,心率 60~100 次 /min

（4）患者出院时的健康教育错误的是(　　)

A. 教会患者自测心率、血压,有条件者购买血压计,定时测量

B. 嘱患者按医嘱坚持服药,控制血压,自行调整药量

C. 指导患者出院后以休息为主,活动量要循序渐进,注意劳逸结合

D. 定时复诊,若出现胸、腹、腰部疼痛症状及时就诊,警惕复发

答案:(1)D (2)A (3)A (4)B

解析:

(1)主动脉夹层按照 Stanford 分型可分为 A、B 两型。A 型:破口位于升主动脉;B 型:夹层仅累及降主动脉。

(2)患者属主动脉夹层慢性期,无疼痛主诉,但因出现快速房颤需进行心电监护,故应卧床休息,但不需绝对卧床。

(3)2014 版欧洲心脏病学会(ESC)指南明确指出,急性期应将患者收缩压控制在 100~120mmHg,心率 60~75 次/min,降低周围血管阻力,减少左心室收缩力。

(4)患者出院后应坚持服药,控制血压,不可自行调整药量,防止血压控制不佳导致再发夹层。

A4 型题(多选题)

1. 自主动脉弓的上缘直接发出的分支血管包括( )

    A. 头臂干　　　　　　　　B. 左颈总动脉　　　　　　C. 右颈总动脉

    D. 左锁骨下动脉　　　　　E. 右锁骨下动脉

答案:ABD

解析:主动脉弓的上缘发出三大分支血管,从右往左,分别为头臂干,左颈总动脉和左锁骨下动脉,其中,头臂干将进一步分出右颈总动脉和右锁骨下动脉。

2. 主动脉夹层的常见病因包括( )

    A. 动脉粥样硬化　　　　　B. 囊性中层坏死或退行性变　　　C. 创伤性主动脉瘤

    D. 先天性动脉瘤　　　　　E. 感染

答案:ABCD

解析:主动脉夹层的发病原因主要是主动脉壁退变或中层纤维和平滑肌细胞病变,其实是主动脉腔内血流动力学的变化,常见的病因如下:①主动脉壁中层囊性坏死;占夹层原因的20%,如马方综合征;②主动脉瓣二叶畸形;③主动脉粥样硬化:50 岁以上人群中多见,是国外导致主动脉夹层的首位病因;④医源性损伤;⑤其他原因:如大动脉炎、先天性主动脉壁结缔组织病、妊娠高血压。

3. DeBakey Ⅰ 型主动脉夹层手术后常见并发症包括( )

    A. 呼吸功能衰竭　　　　　B. 心脏压塞　　　　　　　C. 出血

    D. 肾功能衰竭　　　　　　E. 脑梗死

答案:ABCDE

解析:DeBakey Ⅰ 型主动脉夹层手术后并发症很多,最常见为出血,并发心脏压塞,还可能会出现昏迷,呼吸功能及肾功能衰竭,脑梗死、肺部感染等。

4. 下列关于主动脉夹层的描述,正确的是( )

    A. 压榨样的胸骨后或心前区疼痛　　　　B. 胸部或胸背部或胸腹部撕裂样剧痛

    C. 休息后可缓解　　　　　　　　　　　D. 口服硝酸甘油无效

    E. 迁移性疼痛

答案:BDE

解析:急性主动脉夹层的最主要症状为胸部或胸背部或胸腹部撕裂样剧痛,这种疼痛在患者休息后无缓解,口服硝酸甘油也无效;有时这种剧痛起始于胸骨后,并逐渐延伸至胸背部,甚至腹部,也常称之为"迁移性疼痛"。应与心绞痛引起的疼痛相区别。

5. 急性主动脉夹层初期处理原则包括( )

    A. 镇痛和镇静   B. 降低动脉压和心肌收缩力

    C. 心包或胸腔积液或积血的处理   D. 卧床休息

    E. 保持大便通畅

答案: ABCDE

解析: 急性 A 型主动脉夹层初期内科治疗合理和恰当可以显著降低发病后 48h 内的死亡率,主要处理原则如下:①镇静和镇痛。有效缓解疼痛,消除患者的恐惧。②降低动脉压和心肌收缩力。应尽快应用药物将血压尽可能控制在 100~120mmHg。③心包或胸腔积液或积血的处理。出现大量心包积液或积血时,提示夹层破裂的风险大,应尽早手术。④呼吸功能不全或呼吸障碍的处理。表现为低氧血症或高碳酸血症,必要时应积极行气管插管辅助呼吸。⑤卧床休息和保持大便通畅。尽可能减少搬动患者,应用缓泻剂,避免患者卧床时排便不习惯或困难,排便时间长和费力可诱发夹层破裂。

6. 主动脉夹层常见的临床表现包括( )

    A. 疼痛   B. 休克   C. 高血压

    D. 偏瘫   E. 晕厥

答案: ABCE

解析: 主动脉夹层的临床表现包括:①疼痛,约 85% 以上的患者急性期可出现典型的突发的剧烈的胸背部撕裂样疼痛。②休克,有近半数患者因剧痛而出现休克。③高血压,约 80% 的患者有高血压表现,以收缩压和平均动脉压升高为主。④破裂表现,可表现为失血性休克、心脏压塞、晕厥。⑤夹层压迫邻近组织器官的受累表现,如一侧肢体脉搏减弱、苍白、发凉等。一侧肢体偏瘫是脑梗死或脑出血的表现。

7. 主动脉夹层腔内隔绝术后综合征的"三高两低"是指( )

    A. 体温高   B. 白细胞计数高   C. 血小板计数高

    D. C 反应蛋白高   E. 血红蛋白低

答案: ABDE

解析: 腔内隔绝术后综合征的发病机制可能与机体植入支架,假腔血栓化,手术创伤等引起的应激反应有关。主要表现为"三高两低"症状,即体温高(一般 < 38℃)、白细胞计数升高和 C 反应蛋白升高、血小板计数低与血红蛋白低。

四、名词解释

1. AD

答案: AD 即主动脉夹层,是英文 Aortic Dissection 的缩写,指主动脉腔内血液从主动脉内膜撕裂处进入主动脉中膜,使中膜分离,沿主动脉长轴方向扩展形成主动脉壁的真假两腔分离的状态。

2. 急性主动脉综合征

答案: 是指以急性胸痛为特征的最常见的一类急性主动脉疾病,包括急性主动脉夹层、主动脉壁间血肿和穿透性动脉粥样硬化溃疡。

3. 心脏压塞三联征

答案: 急性心脏压塞三联征又称 Beck 三联征,系指当心包腔内积液或积血量过多过大时,导致压迫心脏而限制心室舒张及血液充盈的现象,表现为动脉压下降,脉压＜20mmHg;静脉压上升,颈静脉扩张;心音遥远,心搏动减弱。

五、问答题

1. 主动脉夹层行腔内隔绝术后的出院指导应注意哪些?

答案:①保持心情舒畅,适量活动,避免劳累、受凉,防止因情绪激动引起血压升高;②饮食以高蛋白、高营养、高纤维素、高维生素、低脂、低盐饮食为主,多饮水,多进食蔬菜,保持大便通畅,防止便秘,防止腹内压增高;③注意保暖,避免感冒咳嗽引起腹腔内压力增加;④戒烟酒;⑤用药指导:遵医嘱按时服用降压药,每日定时监测血压,将血压控制在140/90mmHg以下;⑥术后需3个月、6个月、1年分别进行CTA复查。

2. 如何做好主动脉夹层患者的排便护理?

答案:①指导患者养成良好的排便习惯;②给予低盐、低脂、高蛋白、高维生素及纤维素,易消化食物,少食多餐,多吃新鲜水果和蔬菜;③出现便意时及时排便,勿用力排便,可使用开塞露帮助排便;④选择适宜的排便姿势,适当摇高床头,训练床上排便;⑤排便后5min内严密观察血压的波动情况;⑥遵医嘱常规给予乳果糖口服溶液等,预防便秘发生。

3. 主动脉夹层开放手术后留置胸腔伤口引流管的护理措施?

答案:

(1)保持管道密闭:①引流装置始终保持连接紧密,防止松脱;②搬动患者或更换引流瓶时,需用两把血管钳夹闭引流管,以防空气进入;③引流管从胸腔意外滑脱时,立即捏闭伤口处皮肤。消毒处理后,用凡士林纱布封闭伤口,并协助医生做进一步处理。

(2)严格无菌,防止逆行感染:①保持胸壁穿刺口敷料清洁干燥,一旦渗湿,及时更换;②引流瓶应低于胸壁穿刺口平面,以防瓶内液体逆流入胸膜腔;③定时倾倒引流液、更换引流瓶,注意遵守无菌操作规程。

(3)保持管道通畅:①病情允许取半坐卧位;②定时挤压引流管,防止阻塞、扭曲、受压;③鼓励患者做咳嗽、深呼吸运动及变换体位,以利于胸腔内液体、气体排出,促进肺扩张。

(4)观察和记录:①注意观察引流瓶中水柱波动;②观察引流液的量、性质、颜色,并准确记录,及时发现有无活动性出血。

(5)尽早拔管:一般置管48~72h后,临床观察无气体逸出,或引流量明显减少且颜色变浅,24h引流液少于50ml,X线胸片示肺膨胀良好无漏气,患者无呼吸困难,即可拔管。

六、案例分析

1. 患者,男,44岁,突发胸腹部剧烈疼痛15h,主诉无明显诱因突发大汗淋漓、心悸,以"胸腹主动脉夹层"急诊入院。入院后查体:意识清楚,体温37.2℃,心率80次/min,律齐,未闻及心脏杂音,呼吸17次/min,血压180/102mmHg,高血压病史10余年,腹部可触及搏动性包块,行CTA检查示:主动脉夹层,破口位于左锁骨下远端2.5cm,假腔远端位于左髂动脉,腹主动脉真腔重度狭窄,假腔瘤样扩张,完善相关检查后,行主动脉夹层腔内隔绝＋腹主动脉瘤腔内隔绝治疗,术中腰大池放置了脑脊液引流管,术后9d出院。

问题:作为责任护士,你认为该患者为什么要放置脑脊液引流管?如何进行脑脊液引流管护理?

答案:

（1）脊髓损伤是胸腹主动脉夹层术后的严重并发症,主要与脊髓根大动脉的缺血有关,脑脊液引流能有效减轻患者脊髓的缺血损伤,改善延迟性神经损伤。

（2）观察及护理要点:①严密观察生命体征,置管后去枕平卧6h,维持平均动脉压在90mmHg以上,维持脑脊液压力在10mmHg以内,询问患者有无头晕、头痛、呕吐等表现,及时发现异常并处理。②预防感染,严格无菌操作,减少探视和人员流动,倾倒引流袋及调节高度时,先夹闭引流连接部位。③保持引流通畅,防止引流管扭曲、受压、折叠或滑脱;密切观察引流液的颜色、性状、量及引流速度,集液袋入口处应高于外耳道平面10~20cm,引流量为200~300ml/d,引流速度小于20ml/h,定时测压,必要时根据脑脊液压力变化调整。④加强营养,鼓励患者进食高蛋白、高纤维素、高热量的食物,补足所需营养。⑤做好基础护理,保持置管部位的贴膜清洁干燥,观察置管部位皮肤,如有发红、肿胀或穿刺点渗漏等立即报告医生。⑥一般置管1~3d,最长不超过8d。⑦严密观察患者下肢肌力及排尿、排便情况,发现异常及时报告医生。

2. 患者,男,45岁,主诉无明显诱因出现突发胸闷、心慌、气短,并伴背部撕裂样疼痛10h急诊入院,CTA检查示:Stanford B型主动脉夹层征象,左锁骨下动脉远端至左侧髂总动脉起始段呈真、假腔显示,腹腔干、肠系膜上动脉及右肾动脉由真腔供血,左肾动脉纤细,由真、假腔供血;左肾灌注略低于右肾。入院后给予降压、镇静等处理,血压稳定后在基础麻醉下行主动脉夹层腔内隔绝术,术后监测生命体征、肾功能、肢体血液循环正常,7d后出院。

问题: 作为责任护士:①你认为该患者手术后为什么需要监测肾功能? ②如何观察护理?

答案:

（1）该患者主动脉夹层累及肾动脉,左肾灌注略低于右肾,可出现肾血流量下降,尿量减少;患者术前CTA检查和术中均使用了大量对比剂,可造成肾功能损害,严重时可致肾小球坏死而出现肾衰竭,所有要及时监测肾功能。

（2）护理时应注意观察以下要点:①每天监测患者的尿量、尿比重、pH,注意观察尿液的颜色、性状、使尿量 > 0.5ml/(h·kg),每天检测尿常规、肾功能和血电解质。②遵医嘱给予补液、利尿,预防肾衰竭发生。使用利尿药时应监测电解质及酸碱平衡情况。③指导患者注意卧床休息,改善肾脏血流灌注情况。

3. 患者,男,61岁,诊断为"主动脉夹层Stanford A型(主动脉壁间血肿)",急诊入院,入院时血压120/80mmHg,心率90次/min,CTA检查示:夹层累及右锁骨下动脉,并见多发溃疡形成,腹腔干局部管腔瘤样扩张伴局限性真假腔形成,经内科保守治疗后,遂转入外科,在全麻下行"右颈总动脉+右锁骨下动脉旁路+Kommerell憩室单分支支架腔内隔绝+右锁骨下动脉栓塞术",术后留置颈部伤口引流管1根,术后第3d顺利拔管,术后11d出院。

问题: 该患者术后应重点观察哪几个方面? 为什么?

答案: 术后应重点观察两个方面:①颈部伤口的观察与护理,因患者行颈部血管旁路手术,应警惕伤口周围血肿的发生,须严密观察患者面色、呼吸情况,评估局部皮肤的张力和伤口的引流情况,防止出现局部血肿,压迫气管移位引起呼吸困难,床旁常备气管切开包。②右上肢感觉、运动功能,因术中游离右侧锁骨下动脉,可能会损伤右侧臂丛的神经,应注意术后对比评估左、右上肢的肌力、桡动脉搏动情况,及时发现右上肢有无局部水肿、麻木等感觉、运动功能障碍。

（梁爱琼）

第二节 腹主动脉瘤

一、填空题

1. 正常成人腹主动脉直径约为_____。

答案：2cm

解析：正常人腹主动脉直径约为2cm。

2. 主动脉夹层是动脉腔内的血液从动脉内膜撕裂口进入动脉_____与外膜之间，使中膜与外膜分离，并延长轴方向扩张，从而造成动脉真假两腔分离的一种病理改变。

答案：中膜

解析：人体动脉血管由内膜、中膜、外膜这三层结构紧密贴合构成，主动脉夹层是由于内膜局部撕裂，血流进入中膜，并剥离、扩展，形成真假两腔。

3. 腹主动脉是人体的大动脉，主要负责_____和_____的血液供应。

答案：腹腔脏器、腹壁

解析：腹主动脉是人体的大动脉，直接延续于胸主动脉。主要负责腹腔脏器和腹壁的血液供应。

4. 腹主动脉沿腰椎体左前方下至第_____腰椎下缘，分为左、右髂总动脉。

答案：4

解析：腹主动脉沿腰椎体左前下行，在第4腰椎下缘分叉为左、右髂总动脉。

5. 腹主动脉管径的扩张或膨出大于正常腹主动脉管径的百分之_____以上，可诊断为腹主动脉瘤。

答案：五十

解析：腹主动脉管径的扩张或膨出大于正常腹主动脉管径的百分之五十以上，可诊断为腹主动脉瘤。

6. 腹主动脉瘤压迫十二指肠可发生_____系统症状。

答案：消化

解析：腹主动脉瘤压迫十二指肠会出现消化系统症状，如饱胀感、恶心、呕吐等。

7. 腹主动脉瘤患者扪及包块的位置在_____。

答案：脐部或脐部以上

解析：腹主动脉的起始部位于脊柱的中线，在下行的过程中逐渐移至脊柱的左前方，下方平第四腰椎，此位置正是脐部的体表位置。

8. 主动脉夹层最常见的诱发因素是_____。

答案：高血压

解析：高血压是引起主动脉夹层最常见的诱发因素。有70%~90%的主动脉夹层患者合并高血压。其他诱因还有马方综合征、先天性心血管畸形、主动脉炎性疾病、外伤，妊娠也是一个高发因素，与妊娠期间血流动力学改变相关。

9. 假性动脉瘤的主要病因是_____。

答案：创伤

解析：假性动脉瘤的主要病因是创伤，包括外伤或医疗损伤。

10. 腹主动脉瘤好发人群是_____。

答案：老年人

解析：老年人是腹主动脉瘤好发人群,动脉粥样硬化性腹主动脉瘤最常见。

二、判断题

1. 腹主动脉瘤是因为动脉外层结构破坏,动脉壁不能承受血液冲击的压力而形成的局部或者广泛性扩张或膨出。

答案：错误

解析：腹主动脉瘤是因为动脉中层结构破坏,动脉壁不能承受血液冲击的压力而形成的局部或者广泛性扩张或膨出。

2. 腹主动脉瘤切除合并人工血管置换患者术后留置胃管是为了给予患者肠内营养,防止营养不良。

答案：错误

解析：腹主动脉开腹手术后易出现麻痹性肠梗阻、应激性溃疡和急性胃扩张,术后肠道功能恢复慢,故留置胃管行胃肠减压。

3. 肾下型腹主动脉瘤传统开放治疗术后无需评估患者足背动脉搏动。

答案：错误

解析：凝血功能异常或抗凝不足促使血栓形成或瘤体附壁血栓脱落,均可导致患者术后出现下肢急性缺血症状。护士需密切观察患者双下肢血运及动脉搏动情况。

4. 腹主动脉瘤患者突然剧烈的腹痛往往提示腹主动脉瘤破裂或者急性扩张,因此,一般将突发性剧烈腹痛视为最危险的信号。

答案：正确

解析：突发性剧烈腹痛是腹主动脉瘤破裂的特征性表现。

5. 腹主动脉瘤如不治疗不可能自行痊愈。

答案：正确

解析：腹主动脉瘤如不治疗不可能自愈,最严重的后果是动脉瘤破裂出血,危及生命,因此,应做到早发现、早治疗。

6. 腹主动脉瘤体直径越小,破裂的概率越低。

答案：正确

解析：瘤体直径越大,破裂的危险越大,尤其是对于瘤体＞5cm 的患者,破裂的机会大大增加。

7. 腹主动脉瘤一旦破裂发生休克,待休克纠正后再手术治疗。

答案：错误

解析：腹主动脉瘤一旦破裂发生休克,应抗休克同时准备手术治疗。

三、选择题

A1 型题(单选题)

1. 下列哪项不是腹主动脉瘤发生的危险因素(　　)
　　A. 高龄　　　　　　　　B. 动脉粥样硬化　　　　C. 高血压
　　D. 吸烟　　　　　　　　E. 高纤维饮食

答案:E

解析:腹主动脉瘤发生的危险因素有高龄、高血压、动脉粥样硬化、吸烟、糖尿病、高脂血症。

2. 患者入院后急诊检查 CTA,提示腹主动脉瘤破裂,护士需要立即( )

    A. 吸氧　　　　　　　　　　　　　　B. 血氧饱和度监测

    C. 建立静脉输液通路,纠正休克　　　D. 心理护理

    E. 保暖

答案:C

解析:腹主动脉瘤破裂患者如发生休克需要立即建立静脉输液通道,纠正休克。

3. 腹主动脉瘤腔内治疗术后及时给予补液水化治疗,其中最重要的目的是( )

    A. 补充营养　　　　B. 促进对比剂排出　　　　C. 补充丢失水分

    D. 防止静脉血栓形成　　E. 增加液体入量

答案:B

解析:腹主动脉瘤腔内治疗术中会使用对比剂,而对比剂会加重肾脏的负担,补液水化治疗可以促进对比剂排出。

4. 腹主动脉瘤腔内治疗术后由于覆膜支架结构破坏引起的内漏属于( )型内漏

    A. Ⅰ　　　　　　　　B. Ⅱ　　　　　　　　C. Ⅲ

    D. Ⅳ　　　　　　　　E. Ⅴ

答案:C

解析:内漏是指植入支架后仍有血液流入动脉,是腹主动脉瘤腔内治疗术后常见的并发症,持续存在的内漏可导致腔内隔绝术失败,瘤体继续扩大甚至破裂。根据发生原因将内漏分为 4 型。Ⅰ 型内漏为覆膜支架附着部内漏,因覆膜支架的近端或远端与瘤颈之间未能完全封闭,导致血流持续性流入动脉瘤腔内;Ⅱ 型内漏为反流性内漏,是因为腰动脉、肠系膜下动脉和其他侧支动脉中的血流持续性反流造成的;Ⅲ 型内漏为覆膜支架结构破坏引起的内漏;Ⅳ 型内漏为手术结束时血管造影发现的少量对比剂渗出,系从移植物的孔隙中漏出。Ⅱ 型、Ⅲ 型内漏最常见,大多 3 个月可自动闭合。

5. 动脉瘤诊断的金标准是( )

    A. CTA　　　　　　　　B. DSA　　　　　　　　C. MRA

    D. B 超　　　　　　　　E. ECT

答案:B

解析:DSA 被认为是诊断的金标准,能确切显示病变部位、范围、程度以及腹主动脉瘤的情况,具有高度的敏感性及特异性。

6. 动脉瘤最典型的临床表现是( )

    A. 腹部搏动性包块　　　B. 疼痛　　　　　　　　C. 压迫症状

    D. 栓塞症状　　　　　　E. 休克

答案:A

解析:腹部搏动性包块是腹主动脉瘤最常见、最典型的临床表现,多数患者自觉心前区或脐周围有跳动感,这种搏动感以仰卧位和夜间尤为突出。包块多位于左侧腹部,具有持续性和向着多方向的搏动和膨胀感。

A2 型题(单选题)

1. 患者,男,58 岁,在当地医院体检时做 CT 检查发现腹主动脉瘤,今主诉自觉腹部疼痛,既往有高血压史 30 年,吸烟史 40 年,不规律用降压药,血压控制不佳。入院后责任护士重点健康宣教的内容是( )

  A. 清淡饮食,防止便秘   B. 适度活动,注意休息

  C. 按摩腹部,缓解疼痛   D. 注意休息,规律用药,控制血压

  E. 戒烟

答案: D

解析: 腹主动脉瘤患者血压升高后,血液对血管壁的压力增大,使动脉瘤容易破裂。

2. 患者 1 年前自觉腹部搏动性包块,腰背部钝痛,未给予特殊治疗,今日突发剧烈腹痛,急诊入院,查体:左腹部压痛,无反跳痛及肌紧张。血压为 89/40mmHg,血红蛋白 80g/L。应考虑为( )

  A. 低血压   B. 休克   C. 急性胰腺炎

  D. 破裂性腹主动脉瘤 E. 阑尾炎穿孔

答案: D

解析: 破裂性腹主动脉瘤临床表现有剧烈腹痛或腰背部疼痛、低血压甚至休克、腹部搏动性肿块。

3. 患者,男,78 岁,今日在全麻下行腹主动脉瘤腔内隔绝术,术后 8h 责任护士查体时发现左足背动脉较术前搏动减弱,左下肢发冷,皮温低。患者主诉左下肢疼痛,应考虑为( )

  A. 动脉硬化性闭塞症   B. 左下肢深静脉血栓形成急性期

  C. 左下肢肌间静脉血栓形成 D. 左下肢急性动脉栓塞

  E. 脉管炎

答案: D

解析: 手术操作可引起动脉瘤内血栓脱落,形成急性下肢动脉栓塞。患者出现疼痛、苍白、无脉、皮温下降、感觉异常、麻木的"6P"表现。

4. 患者,男,77 岁,体检时发现腹主动脉瘤,无腹胀、腹痛等不适,查体:左下腹可触及搏动性包块,高血压病史 40 年,糖尿病病史 20 年,口服药物对症治疗,患者入院后情绪激动且不配合治疗,作为责任护士,此时首先应解决的问题是( )

  A. 给予高纤维素饮食,避免腹压增加的因素,防止便秘

  B. 控制血糖在正常水平,避免血糖过高影响手术

  C. 活动指导

  D. 心理疏导,控制情绪,监测血压

  E. 饮食指导

答案: D

解析: 情绪激动会引起血压升高,诱发腹主动脉瘤破裂,护士此时首要的工作是心理疏导的同时密切监测血压情况。

5. 患者,男,82 岁,现为腹主动脉瘤腔内隔绝术后第 3d,午后发热,T 38.5℃,P 88 次 /min,R 24 次 /min,近两日患者体温波动在 37.2~38.5℃之间,患者无其他不适,体检无感染征象,首要考虑为( )

  A. 移植物异物反应   B. 上呼吸道感染

C. 支架植入术后综合征　　　　　　　　D. 瘤腔内血栓形成后的吸收

E. 移植物对血细胞的机械破坏

答案：C

解析：腹主动脉瘤腔内隔绝术后发热见于术后第二天起，午后发热，体温一般不超过38.5℃，体检无感染证据时，因原因不明称之为支架植入术后综合征。可能原因为：移植物异物反应、瘤腔内血栓形成后的吸收、移植物对血细胞的机械破坏、对比剂以及X线辐射的影响。

A3 型题（单选题）

1. 患者，男，60岁，行 CTA 检查发现腹主动脉瘤，既往有高血压病史 20 年，口服降压药物，血压控制不良。长期便秘，嗜好吸烟，20 支/d。拟在全身麻醉下行腹主动脉瘤腔内修复术。

（1）该患者手术前最重要的护理是（　　）

    A. 戒烟，防止术后呼吸道感染　　　　　　B. 心理护理，控制情绪

    C. 控制血压，防止便秘　　　　　　　　　D. 给予镇痛药物

（2）下列哪项不是责任护士术前应做的宣教（　　）

    A. 给予饮食指导，防止便秘　　　　　　　B. 讲解手术后注意事项

    C. 戒烟　　　　　　　　　　　　　　　　D. 多活动，预防下肢深静脉血栓形成

（3）你认为该患者术后常见的并发症不包括（　　）

    A. 穿刺点出血　　　　　　　　　　　　　B. 穿刺点假性动脉瘤

    C. 肾衰竭　　　　　　　　　　　　　　　D. 心肌梗死

（4）作为责任护士，患者术后病情观察下列最重要的是（　　）

    A. 患者心理　　　　　　　　　　　　　　B. 伤口有无出血、渗血

    C. 大便颜色　　　　　　　　　　　　　　D. 睡眠

答案：（1）C　（2）D　（3）D　（4）B

解析：

（1）腹主动脉瘤最危险的致命因素是动脉瘤破裂。此患者血压控制不好又长期便秘，都是诱发破裂的因素，因此，术前最重要的护理是控制血压，防止便秘。

（2）腹主动脉瘤患者术前应该适量活动，不可剧烈活动，防止瘤体破裂。

（3）腹主动脉瘤腔内治疗术后应预防穿刺点出血、假性动脉瘤形成、动脉瘤附壁血栓脱落，术后出现心肌梗死的概率不大，除非患者既往合并冠心病病史。

（4）术后血压的控制、伤口的观察、并发症的预防和观察都很重要，从本题 4 个选项看，最重要的是伤口的观察。

2. 患者，女，56岁，诊断为腹主动脉瘤，主诉无腹痛、恶心、呕吐等不适。腹部触诊发现腹部有一搏动性包块，直径约 8cm。拟在全身麻醉下行腹主动脉瘤切除人工血管置换术。

（1）该患者术中巡回护士应给予的病情观察除外（　　）

    A. 监测生命体征

    B. 观察肢端色泽、皮肤温度、足背动脉搏动

    C. 记录腹主动脉阻断时间

    D. 密切关注手术野，及时准备止血用物

（2）术后给予腹带包扎的目的除外（　　）

    A. 减少局部切口处疼痛　　　　　　　　　B. 降低切口张力

C. 减小腹腔压力　　　　　　　　　D. 避免患者看到伤口产生紧张情绪

（3）该患者术后给予胃肠减压,胃肠减压护理正确的是（　　）

A. 保持胃管通畅,定期用生理盐水 50ml 冲洗胃管

B. 观察引流液颜色、性质、量

C. 术后 24h 拔出胃管

D. 胃肠减压期间禁食禁饮,不可胃内注药物

（4）该患者术后并发症除外（　　）

A. 出血　　　　　　　　　　　　　B. 松钳综合征

C. 吻合口假性动脉瘤　　　　　　　D. 感染

答案:（1）D　（2）D　（3）B　（4）B

解析:

（1）术中巡回护士应给予的病情观察包括:生命体征,根据情况随时调整输液、输血的速度。经常观察肢端色泽、皮肤温度、足背动脉搏动,记录腹主动脉阻断时间,接近或超时,及时提醒手术医生。而密切观察手术野应是器械护士需要观察的。

（2）术后给予腹带包扎的目的是减少局部切口处疼痛、减少切口张力及减小腹腔压力,对于有引流管的患者,也可以起到间接固定的作用。

（3）开腹手术,术中创伤较大,术后易出现麻痹性肠梗阻,应激性溃疡和急性胃扩张,术后肠道功能恢复慢,故行胃肠减压。定期用生理盐水 10~20ml 冲洗胃管,观察引流物颜色、性质、量,术后 48~72h,肠鸣音恢复,肛门排气后可拔除胃管。胃肠减压期间禁食禁饮,若胃内注药物应夹管并暂停减压 0.5~1h。

（4）此患者术后并发症有出血、感染、下肢动脉缺血、乙状结肠缺血、吻合口假性动脉瘤、多脏器功能衰竭等。松钳综合征为术中情况。

3. 患者,女,77 岁,主诉 6h 前突发腰腹部疼痛不适,伴恶心、呕吐,呕吐物为胃内容物,头痛头晕,查体:左下腹可触及团块状肿物,大小约 5cm×6cm,无压痛、反跳痛,既往有高血压、高血脂病史 30 年,糖尿病史 15 年,不规律服药,入院血压 200/110mmHg。以腹主动脉瘤收入院。

（1）针对患者目前情况,首先采取的治疗措施是（　　）

A. 入院指导　　　　　　　　　　　B. 书写护理病历

C. 降血压　　　　　　　　　　　　D. 问诊

（2）作为责任护士目前采取的处理不包括（　　）

A. 嘱患者卧床休息　　　　　　　　B. 严密监测血压

C. 遵医嘱对症处理恶心、呕吐　　　D. 向患者做病区环境介绍

（3）针对患者疼痛采取的护理措施哪项除外（　　）

A. 运用疼痛量表评估

B. 密切观察疼痛程度、性质、部位及持续时间

C. 高流量吸氧,改善缺氧症状

D. 使用吗啡

（4）经过及时处理,患者血压降至 166/89mmHg,呕吐症状好转,正确的饮食指导是（　　）

A. 易消化清淡饮食　　　　　　　　B. 酸或甜的食物

C. 肉类等营养丰富的食物补充营养　D. 随意饮食

答案:(1)C (2)D (3)C (4)A
解析:

(1)该患者出现的疼痛、消化道症状可导致血压升高,诱发动脉瘤破裂,危及生命,因此,首先采取的治疗措施是降血压。

(2)针对患者出现的表现和症状,首要处理原则是监测血压,对症处理消化道症状,卧床休息,防止动脉瘤破裂。

(3)患者出现疼痛应采取干预措施:运用疼痛量表或痛尺进行评估,密切观察疼痛程度、性质、部位及持续时间,给予低流量吸氧,改善缺氧症状,疼痛剧烈时可使用吗啡注射液3~5mg静脉注射。

(4)患者有高血压、糖尿病、高血脂,恶心、呕吐症状刚刚好转,应选择易消化的清淡饮食,避免过酸、过甜、辛辣刺激性食物。

4. 患者,男,75岁,在局麻下行腹主动脉瘤腔内隔绝术后3h,护士巡视病房时患者主诉伤口疼痛,查看伤口敷料干燥无渗血,故未处理,此时血压160/90mmHg。30min后患者诉伤口疼痛难忍,伤口周围可触及肿胀,伴有压痛。血压175/85mmHg,患者情绪激动,患肢躁动,不配合治疗。

(1)该患者最可能发生( )

    A. 伤口感染   B. 伤口血肿

    C. 下肢动脉栓塞   D. 高血压

(2)此时最主要的处理( )

    A. 安慰患者   B. 观察下肢血运

    C. 复测血压   D. 通知医生查看伤口,进一步处理

(3)患者术后腹胀未进食水,尿量200ml,以下哪项术后护理不正确( )

    A. 心电监护,监测生命体征   B. 观察下肢血运,与术前比较

    C. 观察切口有无渗血及血肿   D. 鼓励患者进食水

(4)患者出现情绪激动,不配合治疗,对此情况首先应采取的措施( )

    A. 观察伤口情况,必要时加压包扎,保证患肢制动,防止伤口继续出血及血肿进一步
       扩大

    B. 心理护理,缓解患者紧张情绪

    C. 嘱患者进食营养丰富的饮食

    D. 监测生命体征变化

答案:(1)B (2)D (3)D (4)A
解析:

(1)患者术后主诉伤口疼痛,周围触及肿胀,有压痛,最可能发生了切口周围血肿。

(2)发生伤口血肿应立即通知医生查看伤口及周围皮肤情况,必要时伤口重新压迫止血或手术处理。

(3)患者术后出现腹胀,此时如果鼓励进食水反而会加重病情。入量不足,尿量少会导致对比剂无法排出,必要时应遵医嘱给予静脉补液,鼓励床上翻身活动以促进肠蠕动恢复,减轻或缓解腹胀症状,必要时行肛管排气。

(4)术后患肢应制动,伤口沙袋压迫,防止出血及血肿,但此时患者不配合治疗,患肢躁动,因此,采取有效的措施,减少伤口出血是关键。

A4 型题(多选题)

1. 不属于腹主动脉瘤患者临床表现的有( )

    A. 腹痛   B. 便秘   C. 腹部可触及搏动性肿块

    D. 消瘦   E. 静脉炎

答案:BDE

解析:腹主动脉瘤患者的临床表现:腹部搏动性包块、疼痛,以及瘤体引起的压迫症状、栓塞症状、破裂症状。具体表现为:饱胀、恶心、呕吐、消化道出血、下肢缺血、剧烈腹痛、低血压及休克等。

2. 破裂性腹主动脉瘤术后护理重点( )

    A. 呼吸监测   B. 血压监测   C. 四肢循环观察

    D. 用药监测   E. 肠道功能及各器官功能监测

答案:ABCDE

解析:破裂性腹主动脉瘤病情凶险,术后应保持呼吸道通畅,同时为患者翻身、叩背、吸氧;根据中心静脉压调整输液速度,控制血压;根据四肢皮肤的温度、颜色判断血容量、动脉搏动及是否存在下肢动脉栓塞;遵医嘱应用各种药物,观察用药后反应;观察有无腹胀及肠鸣音恢复情况,胃管及各种引流管是否通畅,引流液颜色及量,大小便颜色及量;监测心、肾及脑功能的恢复,尤其是肾功能。

3. 破裂性腹主动脉瘤典型临床表现有( )

    A. 剧烈腹痛或腰背部疼痛 B. 低血压   C. 腹部搏动性肿块

    D. 高血压   E. 喷射性呕吐

答案:ABC

解析:破裂性腹主动脉瘤临床表现"三联征"有剧烈腹痛或腰背部疼痛,低血压甚至休克,腹部搏动性肿块。

4. 腹主动脉瘤腔内治疗术后护士应观察( )

    A. 生命体征   B. 穿刺点情况   C. 肾功能

    D. 足背动脉搏动   E. 内漏

答案:ABCDE

解析:腹主动脉瘤腔内治疗术后应预防穿刺点出血、动脉瘤破裂栓塞、肾功能损伤、内漏等并发症的发生。

5. 腹主动脉瘤破裂的诊治原则( )

    A. 完善术前检查   B. 抗休克治疗   C. 急诊手术控制出血

    D. 快速建立静脉通路   E. 对症处理

答案:BC

解析:对于伴有明显失血的开放型与限制型腹主动脉瘤破裂,最主要的诊治原则是紧急手术,同时采取抗休克治疗,控制出血,挽救患者生命。

6. 腹主动脉瘤患者腹痛使用吗啡的注意事项( )

    A. 正确执行医嘱   B. 观察呼吸   C. 观察瞳孔

    D. 观察血压   E. 观察意识

答案:ABCDE

解析:腹主动脉瘤患者腹痛使用吗啡时最重要的注意事项是防止患者发生呼吸抑制,护士除正确执行医嘱外,还要观察呼吸、瞳孔、血压及意识。

7. 腹主动脉腔内隔绝术描述正确的是(　　)

A. 在 DSA 动态监测下进行　　　　　B. 在股动脉处做小切口

C. 将金属支架送入腹主动脉瘤腔内　　D. 创伤小

E. 该疗法有内漏等并发症

答案:ABCDE

解析:腹主动脉腔内隔绝术优点是创伤小,见效快,并发症有内漏等。

8. 下列关于腹主动脉瘤治疗方面正确的有(　　)

A. 腹主动脉瘤若不治疗可能自愈

B. 外科手术是主要的治疗方法

C. 传统手术方法是腹主动脉瘤切除加人工血管置换术

D. 传统手术创伤大、术后恢复慢,不适合老年及体质较差的患者

E. 腔内隔绝术治疗创伤小、术后恢复快,但费用昂贵

答案:BCDE

解析:腹主动脉瘤若不治疗不可能自愈,手术是主要的治疗手段,手术方法有腹主动脉瘤切除加人工血管置换术以及微创的腔内隔绝术,前者创伤大、术后恢复慢,不适合老年患者和体质较差的患者,后者创伤小、术后恢复快,但费用昂贵。

四、名词解释

1. 内漏

答案:内漏是指植入支架后仍有血液流入动脉瘤腔,为腹主动脉瘤腔内治疗术后常见的并发症,持续存在的内漏可导致腔内隔绝术失败,瘤体继续扩大甚至破裂。

2. CVP

答案:CVP 是中心静脉压的英文 central venous pressure 的缩写,是指右心房及上、下腔静脉胸腔段的压力。主要可以判断血容量、心功能及血管张力的综合情况。正常值 $6\sim12cmH_2O$。

3. 破裂性腹主动脉瘤

答案:破裂性腹主动脉瘤是由于腹主动脉弹力蛋白衰竭,压力负荷转嫁至胶原后,使胶原成为主要抗张力成分,在各种因素继续作用下最终导致胶原蛋白衰竭、瘤体破裂。

4. 肝素化

答案:肝素化是足量肝素达到全身性适度抗凝的治疗方法。即根据体重首次给予一定量的肝素静脉推注,之后根据肝素的半衰期减半推注,以后每小时追加,并且监测活化凝血时间(ACT),根据 ACT 值,使肝素用量准确化、个体化,一般维持 ACT 于 $250\sim350s$,以防止过度抗凝或血栓形成。

五、问答题

1. 破裂性腹主动脉瘤如何进行分类?

答案:

(1)开放型:腹主动脉瘤破入腹腔中,迅速出现休克者。

(2)限制型:腹主动脉瘤破入腹膜后腔,形成腹膜后血肿,造成暂时填塞状态者。

（3）封闭型：腹主动脉瘤破裂孔较小，出血后被后腹膜组织或形成的纤维组织被膜局限、封堵者。

2. 腹主动脉瘤的常用检查方法有哪些？

答案：彩色多普勒超声、CTA检查、MRA检查、DSA检查。

3. 腹主动脉瘤腔内修复术后如何复查？

答案：定期复查，了解移植物有无变形、移位和迟发性内漏等情况。术后3个月、6个月、1年门诊复查CTA，如有突发性腹部疼痛应及时就医。

4. 腹主动脉瘤腔内隔绝术后内漏的分型？

答案：内漏分为4型。Ⅰ型：指血液经腔内移植物近心端或远心端的裂隙流入瘤腔，Ⅰa型：血液经腔内移植物近端的裂隙流入瘤腔，Ⅰb型：血液经腔内移植物远端的裂隙流入瘤腔；Ⅱ型：指腔内隔绝术后血液经分支动脉反流入瘤腔；Ⅲ型：指从腔内移植物衔接处流入瘤腔；Ⅳ型：指血液从移植物覆膜缝隙渗入瘤腔。

六、案例分析

1. 患者，男，56岁，自觉腹部有搏动性包块于医院就诊，CTA检查时发现腹主动脉瘤，为进一步诊治以"腹主动脉瘤"收入院，既往吸烟史30年，入院查体：体温、脉搏、呼吸、血压均正常，可触及搏动性肿块，双股动脉、双腘动脉、双足背动脉搏动可触及。患者在全麻下行腹主动脉瘤切除＋人工血管置换术。术后第一日由ICU转入病房，目前患者神志清醒，持续心电监护，心率110次/min，血压100/60mmHg，血氧饱和度90%。肺部听诊痰鸣音重，右肺呼吸音粗，患者主诉咳痰无力，腹部切口疼痛，24h腹部引流量500ml，为鲜红色。白细胞16.82×10^9/L，中性粒细胞14.08×10^9/L。作为责任护士，你认为该患者可能存在什么问题？应该如何进行护理？

答案：患者存在腹腔内出血及肺部感染的可能。

（1）密切监测生命体征，观察腹部切口引流液的颜色及量，一旦出现腹部无明显原因的腹痛、脉搏细速等表现，及时通知医生，必要时开腹行二次手术。

（2）患者腹部切口疼痛，腹式呼吸受限，排痰不畅以致呼吸道部分阻塞，发生了呼吸道感染。护理措施为：鼓励深呼吸及有效咳嗽，必要时进行胸部理疗及呼吸治疗。针对腹部切口疼痛，通过评估遵医嘱给予镇痛药物，避免由于手术切口的疼痛而引起的呼吸及咳嗽抑制。遵医嘱给予氧气及雾化吸入，协助患者翻身叩背排痰，持续监测血氧饱和度及动脉血气。

2. 患者，男，76岁，因腹主动脉瘤入院，否认既往病史，术前检查及血液检测指标正常，入院3d后在局麻下行腹主动脉瘤腔内修复术，术中补液800ml，术后继续补液500ml，遵医嘱给予低脂普食，中、晚餐正常饮食，术后共饮水1 000ml。21：00患者主诉胸闷、憋气，心率118次/min，血压100/52mmHg，患者返回病房后仅排尿1次，约150ml，生化回报肌酐460μmol/L，尿素氮9.9mmol/L。针对患者的情况，分析该患者出现了什么问题？术后应采取哪些护理措施预防？

答案：患者出现了急性对比剂肾病。患者术后入量远大于出量，排尿仅150ml，导致对比剂无法排出。主要护理措施为：严密观察生命体征变化，尤其注意肾功能的观察；术后应详细记录出入量，进行动态评估；根据患者的心、肾功能情况指导饮水量；控制输液速度；观察患者有无尿潴留或无尿现象，观察尿量、尿色变化，如无尿应尽早报告医生进行分析处理；考虑有无出血、腹泻及其他原因引起的排汗量增加等消耗。术后应密切关注血常规、肾功能、生化指标,出现肾功能异常者尽早水化治疗,不能纠正者行血液透析治疗。

3. 患者,男,57 岁,主诉发现右腹部搏动性包块 1 年,无自觉症状,未予以处理。查体:意识清楚,脉搏 100 次/min,血压 146/99mmHg。脐下右腹部可扪及一个 3cm×5cm 搏动性包块,双下肢足背动脉可触及。CTA 诊断为腹主动脉瘤。血常规及尿常规无异常。请问如何预防腹主动脉瘤破裂? 该患者若行传统手术,术后主要的护理措施有哪些?

答案:预防腹主动脉瘤破裂护理措施有:卧床休息,限制活动,尤其是剧烈活动,告知患者不要突然起身、坐下或转身等,避免任何碰撞、外伤,禁止用力按摩、挤压、热敷腹部,防止动脉瘤破裂。绝对戒烟,监测血压,维持稳定,避免因血压波动过大造成腹主动脉瘤破裂。预防感冒咳嗽,保持大便通畅等,减少引起腹内压增高的因素。密切观察有无腰背部突然剧痛、面色苍白、大汗淋漓、头晕、口渴等腹主动脉瘤破裂的先兆症状。

传统手术即腹主动脉瘤切除 + 人工血管置换术,术后护理要点:①病情观察,密切观察生命体征及氧饱和度变化,监测尿量,观察肢体血运,警惕动脉栓塞的发生。观察有无切口渗血或出血、皮下瘀斑、局部切口内血肿。②体位,术后卧床 2~3d 后根据患者病情适当下床活动,为防止吻合口撕裂,术后 3 周内避免剧烈活动,有利于血管内膜生长。③药物护理:遵医嘱使用抗凝药物,观察有无出血倾向。④管道护理,密切观察胃管、尿管、腹腔引流管引流液的颜色、性质和量。⑤饮食护理,禁食,待肛门排气后开始进食。⑥鼓励患者有效咳嗽、咳痰,防止坠积性肺炎的发生。⑦血栓预防,卧床期间做踝泵运动,下肢按摩及穿梯度压力袜,防止下肢深静脉血栓形成。⑧并发症的观察,观察有无松钳综合征、下肢动脉缺血、乙状结肠缺血、弥漫性渗血等并发症的发生。

4. 患者,男,85 岁,1d 前无明显诱因出现剧烈腹痛,伴发热,疼痛不能缓解,并诉双下肢麻木,不能站立。查体:神志清楚,腹软,下腹部压痛、无反跳痛。既往史:冠心病、高血压史 20 年,于 3 年前行腹主动脉瘤腔内隔绝术,术后随访行 CTA 检查,未发现内漏。本次入院行 CTA 示:腹主动脉瘤支架术后,瘤体较之前增大,内部液性区考虑内漏所致,合并腹腔积液。DSA 检查,诊断为 I 型内漏,腹主动脉瘤破裂出血,并施行再次支架植入术。针对患者此次发病时间特点判断出现了什么类型内漏? 作为责任护士术后应如何观察?

答案:患者出现了迟发内漏。术后 1 周以内出现的渗漏为早发内漏,术后 1 周以后出现的渗漏为迟发内漏。主要的护理观察包括:术后应严密观察患者有无腹痛和瘤体大小变化情况,限制患者术后过早剧烈活动。观察腹部体征,手术成功后,动脉瘤搏动应减弱甚至消失,腹部包块变小。每天做 1 次或 2 次腹部检查,观察动脉瘤的体积变化及搏动情况。如发现仍有搏动,腹部包块无变化甚至增大,提示可能为修复不全或内漏。若出现疼痛突然加剧,面色苍白,血压下降,则提示有动脉瘤破裂的可能。应立即报告医生,积极组织抢救。

(叶春婷 张 晶)

第三节 假性动脉瘤

一、填空题

1. 患者 B 超示:主动脉旁显示厚壁无回声区,壁回声不均匀,边界欠清,与主动脉壁不连续,搏动不明显。彩色多普勒超声示:收缩期高速多色彩色血流经破裂口进入瘤体,舒张期转换色彩从破口流向腹主动脉,瘤内可形成红蓝相间的涡流,通过检查可诊断为_____。

答案：主动脉假性动脉瘤

解析： 由于假性动脉瘤是动脉管壁被撕裂或穿破，血液自破口流出，被动脉邻近的组织包裹而形成的血肿，题干中，彩色多普勒超声示收缩期高速多色彩色血流经破裂口进入瘤体，且瘤内形成了红蓝相间的涡流。

2. 假性动脉瘤最常见的病因为_____。

答案：外伤/创伤

解析： 假性动脉瘤主要是致伤因子作用于动脉壁使其挫伤、穿透或撕裂后，被血管周围较厚的软组织压迫包裹，导致血管走行弯曲，破裂口细小，血液不易流出，形成与动脉相通的瘤体。

3. 选择性动脉血管造影可了解假性动脉瘤的部位、大小、数目，它的特征往往是血管造影显示的瘤腔影像瘤体_____实际大小。

答案：小于

解析： 血管造影显示的瘤腔影像小于瘤体实际大小是假性动脉瘤的特征，也是假性动脉瘤诊断和鉴别诊断的依据。

4. 假性动脉瘤局部有肿块，并常有膨胀性搏动，可触及收缩期震颤，听到_____。

答案：收缩期杂音

解析： 心脏收缩期，血液从动脉内向外射出，高速进入假性动脉瘤腔内。

二、判断题

1. 主动脉假性动脉瘤不与主动脉相通。

答案：错误

解析： 根据假性动脉瘤的分期，假性动脉瘤在不同分期，可能与主动脉相通，也可能不相通。①动脉损伤血肿形成期：动脉"开口型"损伤或动脉壁损伤并继发破裂出血，形成局限性血肿。②形成前期：动脉破口与局限性血肿被血凝块及血栓栓塞，动脉血流不能进入局限性血肿内。③形成期：血凝块及血栓溶解，动脉破口与局限性血肿相通。④瘤体增大期：搏动性包块随血流冲击，不断增大，容易引发破裂出血。

2. 假性动脉瘤的瘤壁由内膜、中膜和外膜构成。

答案：错误

解析： 假性动脉瘤外层为机化的纤维组织，内层为机化的血栓，瘤壁无正常血管壁的三层结构。

3. 假性动脉瘤压迫动脉近心端可使肿块缩小，紧张度降低，搏动停止，震颤与杂音消失。

答案：正确

解析： 因假性动脉瘤与动脉相通，因此具有与动脉搏动一致的搏动频率，搏动强度也随着动脉搏动强度的改变而改变，当压迫近心端阻断动脉血流对瘤体的冲击时，瘤体血液可缓慢流向动脉。

4. 假性动脉瘤局部有肿块，可触及收缩期震颤，听到舒张期杂音。

答案：错误

解析： 血液在舒张期可缓慢自瘤体流向动脉，一般听不到杂音。

5. 巨大的假性动脉瘤可引起邻近神经受压损害和远侧组织缺血症状。

答案：正确

解析:巨大的假性动脉瘤可压迫邻近的血管和神经,造成相应组织缺血缺氧和神经功能异常。

三、选择题

A1 型题(单选题)

1. 关于假性动脉瘤,下列正确的是( )

　　A. 动脉粥样硬化性动脉瘤　　　　　　　B. 血管壁外层为机化的纤维组织

　　C. 血管壁全层局部扩张　　　　　　　　D. 检查时有震颤并可听到连续性杂音

　　E. 压迫动脉瘤出口部出现血压升高、脉压缩小及脉率缓慢的现象

答案:B

解析:假性动脉瘤是血管损伤的并发症,因动脉搏动的持续冲击力,使血管破口与血肿相通形成搏动性血肿。约在伤后 1 个月,血肿机化形成外壁,可触及收缩期震颤,听到收缩期杂音。压迫动脉近心侧可使肿块缩小,紧张度降低,搏动停止,震颤与杂音消失。

2. 关于真性动脉瘤与假性动脉瘤的鉴别诊断要点错误的是( )

　　A. 真性动脉瘤病因通常为动脉硬化或感染

　　B. 假性动脉瘤无动脉壁三层结构

　　C. 真性动脉瘤无瘤壁破裂口

　　D. 真性动脉瘤进、出口分开

　　E. 真性动脉瘤血流频谱为"双期双向"频谱

答案:E

解析:瘤颈部"双期双向"频谱为假性动脉瘤彩色多普勒的特征性表现。

3. 颈动脉假性动脉瘤( )

　　A. 多由动脉硬化引起

　　B. 由动脉内膜病变引起

　　C. 多由创伤引起

　　D. 由颈总动脉分叉处后方外膜的化学感受器发生病变所致

　　E. 由先天性动脉囊性中层坏死所致

答案:C

解析:假性颈动脉瘤多由创伤引起。

4. 属于假性动脉瘤的是( )

　　A. 动脉粥样硬化性动脉瘤　　B. 梅毒性动脉瘤　　　　　　C. 细菌性动脉瘤

　　D. 部分外伤性动脉瘤　　　　　E. 先天性脑动脉瘤

答案:D

解析:部分外伤性动脉瘤属于假性动脉瘤,动脉粥样硬化性动脉瘤、梅毒性动脉瘤、细菌性动脉瘤、先天性脑动脉瘤均属于真性动脉瘤。

5. 创伤性假性动脉瘤形成原因的基础理论中,将早期创伤性动脉瘤的形成分为 4 期,下列哪项不属于这 4 期( )

　　A. 动脉损伤血肿形成期　　B. 形成前期　　　　　　　C. 形成期

　　D. 瘤体增大期　　　　　　　E. 形成后期

答案:E

解析： 国内有学者提出创伤性假性动脉瘤成因的基础理论，并将早期创伤性动脉瘤的形成分为 4 期。①动脉损伤血肿形成期（约 3d）：动脉"开口型"损伤或动脉壁损伤并继发破裂出血，形成局限性血肿。②形成前期（4~10d）：动脉破口与局限性血肿均被血凝块及血栓栓塞，动脉血流不能进入局限性血肿内。③形成期（5~11d）：血凝块及血栓溶解，动脉破口与局限血肿相通，动脉血流冲入局限性血肿腔内，搏动性包块出现，即创伤性假性动脉瘤形成。④瘤体增大期（30d 内）：搏动性包块随动脉血流冲击，日渐增大，并对周围器官和组织造成压迫，引起临床不同的症状和体征，或由于瘤壁薄弱，突发破裂出血，造成急性动脉大出血危象。

6. 假性动脉瘤与真性主动脉瘤的区别在于（　　）

    A. 假性动脉瘤内血流与主动脉不相通，真性动脉瘤内血流与主动脉相通

    B. 假性动脉瘤无完整的外膜，真性动脉瘤有完整的外膜

    C. 假性动脉瘤瘤体小呈囊状，真性动脉瘤瘤体大，呈梭形

    D. 假性动脉瘤不具有内膜、中层弹力纤维和外膜 3 层完整结构

    E. 外膜为纤维组织覆盖的是假性动脉瘤

答案： D

解析： 假性动脉瘤外层为机化的纤维组织，内层为机化的血栓，瘤壁无正常血管壁的三层结构，而完全由纤维结缔组织构成，其囊壁的这一特征是与真性动脉瘤的根本区别。

7. 真性动脉瘤与假性动脉瘤的鉴别不正确的是（　　）

    A. 主动脉瘤的瘤壁由血管壁构成

    B. 假性动脉瘤的瘤壁由血栓及周围软组织构成

    C. 假性动脉瘤的瘤壁破口较主动脉瘤开口的最大直径大得多

    D. 假性动脉瘤瘤壁破口处血流往返于动脉与瘤腔之间

    E. 主动脉瘤显示瘤腔内的漩流信号

答案： C

解析： 假性动脉瘤的损伤血管周围有较厚的软组织压迫包裹，导致血管走行弯曲，破裂口细小，较主动脉瘤开口的最大直径小得多。

8. 假性动脉瘤的瘤壁组成部分是（　　）

    A. 动脉壁   B. 周围被压缩的组织   C. 动脉内膜

    D. 血管内皮细胞   E. 基质纤维

答案： B

解析： 假性动脉瘤的瘤壁由周围被压缩的组织组成，而非动脉壁。

9. 下述引起腹主动脉瘤的病因中，易形成假性动脉瘤的是（　　）

    A. 感染性动脉瘤   B. 梅毒性动脉瘤   C. 先天性动脉瘤

    D. 动脉硬化性动脉瘤   E. 夹层动脉瘤

答案： A

解析： 感染导致动脉血管壁坏死糜烂，可形成假性动脉瘤。

10. 属于假性动脉瘤特点的是（　　）

    A. 主动脉内径变细

    B. 主动脉壁薄弱，明显扩张

    C. 真腔内血流缓慢

D. 主动脉腔内出现异常的条带状内膜剥脱回声

E. 动脉腔内血流通过动脉壁上的中断处与动脉瘤腔交通

答案： E

解析： 假性动脉瘤主要是损伤血管周围有较厚的软组织压迫包裹，导致血管走行弯曲，破裂口细小，血液不易流出，形成与动脉相通的血肿。

A2 型题（单选题）

1. 患者，男，31 岁，右下肢近腹股沟处被锐器刺伤后出现搏动性肿块，逐渐增大伴右下肢麻木，查体示：右下肢苍白，搏动性肿块大小为 4cm×4cm，有收缩期杂音，诊断为（ ）。

A. 动脉开放性损伤   B. 动脉闭合性损伤   C. 动静脉瘘

D. 动脉假性动脉瘤   E. 皮下血肿

答案： D

解析： 案例具备形成假性动脉瘤的病因，且肿块有搏动性，伴收缩期杂音。

2. 患者，男，70 岁，既往有高血压病史，因发热 3d 和声音嘶哑 1d 入院。患者主诉，未出现胸痛、咳嗽和呼吸困难等症状。常规体格检查，体温为 38.7℃，血清学检查结果显示白细胞计数升高。胸片结果显示主动脉弓扩大，气管向右侧偏移。CT 示主动脉弓假性动脉瘤，且被广泛的气体包裹。血培养结果发现有沙门氏菌感染，综合该患者的临床症状及检查结果，诊断为沙门氏菌感染导致的主动脉弓假性动脉瘤。该患者目前的首要治疗是（ ）。

A. 抗感染治疗   B. 手术治疗   C. 一般治疗

D. 抗凝药物治疗   E. 胸腔闭式引流

答案： A

解析： 本案例中，已明确患者发热原因为沙门氏菌感染，应积极进行抗感染治疗，且患者既往有高血压病史，为预防患者瘤体破裂，应根据患者生命体征，首先进行抗感染、控制血压治疗，然后选择时机进一步处理。

3. 患者，男，55 岁，冠脉介入术后腹股沟区出现搏动性肿块，逐渐增大伴下肢麻木，查体示下肢苍白，搏动性肿块的大小为 5cm×5cm，有收缩期杂音，通过下列哪项检查有助于确诊疾病（ ）

A. 多普勒超声   B. 触诊   C. 普通 X 线检查

D. 动脉血气分析   E. 血管造影

答案： A

解析： 多普勒超声由于操作简便、无损伤和可重复性，目前已成为临床诊断假性动脉瘤的常用影像学检查方法。瘤颈部"双期双向"频谱为假性动脉瘤彩色多普勒超声检查的特征性表现；血管造影可以准确地反映血管病变的部位和程度，但是血管造影也是一种有创检查，因此本案例选择相对更容易的多普勒超声检查方法。

A3 型题（单选题）

1. 患者，男，75 岁，因"右侧肢体无力、饮水呛咳 2d"于 8 月 24 日以"脑梗死"急诊入院，入院后给予抗感染、抗凝、抗血小板、改善循环、营养神经等治疗。9 月 10 日 15：00 遵医嘱行血气分析检查，按照操作流程进行股动脉穿刺，穿刺后常规按压穿刺点。9 月 12 日中午发现腹股沟有青紫瘀斑，且股动脉处有 3cm×3cm 包块并伴波动感，听诊有收缩期杂音。

（1）根据患者的临床表现应考虑的诊断为（　　）

  A. 动脉开放性损伤   B. 动脉闭合性损伤

  C. 动静脉瘘   D. 动脉假性动脉瘤

（2）指导患者的下列做法正确的是（　　）

  A. 卧床休息   B. 按压腹股沟

  C. 右下肢保暖   D. 下床活动

答案：（1）D　（2）A

解析：

（1）案例具备形成假性动脉瘤的病因，且肿块有搏动性，伴收缩期杂音。

（2）卧床休息，避免不必要的搬动，减少对动脉瘤的刺激，降低破裂风险。

2. 患者，男，31岁，右大腿清创缝合术后2d，自觉右大腿肿胀明显伴疼痛，遂入院就诊，查体示：右大腿内侧近腘窝处可见一个长约2cm的皮肤伤口，已清创缝合，皮缘对合良好，右大腿中下段可触及一个搏动性肿块，范围7cm×6cm，皮肤张力较大，右侧足背动脉搏动减弱。

（1）采集病史重点了解（　　）

  A. 有无外伤史   B. 家族史

  C. 不良习惯   D. 有无服药史

（2）血管造影显示右侧股动脉中段内侧损伤合并假性动脉瘤形成，邻近右侧股静脉中段管腔受压、变扁，具备手术指征，该患者可采用的手术方式是（　　）

  A. 右股动脉假性动脉瘤切除＋股动脉修补术

  B. 右股动脉假性动脉瘤结扎术

  C. 右股动脉假性动脉瘤探查术

  D. 右股动脉假性动脉瘤栓塞术

（3）对该患者的护理措施不正确的是（　　）

  A. 患者卧床休息，减少不必要的活动

  B. 患者足背动脉搏动减弱且难以触及，可以不用观察

  C. 严密观察患者生命体征

  D. 观察患者症状，重视患者主诉，评估是否有疼痛加剧、出冷汗、脉搏加快、血压降低等情况，如果出现上述表现，应高度警惕瘤体破裂的可能。

答案：（1）A　（2）A　（3）B

解析：

（1）肿块呈搏动性，皮肤张力较大，同侧足背动脉搏动减弱，符合假性动脉瘤压迫血管导致肢端缺血的表现，针对假性动脉瘤的形成原因，注意采集相关病史。

（2）患者行右股动脉假性动脉瘤切除＋股动脉修补术。

（3）要严密观察患者的肢端血运，包括触摸足背动脉的搏动情况，观察患者的肢端皮色、皮温等，必要时行急症手术。

3. 患者，男，36岁，4h前与朋友打闹手掐颈部后，颈部呈渐进性肿胀，并伴有呼吸不畅，脸色紫绀。急诊入院，查体示：颈部肿胀约6cm×8cm，触诊有搏动性，听诊伴收缩期杂音，急查CT示：右侧颈动脉有破口，破口周围形成血肿，假性动脉瘤形成。

（1）下列处理措施中，该患者最先要处理的问题是（　　）

  A. 保持呼吸道通畅   B. 预防应用抗生素

C. 补充液体量 　　　　　　　　　　D. 预防应激性溃疡

（2）患者完善术前准备,于手术室行全身麻醉下右侧颈总动脉造影＋假性动脉瘤腔内治疗术,术后的重点观察内容是(　　)

A. 切口有无肿胀,患者呼吸是否通畅 　　B. 情绪是否稳定

C. 注意患者皮肤状况,预防压力性损伤 　　D. 患者饮食情况

（3）患者术后出现了声音嘶哑的原因最有可能是(　　)

A. 长时间未进水 　　　　　　　　　　B. 喉上神经损伤

C. 喉返神经损伤 　　　　　　　　　　D. 喉头水肿

答案:(1)A　(2)A　(3)C

解析:

(1)急救时首要先要保证患者的呼吸道通畅。

(2)患者术后并发症有切口皮下出血,出血过多压迫气管,导致患者呼吸不畅,所以颈部手术时床旁一般备气管切开包,供急需血管切开止血时使用,以解除呼吸道狭窄。

(3)喉返神经损伤会导致声音嘶哑;单侧喉上神经损伤会导致患者讲话的声调频率范围缩小,不能发高音;双侧喉上神经损伤表现为不能发高音,声音单调;喉头水肿一般由感染性和非感染性的慢性病以及过敏性疾病等原因导致,本例患者声音嘶哑最有可能是假性动脉瘤压迫喉返神经所致。

A4 型题(多选题)

1. 可用于假性动脉瘤的检查手段有(　　)

A. CTA 　　　　　　B. 彩色多普勒 　　　　　　C. 动脉造影

D. MRI 　　　　　　E. X 线透视检查

答案: ABCD

解析:假性动脉瘤在 ABCD 检查中均有特征性改变。X 线透视多应用于胸部(肺、心脏、纵隔等)、腹部、胃肠道及四肢外伤骨折等。

2. 假性动脉瘤的囊壁分层为(　　)

A. 外层为机化的纤维组织　B. 内层为机化的血栓 　　　C. 外层为外膜

D. 内层为内膜 　　　　　　E. 中层为中膜

答案: AB

解析:假性动脉瘤外层为机化的纤维组织,内层为机化的血栓,瘤壁无正常血管壁的三层结构,而完全由纤维结缔组织构成,其囊壁的这一特征是与真性动脉瘤的根本区别所在。

3. 假性动脉瘤的超声表现有(　　)

A. 收缩期杂音 　　　　　　　　　　B. 瘤颈部"双期双向"频谱

C. 瘤内形成红蓝相间的涡流 　　　　D. 舒张期杂音

E. 有明确囊壁回声

答案: ABC

解析:瘤颈部"双期双向"频谱为假性动脉瘤彩色多普勒超声检查的特征性表现。由于假性动脉瘤是动脉管壁被撕裂或穿破,血液自破口流出被动脉邻近的组织包裹而形成的血肿,彩色多普勒超声示收缩期高速多色彩色血流经破裂口进入瘤体,伴收缩期杂音且瘤内形成了红蓝相间的涡流,动脉瘤壁与主动脉壁不延续,由血栓和周围组织所构成,厚度和反射特征明

显异于正常的动脉壁。

4. 以下关于假性动脉瘤的认识中,正确的是( )

    A. 大多由动脉粥样硬化引起

    B. 主要由创伤引起

    C. 主动脉壁及瘤壁全层扩大

    D. 动脉管壁被撕裂或穿破,破裂口周围形成搏动性血肿

    E. 瘤壁由血管壁构成

答案:BD

解析:ACE是真性动脉瘤的特点。

四、名词解释

假性动脉瘤

答案:假性动脉瘤(false aneurysm or pseudoaneurysm)是由于动脉壁破裂,血液流出至动脉外被动脉周围组织包裹,瘤腔与动脉腔相通,瘤壁无主动脉壁的全层结构。假性动脉瘤的瘤壁由周围被压缩的组织和反应性增生的纤维结缔组织形成,而非动脉壁。病因可以是锐性物刺伤、感染或者动脉吻合口裂开。

五、问答题

假性动脉瘤的手术治疗方式有哪几种?

答案:①动脉瘤切除及动脉对端吻合术;②动脉瘤切除及血管移植术;③动脉瘤切除及近、远侧动脉结扎术;④动脉瘤腔内修补术;⑤动脉瘤两端动脉结扎、自体静脉解剖位外旁路移植、瘤腔引流术。

六、案例分析

患者,男,40岁。主诉10d前吃鱼时不慎卡伤咽喉部,感胸痛,发热1d,最高体温39℃,急行主动脉CTA检查,结果示:主动脉弓假性动脉瘤,假性动脉瘤位于主动脉弓部,主动脉弓破口位置紧邻左锁骨下动脉后壁,遂于2015年12月24日急诊收入血管外科,并于当日急诊在全身麻醉下行主动脉覆膜支架腔内修复术+左锁骨下动脉覆膜支架植入术。

问题:

(1)作为责任护士,你认为该患者主动脉弓假性动脉瘤的病因是什么?

(2)该患者为何要行急诊手术治疗?

(3)为预防该患者术前主动脉假性动脉瘤瘤体破裂,应采取哪些护理措施?

答案:

(1)该患者是鱼刺穿透食管引起继发感染,使主动脉弓血管壁坏死糜烂,形成假性动脉瘤。

(2)若不行急诊手术,可能因假性动脉瘤破裂大出血而导致死亡。

(3)为避免瘤体破裂,使患者能安全接受治疗,应采取以下护理措施。

①一般指导:绝对卧床休息,保持环境安静,尽量床旁完成所有检查,避免不必要的搬动。术前指导患者戒烟,预防感冒,控制上呼吸道感染至关重要,因剧烈而频繁的咳嗽及喷嚏可造成胸腔压力上升,增加瘤体破裂的危险性。

②积极心理护理:主动关心患者,评估患者的思想动态及对疾病的认知,根据评估结果有

针对性地介绍主动脉假性动脉瘤的原因和危害；避免患者情绪激动，必要时使用镇静药。

③感染的监控：感染性假性动脉瘤患者常伴有低热、盗汗等临床症状，应动态观察体温的变化。该患者有继发感染伴体温高，护士应每 4~6h 测体温一次，并根据发热程度采取不同的降温方法。寒战时抽血培养加药敏试验，根据医嘱采取物理降温的同时，选用相应的抗生素积极抗感染治疗。

④控制血压和心率：持续心电监护，严密观察生命体征的变化，遵医嘱应用硝普钠、地尔硫䓬等药物控制血压在 90~110/60~70mmHg，心率 60~70 次 /min，减轻血流对动脉瘤的冲击力。

⑤疼痛的护理：患者由于鱼刺异物引起局部感染、炎性水肿、动脉瘤压迫等导致胸痛，若出现突发瘤体部位疼痛常提示为破裂前的征象，应及时通知医生，密切注意患者心率、血压、意识情况，观察瘤体部位是否有膨隆。教会患者疼痛时自我护理的方法，如做深呼吸运动、听音乐等，并对患者胸痛进行评分，动态评估疼痛的性质、范围、持续时间。必要时给予哌替啶注射液治疗。

⑥保持大便通畅：因患者禁食，应当根据患者病情补液，必要时遵医嘱给予缓泻剂。

⑦病情观察：注意观察患者的症状及体征，重视患者主诉，遵医嘱合理应用镇静药物。若出现疼痛加剧、面色苍白、出冷汗、脉搏加快、血压下降等现象，应考虑有瘤体破裂的可能，须立即通知医生，做好抢救准备。

（齐加新）

第四节 颈动脉体瘤

一、填空题

1. 颈动脉体瘤起源于颈动脉体，是一种少见的_____肿瘤。

答案：化学感受器

解析：颈动脉体瘤由颈动脉体增生衍变而来，属化学感受器瘤，多为良性，恶性颈动脉体瘤少见。

2. 颈动脉体瘤的主要表现为_____。

答案：颈部下颌角下方无痛性肿块

解析：颈动脉体瘤主要表现为颈部下颌角下方无痛性肿块，多数生长缓慢，发生恶变或瘤体内变性者，短期可迅速增大。可出现局部压迫症状，如压迫颈总动脉或颈内动脉出现头晕、耳鸣、视物模糊甚至晕厥等脑缺血症状，压迫喉返神经出现声音嘶哑、呛咳，压迫舌下神经出现伸舌偏斜，压迫交感神经出现 Horner 综合征，压迫气管出现呼吸困难等。

3. 根据颈动脉体瘤与_____的关系，可以将颈动脉体瘤分为三种类型。

答案：颈动脉

解析：根据颈动脉体瘤与颈动脉的关系，可以将颈动脉体瘤分为三种类型。分为 Shamblin Ⅰ型、Ⅱ型和Ⅲ型。

4. 颈动脉化学感受器和主动脉化学感受器都属于_____。

答案：外周化学感受器

解析：颈动脉化学感受器和主动脉化学感受器都属于外周化学感受器，负责感受血氧、血二氧化碳与氢离子水平的变化。

5. 颈动脉体瘤的首选治疗方法为_____。

答案：手术治疗

解析：颈动脉体瘤血供丰富，与重要血管神经关系密切，手术并发症较多，一旦诊断，仍以手术治疗为首选，并推荐尽早手术，以免肿瘤恶变、转移或长大后难以切除。

二、判断题

1. Shamblin Ⅱ型是指颈动脉体瘤与血管壁无明显粘连，能够完整剥离而对血管壁未造成破坏。

答案：错误

解析：Shamblin Ⅱ型颈动脉体瘤与血管壁部分粘连或包裹，尚能完整切除。

2. 颈动脉体瘤切除术后饮水呛咳可能是出现了神经损伤。

答案：正确

解析：神经损伤是颈动脉体瘤切除术后最常见的并发症。饮水呛咳可能是因为手术过程误伤了喉上神经，喉上神经分为内侧支和外侧支，误伤内侧支时会出现饮水呛咳的现象。

3. 颈动脉体瘤切除术后最严重的并发症为脑梗死。

答案：正确

解析：脑梗死为颈动脉体瘤切除术后一种极为严重的手术并发症，若术中阻断颈动脉时间过长，可引起脑细胞缺氧、动脉血栓形成、再灌注损伤以及远端动脉微小栓塞等情况，导致术后发生偏瘫或昏迷。

4. 颈动脉体瘤一般为良性肿瘤，不会发生恶性病变。

答案：错误

解析：绝大多数颈动脉体瘤为良性，少数恶性，组织学检查与是否良恶性不完全一致，组织学恶性，临床也为恶性；组织学良性者，可能临床表现为局部浸润和远处转移等恶性表现。若发现甲状腺、肺、肾和乳腺等远处转移病灶，可确诊为恶性颈动脉体瘤。

5. 颈动脉体瘤的主要发病机制为缺氧和遗传。

答案：正确

解析：目前对颈动脉体瘤病因学的研究主要集中在两个方面：缺氧机制和遗传因素。

三、选择题

A1型题（单选题）

1. 关于颈动脉体瘤以下说法错误的是（　　）

　A. 颈动脉体瘤是一种化学感受器肿瘤

　B. 根据其形态可分为局限型、部分包裹型和包裹型

　C. 颈动脉体瘤是富含血供的肿瘤

　D. 颈动脉体瘤手术并发症最严重的是脑卒中

　E. 组织学检查可鉴别其良恶性

答案：E

解析：颈动脉体瘤组织学检查与是否良恶性不完全一致，组织学恶性，临床也为恶性；组织学良性者，可能临床表现为局部浸润和远处转移等恶性表现。若发现甲状腺、肺、肾和乳腺等远处转移病灶，可确诊为恶性颈动脉体瘤。

2. 颈动脉体瘤切除术后出现声带麻痹或固定,主要是术中损伤了(　　)

    A. 面神经　　　　　　　　B. 迷走神经　　　　　　　C. 交感神经

    D. 舌下神经　　　　　　　E. 以上都不是

答案:B

解析:迷走神经在颈部、胸部、腹部都有多条重要分支,分别加入咽丛、心丛、肺丛、食管丛、肝丛、腹腔丛等,参与体内重要器官的功能调节。颈部最重要的分支是喉上神经和喉返神经,喉上神经含特殊内脏运动纤维,支配环甲肌,喉返神经支配除环甲肌以外的全部喉肌并分布于声门裂以下的喉黏膜。

3. 颈动脉体瘤切除术后发生舌偏斜,主要是术中损伤了(　　)

    A. 面神经　　　　　　　　B. 迷走神经　　　　　　　C. 交感神经

    D. 舌下神经　　　　　　　E. 以上都不是

答案:D

解析:舌下神经系第 12 对脑神经。检查时嘱患者伸舌,注意观察有无伸舌偏斜,舌肌萎缩及肌束颤动。单侧舌下神经麻痹时伸舌舌尖偏向患侧,舌下神经核上性病变时,伸舌舌尖偏向病灶对侧。双侧麻痹者则不能伸舌。

4. 颈动脉三角内部不应包括(　　)

    A. 颈动脉及其分支　　　　B. 颈动脉窦及颈动脉体　　C. 舌下神经

    D. 舌咽神经　　　　　　　E. 迷走神经

答案:D

解析:颈动脉三角内有颈内静脉及其属支、颈总动脉及其分支、舌下神经及其降支、分支、副神经以及部分颈深淋巴结等。

5. 颈动脉体瘤切除术后常见的并发症是(　　)

    A. 窒息　　　　　　　　　B. 神经损伤　　　　　　　C. 脑梗死

    D. 出血　　　　　　　　　E. 脑水肿

答案:B

解析:神经损伤是颈动脉体瘤术后常见的并发症,发生率为 32%~44%。因术中分离肿瘤时,手术牵拉舌下神经、迷走神经及喉返神经等,患者会出现伸舌偏移、饮水呛咳、声音嘶哑等暂时性的神经症状,一般术后短期内均可恢复。

6. 颈动脉体瘤最典型的体征是(　　)

    A. Fontaine 征　　　　　　B. Horner 综合征　　　　　C. 雷诺综合征

    D. Takayasu 征　　　　　　E. 6P 征

答案:A

解析:Fontaine 征:扪诊颈部肿块附着于颈动脉分叉,肿块可垂直于颈动脉方向移动,但不沿颈动脉方向移动。

A2 型题(单选题)

患者,女,55 岁,患者主诉发现左颈部无痛性肿块 3 年余,并逐渐增大。查体可见肿块位于左颈部下颌角下方,长轴与血管走行一致。外院 CTA 示:左侧颈总动脉、颈内动脉及颈外动脉分叉部见一类梭形软组织肿块影,边界清楚,密度均匀,分叉部角度增大,诊断为(　　)。

    A. 颈动脉瘤　　　　　　　B. 颈动脉狭窄　　　　　　　C. 动静脉瘘

D. 动脉假性动脉瘤　　　　E. 颈动脉体瘤

答案：E

解析：根据临床表现与影像学检查可以诊断颈动脉体瘤。该患者颈部无痛性肿块，且具有典型的 Fontaine 征；同时该患者 CTA 结果清晰地显示了瘤体与颈动脉的关系。因此，可以初步诊断该患者为颈动脉体瘤。

A3 型题（单选题）

患者，女，43 岁，患者主诉发现左颈部无痛性肿块 3 年余，并逐渐增大来院就诊，护理查体：患者无明显消瘦，无发热，精神可。双侧颈动脉和桡动脉搏动均正常，左侧颈部下颌角下方可见 3cm×2cm 肿块，触之较硬，未触及明显震颤感，听诊可闻及轻微血管杂音。

（1）该患者可能患有（　　）

　　A. 颈动脉瘤　　　　　　　　B. 颈动脉体瘤

　　C. 慢性淋巴结炎　　　　　　D. 颈部淋巴瘤

（2）该患者此时应做什么检查确诊（　　）

　　A. X 线片　　　　　　　　　B. B 超

　　C. MRI　　　　　　　　　　D. CTA

答案：（1）B　（2）D

解析：

（1）颈动脉瘤为搏动性肿物；慢性淋巴结炎为局限性淋巴结肿大，有疼痛及压痛，一般直径不超过 2~3cm，抗感染治疗后会缩小；淋巴瘤多为恶性，常伴有消瘦、发热等症状。

（2）颈动脉体瘤的相关检查中，B 超常提示颈部血运丰富的肿块，具有诊断准确率较高、无创、可重复、费用低等优点。CT 及 MRI 表现为颈动脉分叉部与血管粘连、包裹的肿物。CTA 的准确率可与 DSA 相当，通过血管三维重建成像技术还可以提供肿瘤与周围组织的空间关系，具有创伤小、风险低、费用低、操作简便等优点。而 X 线片检查则不作为颈动脉体瘤的常规检查。

A4 型题（多选题）

1. 颈动脉体瘤切除术后的并发症主要有（　　）

　　A. 脑水肿　　　　　　B. 脑梗死　　　　　　C. 脑部血管出血

　　D. 神经损伤　　　　　E. 窒息

答案：BDE

解析：神经损伤是颈动脉体瘤切除术后常见并发症，由于术中牵拉及神经与肿瘤的位置邻近等原因，神经损伤难以避免。而术中阻断颈内动脉时间较长会造成同侧脑组织缺血、缺氧，术中脑血管痉挛或术后抗凝不足等原因均易引起脑梗死。术后颈部伤口出血易造成血肿压迫窒息，危及生命。这些都是颈动脉体瘤切除术后的主要并发症。

2. 关于颈动脉体瘤的临床表现，正确的是（　　）

　　A. 肿瘤小时可无症状　　B. 颈部无痛性肿块　　C. 声嘶

　　D. 阿 - 斯综合征　　　　E. 视觉障碍

答案：ABCD

解析：一般早期无自觉症状，仅为缓慢生长的肿块，当肿瘤增大可出现相应压迫症状。少数病例为恶性颈动脉体瘤,肿瘤压迫浸润周围神经,可出现声音嘶哑,喝水呛咳(迷走神经受侵犯)及舌下神经受侵引起舌下神经麻痹所致舌肌萎缩,舌运动受限。迷走神经受压严重者,还可伴有眩晕和阿-斯综合征(Adams-Stokes syndrome)。

3. 颈动脉体瘤患者围手术期的主要护理问题有( )

A. 疼痛   B. 潜在并发症:窒息   C. 潜在并发症:脑神经损伤

D. 体温过高   E. 潜在并发症:高血压

答案:ABC

解析:一般早期无自觉症状,仅为缓慢生长的肿块,当肿瘤增大可出现相应压迫症状,包括颈部或耳部疼痛、吞咽困难、颈动脉窦综合征等,并会引起脑神经损伤甚至窒息等。

四、名词解释

1. 颈动脉体瘤

答案:颈动脉体瘤(carotid body tumor, CBT)是颈部一种少见的化学感受器肿瘤,也称副神经节瘤,起源于颈动脉体,临床上较少见。

2. 化学感受器

答案:是感受机体内、外环境化学刺激感受器的总称。化学感受器多分布在鼻腔和口腔黏膜、舌部、眼结合膜、生殖器官黏膜、内脏壁、血管周围以及神经系统某些部位。

五、问答题

简述颈动脉体瘤与颈动脉瘤的区别。

答案:具体见下表:

	颈动脉体瘤	颈动脉瘤
定义	颈动脉体内的细胞变异而生长的肿瘤	颈动脉局部增粗形成的瘤样扩张
部位	位于颈前三角区,甲状软骨上缘,舌骨水平,相当于颈总动脉分叉处	发生在颈总动脉、颈内动脉、颈外动脉及其分支
症状	活动性肿块,可扪及搏动和闻及血管杂音	有明显的搏动及杂音,少数肿块因瘤腔内被分层的血栓堵塞,搏动减弱或消失
病因	慢性缺氧,遗传	动脉硬化,细菌感染,创伤等
分类	Ⅰ型、Ⅱ型、Ⅲ型	真性动脉瘤,假性动脉瘤,夹层动脉瘤

六、案例分析

患者,男,50岁,因"无意间发现左颈部包块2个多月"入院,入院查头颈部CTA:左颈总动脉分叉处占位,大小约5.0cm×4.0cm×3.0cm,左颈内动脉受压明显,考虑颈动脉体瘤。完善各种检查后,患者在全麻下行左侧颈动脉体瘤切除术。

(1)术后4h,患者主诉胸闷,查体发现左颈部肿胀、触之发硬、气管右偏。患者为什么会出现上述症状,应如何处理?

(2)术后第1d,患者出现嘴角右偏、言语不清的症状,请问患者为什么会出现该症状?观察要点有哪些?

答案:

（1）术后患者主诉胸闷,并伴有左颈部肿胀、触之发硬、气管右偏,心电监护同时会监测到血氧饱和度下降,这时,应高度怀疑发生了颈部切口深部出血引起血肿。

处理:立即给予高流量吸氧,报告医生,并配合医生做好伤口切开或气管切开的紧急处置。出血是颈动脉体瘤切除术后致命的并发症。若术侧出血压迫气道将导致呼吸困难甚至窒息,危及生命。因此,护士应密切观察伤口敷料有无渗血、渗液,观察患者颈部引流是否通畅及引流情况,观察患者的面色及呼吸、血氧饱和度等情况。为了避免窒息的发生,挽救患者生命,床旁应备气管切开包及负压吸引装置,一旦发生血肿压迫气管,应进行紧急床旁切开引流,必要时进行气管切开。

（2）该患者出现嘴角歪斜、言语不清的症状,应高度怀疑患者发生了缺血性脑卒中。缺血性脑卒中为颈动脉体瘤一种极为严重的手术并发症,若颈动脉体瘤术中阻断动脉时间过长,可引起脑细胞缺氧、动脉血栓形成、再灌注损伤以及远端动脉微小栓塞等情况,皆可能导致术后缺血性脑卒中的发生。

观察要点:严密监测患者术后的生命体征、肌力及意识情况,尤其是术后72h,应每小时评估患者的肌力,监测其意识水平及语言功能。若患者出现一侧肢体肌力下降或偏瘫、口角歪斜、言语不清、失语,甚至意识障碍等神经功能损害症状时,应高度怀疑发生术后脑梗死,须立即报告医生并配合对症处理。

（沈谢冬）

第五节 颈 动 脉 瘤

一、填空题

1. 颈动脉瘤主要指发生在颈总、颈内、颈外动脉及颈总动脉分叉处的动脉瘤,其中_____最常见。

答案:颈总动脉分叉处

解析:颈动脉瘤主要指发生在颈总、颈内、颈外动脉及颈总动脉分叉处的动脉瘤,其中颈总动脉分叉处最常见,其次为颈内动脉颅外段,颈外动脉瘤少见。

2. 真性颈动脉瘤多由_____引起。

答案:动脉粥样硬化

解析:动脉粥样硬化是真性动脉瘤的最常见原因;损伤、感染、炎症引起的动脉瘤以假性动脉瘤居多;夹层动脉瘤由先天性动脉囊性中层病变引起。

3. 颈动脉瘤压迫_____可引起同侧肢体麻木、疼痛、无力和感觉障碍。

答案:臂丛神经

解析:由颈动脉瘤压迫周围神经和静脉以及邻近器官出现相应症状,颈动脉瘤压迫臂丛神经可引起同侧肢体麻木、疼痛、无力和感觉障碍。

二、判断题

1. 颈动脉瘤压迫喉返神经可出现声音嘶哑。

答案:正确

解析：由于动脉瘤压迫周围神经和静脉以及邻近器官出现相应症状，颈动脉瘤压迫喉返神经可引起一侧声带麻痹，出现声音嘶哑。

2. 颈动脉瘤压迫喉返神经引起误咽和呛咳。

答案：错误

解析：动脉瘤压迫周围神经和静脉以及邻近器官时可出现相应症状，颈动脉瘤压迫喉上神经可引起误咽和饮水呛咳。

3. 颈动脉瘤病变一般为单发性。

答案：正确

解析：颈动脉瘤病变一般为单发性，呈现单侧囊性病变。

三、选择题

A1 型题（单选题）

1. 颈动脉瘤最典型的临床表现是（   ）

    A. 疼痛   B. 周围组织红肿   C. 颈部搏动性肿块

    D. 瘤体破裂   E. 压迫症状

答案：C

解析：搏动性肿块和杂音是动脉瘤最典型的临床表现，肿块表面光滑，触诊时具有膨胀性而非传导性搏动，且与心脏搏动一致，可伴有震颤和收缩期杂音。

2. 颈动脉瘤压迫颈交感神经可引起（   ）

    A. 霍纳综合征   B. 声音嘶哑   C. 皮温下降

    D. 浅静脉怒张   E. 吞咽困难

答案：A

解析：动脉瘤压迫周围神经和静脉以及邻近器官可出现相应症状，颈动脉瘤压迫颈交感神经可出现同侧眼睑下垂、眼球下陷、睑裂狭窄、瞳孔缩小、同侧面、颈部和上肢无汗、皮温升高等表现，称为霍纳综合征。

3. 颈动脉瘤腔内附壁血栓或硬化斑块碎片脱落时可出现（   ）

    A. 远端组织急性缺血   B. 巨大肿块   C. 脑梗死、偏瘫或死亡

    D. 上肢水肿   E. 呼吸困难

答案：C

解析：动脉瘤腔内附壁血栓或硬化斑块碎片脱落可造成远端动脉栓塞，出现动脉栓塞的相应临床表现，例如发生在颈动脉瘤时可出现脑梗死、偏瘫或死亡。

A2 型题（单选题）

1. 患者，男，65 岁，既往高血压病史 20 年，入院颈部可触及扩张性搏动性肿块，可伴有震颤和收缩期杂音，压迫颈总动脉后肿块消失，应考虑为（   ）

    A. 颈动脉瘤   B. 颈动脉炎性疾病   C. 先天性颈动脉中层缺陷

    D. 颅内动脉瘤   E. 颈部血栓

答案：A

解析：搏动性肿块和杂音是动脉瘤最典型的临床表现，肿块表面光滑，触诊时具有膨胀性而非传导性搏动，且与心脏搏动一致，可伴有震颤和收缩期杂音。当压迫阻断近端静脉时，肿

物可缩小,搏动、震颤及杂音均可明显减轻或消失。

2. 患者,女,40岁,超声检查发现,右下颌角下方,胸锁乳突肌内侧深部的颈总动脉分叉处5cm×3cm大小低回声包块,边界清楚,规整,包块造成颈内及颈外动脉向两侧推移。包块内部有较丰富的动静脉血流,并可见颈外动脉的分支进入包块内,此超声表现提示患者可能存在( )

    A. 颈神经纤维瘤   B. 颈神经鞘瘤   C. 颈交感神经鞘瘤

    D. 颈动脉瘤   E. 颈动脉体瘤

答案:E

解析:颈动脉体瘤是发生于颈动脉小体的肿瘤,体积较小时位于颈总动脉分叉处的外鞘内,体积较大时围绕于颈总、颈内与颈外动脉周围,为实性包块,动脉造影见颈总动脉向浅侧移位,颈内和颈外动脉分开,肿瘤血管丰富且与颈内或颈外动脉交通,它明显不同于其他血管疾病表现的血管壁膨出。颈动脉瘤主要症状是患侧颈部可触及膨胀性、搏动性肿块,可有压迫症状,如声音嘶哑、进食呛咳、呼吸困难等,肿块处有时可闻及收缩期杂音。

3. 患者,男,30岁,1个月前发生颈部刀刺伤,今日因颈部包块来院就诊,颈部包块处可触及搏动性肿块,生命体征正常,入院诊断为颈动脉瘤,患者最可能是( )

    A. 真性颈动脉瘤   B. 假性颈动脉瘤   C. 夹层颈动脉瘤

    D. 感染性颈动脉瘤   E. 先天性颈动脉瘤

答案:B

解析:动脉粥样硬化是真性动脉瘤的最常见原因,损伤、感染、炎症引起的动脉瘤以假性动脉瘤居多。

A3型题(单选题)

患者,男,30岁,入院诊断为颈动脉瘤,入院时生命体征:血压170/80mmHg,脉搏88次/min,呼吸22次/min。

(1)术前护士应指导患者选取的体位或活动范围是( )

    A. 适当限制下床活动   B. 避免患侧卧位及突然或过度转颈

    C. 半卧位   D. 绝对卧床

(2)作为责任护士,观察内容不包括( )

    A. 患者有无肢体疼痛或水肿

    B. 患者有无感觉异常

    C. 患者有无头昏、头痛、眼花等脑缺血症状

    D. 患者有无运动障碍

(3)认为该患者目前首要处理问题为( )

    A. 控制血压   B. 绝对卧床

    C. 保持心情舒畅   D. 进一步完善术前检查

答案:(1)B (2)A (3)A

解析:

(1)颈动脉瘤患者避免患侧卧位及突然或过度转颈,防止瘤体破裂。

(2)动脉瘤腔内附壁血栓或硬化斑块碎片脱落可造成远端动脉栓塞,出现动脉栓塞的相应临床表现,例如发生在颈动脉瘤时可出现一过性脑缺血、偏瘫或死亡。颈动脉瘤术前应观

察患者有无头昏、头痛、眼花等脑缺血症状,有无附壁血栓脱落引起的感觉异常、运动障碍等脑梗死症状。

(3)动脉瘤合并高血压者,应适当控制血压,避免血压骤升骤降导致瘤体破裂。

A4 型题(多选题)

1. 假性颈动脉瘤的常见病因有( )

    A. 动脉粥样硬化　　　　　B. 损伤　　　　　　　　　C. 感染

    D. 炎症　　　　　　　　　E. 先天性动脉中层缺陷

答案: BCD

解析: 周围动脉瘤病因复杂,动脉粥样硬化是真性动脉瘤的最常见原因,损伤、感染、炎症引起的动脉瘤以假性动脉瘤居多。

2. 颈动脉瘤的辅助检查包括( )

    A. B超　　　　　　　　　　B. 血液化验　　　　　　　C. CTA

    D. DSA　　　　　　　　　　E. MRA

答案: ACDE

解析: 动脉瘤检查项目包括超声检查、CTA、MRA 检查、DSA。

四、名词解释

Horner 综合征

答案: 当颈动脉瘤压迫颈交感神经时,可产生同侧眼睑下垂、眼球下陷、睑裂狭窄、瞳孔缩小、同侧面、颈部和上肢无汗、皮温升高等表现,又称霍纳综合征。

五、案例分析

患者,男,65 岁,因颈部搏动性肿块就诊,入院生命体征平稳,既往高血压病史 20 余年,诊断为颈动脉瘤,遵医嘱测血压 3 次 /d,住院后睡眠差,今日晨起血压为 180/100mmHg,你认为该患者目前首要问题是什么? 如何预防?

答案: 首先要预防颈动脉瘤体破裂。预防处理措施如下:

(1)严密监测患者生命体征变化,尤其是血压和心率的变化,遵医嘱使用降压药,以减少动脉瘤破裂的可能。

(2)嘱患者注意休息,避免情绪激动诱发瘤体破裂而大出血。

(3)嘱患者避免突然的动作,减少或避免引发出血的诱因。

(4)向患者宣教预防感冒的重要性,防止突然剧烈咳嗽、打喷嚏等引起颈动脉血管压力升高。

(5)嘱患者进食高纤维素易消化的食物,保持大便通畅。

(6)保证充足的睡眠,必要时按医嘱睡前服用镇静催眠药。

(7)备好抢救用物及药品,随时准备抢救。

(王 洋)

第六节 颈动脉狭窄

一、填空题

1. 颈动脉内斑块脱落,会引起_____,出现_____、_____、_____等缺血性卒中表现。

答案: 脑梗死;黑矇;肢体活动障碍;一过性晕厥

解析: 颈动脉内斑块脱落,顺着动脉血液循环的方向到了脑动脉,引起脑梗死,出现缺血性脑卒中表现,表现为头痛、头昏、眩晕、恶心、呕吐、运动性和/或感觉性失语甚至昏迷,饮水呛咳和吞咽困难,肢体偏瘫或轻度偏瘫、偏身感觉减退、步态不稳、肢体无力、大小便失禁等。脑缺血表现为耳鸣、视物模糊、头晕、头痛、记忆力减退、嗜睡或失眠、多梦。短暂性脑缺血发作如眩晕、黑矇,重者可有发作性昏厥甚至偏瘫、失语、昏迷。

2. 颈动脉狭窄致 TIA 发作时,可出现_____一过性黑矇或失明。

答案: 病变侧单眼

解析: 颈动脉狭窄致眼动脉交叉瘫,表现为病变侧单眼一过性黑矇或失明。

3. 颈动脉重度狭窄患者行颈动脉内膜剥脱术(CEA)后易出现并发症_____,导致脑水肿,甚至脑出血。

答案: 脑高灌注综合征

解析: 由于颈动脉重度狭窄手术后脑部血流增加,可出现脑高灌注综合征,导致脑水肿症状,表现为同侧头痛、恶心、呕吐、不同程度的意识状态改变。

4. 颈动脉狭窄患者行颈动脉内膜剥脱术(CEA)后,患者若无其他并发症,血压一般控制在收缩压_____,舒张压_____。

答案: ≤ 140mmHg; ≤ 90mmHg

解析: 由于颈动脉狭窄手术后脑部血流增加,可出现高灌注综合征,导致脑水肿而致头痛、脑出血。因此,术后需严格控制血压,严密观察患者头痛、意识情况,必要时脱水治疗减轻脑水肿。根据 2014 年版美国心脏协会和美国卒中协会发布的《脑卒中及短暂性脑缺血发作的二级预防指南》,为预防脑卒中复发和其他血管事件,推荐控制收缩压为 90~140mmHg,舒张压为 60~90mmHg。

5. 导致中、老年患者颈动脉狭窄的主要病因是_____。

答案: 动脉粥样硬化

解析: 颈动脉狭窄的病因 90% 为动脉硬化性闭塞症,其余 10% 包括纤维肌性发育不良、头臂型多发性大动脉炎、外部压迫、创伤性闭塞、炎性血管病、放射性血管炎及淀粉样变性等。

6. 脑梗死 24h 后头颅 CT 常呈_____,发病 2h 内 MRI 可准确显示缺血组织的部位及范围。

答案: 低密度影

解析: ①高密度,病灶的密度高于正常组织的密度称高密度,常见于钙化、出血、实体肿块等;②低密度,病灶的密度低于正常组织的密度称低密度,常见于脑梗死、水肿、脂肪液化、坏死等;③等密度,病灶的密度与正常组织密度相同或相似称等密度。常见于血肿吸收期、肿瘤、炎性肿块等。

7. 无症状性颈动脉狭窄是指既往_____个月内无颈动脉狭窄所致的短暂性脑缺血发作、卒中或其他相关神经症状,只有头晕或轻度头痛的临床表现视为无症状性颈动脉狭窄。

答案:6

解析:根据 2017 年中华医学会外科分会血管外科学组发表在中华血管外科杂志的《颈动脉狭窄诊疗指南》对无症状性颈动脉狭窄的定义为:无症状性颈动脉狭窄是指既往 6 个月内无颈动脉狭窄所致的短暂性脑缺血发作、卒中或其他相关神经症状,只有头晕或轻度头痛的临床表现视为无症状性颈动脉狭窄。

二、判断题

1. 吞咽障碍患者进食时给予半坐卧位,选择半流质或糊状的黏稠食物,每次少量进食,提供充足的进餐时间,进食后即可取平卧位。

答案:错误

解析:吞咽障碍患者,进食后保持原体位至少 30min,以防食管反流造成误吸,所以进食后即可取平卧位是错误的。

2. 患者 3 个月内有颅内出血,彩超示右侧颈动脉狭窄 > 70%,为防止脑梗死的发生,入院行颈动脉内膜剥脱术(CEA)。

答案:错误

解析:根据 2017 版颈动脉狭窄诊治指南:12 个月内颅内自发出血的患者禁忌行颈动脉内膜剥脱术(CEA)。

3. TIA 发作短则数分钟,长则半小时,一般 24h 内完全恢复。

答案:正确

解析:症状性颈动脉狭窄的临床表现主要与血管狭窄导致的脑缺血相关,据发病的时间特点可以分为短暂性脑缺血发作(TIA)及脑卒中,而这两者的主要区别在于患者的缺血症状是否可在 24h 内完全缓解。24h 内可以完全缓解的为 TIA,而不能完全缓解的为脑卒中。

4. TIA 发作不会引起脑细胞的坏死。

答案:错误

解析:较短的 TIA 发作通常会在几分钟内缓解,一般不会对大脑神经系统造成永久性损害。但是持续数小时的较长时间的 TIA 发作会引起脑细胞的坏死。

5. 颈动脉狭窄的患者,行颈动脉支架植入后,支架刺激颈动脉压力感受器,经吞咽神经、交感神经传导到相应神经中枢,反射性引起心率减慢,心肌收缩力减弱及血管扩张。

答案:错误

解析:由于颈动脉支架植入后,对植入部位血管壁产生缓慢持续的压力,当动脉窦部压力感受器感受到压力,兴奋压力感受器,经舌咽神经、迷走神经传导到相应神经中枢,反射性引起心率减慢、心肌收缩力减弱及血管舒张。

6. TIA 是缺血性脑卒中的一种类型。

答案:错误

解析:缺血性脑卒中(通常简称脑卒中)是指在任何脑部缺血性损伤导致临床上出现神经系统损害持续超过 24h,甚至临床症状很轻微,但若超出 24h 也属于脑卒中。神经系统损伤的严重程度并不能作为诊断脑卒中的依据,只有损伤持续超过 24h 方可诊断为脑卒中。TIA(短暂性脑缺血发作)是指临床上出现神经系统损害,但是在 24h 之内完全缓解,且无论神经损害有多严重或持续时间有多长。

7. 颈动脉粥样硬化斑块多为对称性的。

答案: 错误

解析: 颈动脉硬化斑块多由于长期吸烟、高血压、高脂血症等引起,为非对称性。

三、选择题

A1 型题(单选题)

1. 以下哪项是多巴胺的作用( )

    A. 促进腺体分泌   B. 松弛平滑肌   C. 收缩血管

    D. 降低血压   E. 减慢代谢

答案: C

解析: 多巴胺的作用主要包括:兴奋心脏、收缩和舒张血管、升高血压、扩张支气管和促进代谢。

2. 下列描述颈动脉窦压力感受器正确的是( )

    A. 参与内分泌调节

    B. 是人体最大的副神经节

    C. 颈动脉窦压力感受器受刺激会引起呼吸加快,心跳加快

    D. 颈动脉窦压力感受器主要参与循环调节

    E. 颈动脉窦压力感受器主要参与呼吸调节

答案: B

解析: 颈动脉窦压力感受器属于外周化学感受器,颈动脉窦压力感受器反射是动脉血压在生理范围内波动时最敏感的一种压力调节反射,对维持动脉血压的稳定有非常重要的意义。

3. 颈动脉术后常用抗血小板药物正确的是( )

    A. 阿司匹林   B. 利伐沙班   C. 华法林

    D. 低分子肝素钙注射液   E. 阿托伐他汀

答案: A

解析: 抗血小板和抗凝治疗推荐使用的抗血小板药物包括阿司匹林、氯吡格雷等。低剂量阿司匹林(75~150mg/d)可以获得与高剂量相同的疗效。颈动脉内膜剥脱术(CEA)后如果没有出血等并发症,推荐至少使用阿司匹林。阿司匹林联合氯吡格雷可降低心血管事件的发生率,应警惕出血风险。

4. 血管活性药物使用注意事项( )

    A. 现配现用   B. 使用微量泵控制入量   C. 停药应逐渐减量

    D. 应从低浓度开始   E. 以上都对

答案: E

解析: 血管活性药物使用注意事项:①选择适当的注射部位:选择血管较直,容易固定,便于观察又不影响活动的部位,最好使用中心静脉输注;微量泵放在适宜的地方,既不影响患者及治疗活动又便于观察。②严格无菌操作:药液应现配现用,充分混匀,各环节连接紧密,每 24h 更换 1 次延长管,注射器随用随换;更换药液过程宜动作迅速,以免因药物浓度变化而

影响疗效。③观察输液部位有无渗漏、肿胀、肢体颜色,观察血管走向有无条索状红线;观察输液泵的工作是否正常,发现异常应及时处理。④使用血管活性药物应注意从低浓度开始,用药期间严密监测血压、心率和心律的变化,根据血压、心率和心律的情况调整注射速度,确保药物应用的有效剂量。

5. ( )是颈动脉狭窄非手术治疗的核心内容
    A. 抗血小板聚集治疗   B. 戒烟酒   C. 饮食治疗
    D. 定期随访   E. 增加锻炼

答案: A

解析: 抗血小板聚集治疗是颈动脉狭窄患者非手术治疗的核心内容,无禁忌证者,无论手术与否都应给予抗血小板聚集药物。目前常用的抗血小板聚集药物包括阿司匹林和氯吡格雷。与单用阿司匹林相比,阿司匹林联合氯吡格雷虽能更有效地抗血小板聚集,但也增加了出血的风险。

6. 颈动脉狭窄根据颈动脉粥样硬化病变程度,分为四级,中度狭窄为( )
    A. 小于 25%   B. 小于 50%   C. 50%~69%
    D. 50%~79%   E. 79%~99%

答案: C

解析: 目前颈动脉狭窄主要有北美症状性颈动脉狭窄内膜剥脱术研究和欧洲颈动脉外科研究,临床上多采用北美症状性颈动脉狭窄内膜剥脱术研究的分法,以 30%、70%、99% 作为分界线,将颈动脉狭窄分为轻度狭窄、中度狭窄、重度狭窄和闭塞四级。一般情况下,0~29% 为轻度狭窄,30%~69% 为中度狭窄,70%~99% 为重度狭窄,99% 以上为闭塞。

7. 颈动脉狭窄病变最多见于( )
    A. 颈总动脉分叉处   B. 颈总动脉主干   C. 颈内静脉末端
    D. 颈外动脉起始段   E. 颈外动脉末端

答案: A

解析: 颈动脉狭窄多是由于动脉粥样硬化导致的颈动脉管腔狭窄,且动脉粥样硬化多发生在血流转向和分支的部位,这些都是湍流和剪切力改变的部位,因此在颈总动脉分叉处和颈内动脉的起始段容易形成斑块。因此颈动脉狭窄多见于颈总动脉分叉处和颈内动脉起始段,有些狭窄性病变甚至可能逐渐发展至完全闭塞性病变。

8. 颈动脉狭窄合并糖尿病患者,应遵医嘱使用降糖药物,使非空腹血糖控制在( )以下
    A. 3.9mmol/L   B. 6.1mmol/L   C. 8.1mmol/L
    D. 11.1mmol/L   E. 12.1mmol/L

答案: D

解析: 2017 年由中华医学会外科分会血管外科学组发布的《颈动脉狭窄诊疗指南》提出:糖尿病是动脉粥样硬化发生的独立危险因素,对于合并糖尿病的颈动脉狭窄患者,必须加强饮食管理,控制血糖目标值:非空腹血糖 11.1mmol/L,治疗期间糖化血红蛋白应 < 7%。

9. 颈动脉狭窄的初步筛查检查为( )
    A. 颈动脉超声   B. CDFI   C. DSA
    D. CTE   E. MRI

答案: A

解析: 颈动脉超声,二维超声显示颈动脉内径变窄,彩色多普勒超声(CDFI)可见狭窄处

血流图像亮丽,脉冲多普勒显示狭窄口血流速度明显加快。因其经济、简易、廉价、相对准确而成为颈动脉狭窄的初步筛查方法。

A2 型题（单选题）

1. 患者,男,70 岁,于一日前突发跌倒,意识丧失数分后苏醒,之后出现头晕、视物模糊、言语不利来院就诊,患者可能的诊断是( )

    A. 癫痫   B. 心梗   C. 颈动脉狭窄

    D. 脑出血   E. 冠心病

答案: C

解析: 颈动脉狭窄的临床表现主要包括头晕、记忆力及定向力减退、意识障碍、黑矇、偏瘫、面部、肢体麻木和 / 或无力、伸舌偏向、言语不利、不能听懂别人说的话等;心梗的临床表现突然发作剧烈而持久的胸骨后或心前区压榨性疼痛,恶心、呕吐、腹胀等难以形容的不适、发热;癫痫的临床表现强直 - 阵挛性发作,失神发作;脑出血的临床表现运动和语言障碍、头晕、头痛、呕吐、意识障碍。

2. 患者,男,46 岁,CTA 示颈动脉狭窄、脑梗死,入院后予扩血管、改善脑循环治疗,三天后突发失语、右侧肢体活动障碍,予以扩血管治疗后未能缓解,不伴恶心、呕吐,发生的原因可能是( )

    A. 颈内动脉突发血栓形成   B. 血管扩张引起一过性血流灌注过高

    C. 低血容量性休克   D. 脑出血

    E. 短暂性脑缺血发作

答案: A

解析: 患者是以颈动脉狭窄、脑梗死收入院,入院后突发偏瘫、失语,主要原因是动脉粥样硬化、高血压、高血脂、糖尿病、心脏病,选项中只有 A 满足条件,颈内动脉突发血栓形成,导致颈内动脉急性闭塞,引起急性脑梗死。

3. 患者,男,两日前因头晕,一过性黑矇发作入院,诊断为颈动脉狭窄,为明确病变部位、性质、范围和程度,应采用( )

    A. 头颅 CT 检查   B. 头颅 MRI 检查   C. 颈动脉超声检查

    D. DSA 造影检查   E. MRI 检查

答案: D

解析: 数字减影血管造影（DSA）能准确显示颈动脉不同程度的狭窄、闭塞、血栓及溃疡形成等,是评估颈动脉狭窄的金标准。

4. 患者,男,因 5d 前头晕,头痛,视力下降,诊断为颈动脉狭窄,行颈动脉球囊扩张术 + 支架植入术,以下术后健康宣教中不正确的是( )

    A. 指导患者戒烟

    B. 指导患者规律生活、适当运动、保持良好的情绪

    C. 指导患者控制血压,但无需控制血糖

    D. 限制饮酒、控制体重

    E. 低脂低胆固醇饮食

答案: C

解析: 颈动脉狭窄行颈动脉球囊扩张术 + 支架植入术,术后护士对患者进行健康教育,包

括:戒烟;规律生活、适当运动、保持良好情绪;控制血压和血糖;限制饮酒、控制体重、低脂低胆固醇饮食。

5. 患者,男,颈动脉狭窄,于1周前行颈动脉球囊扩张术+支架植入术,其责任护士在为他讲解出院指导时,关于用药指导,错误的是(　　)

    A. 向患者说明抗凝治疗的重要性

    B. 指导患者遵医嘱服用抗凝药物

    C. 指导患者服药期间观察皮肤及牙龈有无出血点

    D. 嘱患者1~2个月复查凝血功能

    E. 指导患者1~2周复查凝血功能

答案: D

解析: 对于颈动脉狭窄行颈动脉球囊扩张术+支架植入术的患者应1~2周复查凝血功能。

A3型题(单选题)

1. 患者,男,68岁,半年前出现突发性晕厥,3min后苏醒,右手三指出现麻木感,其余肢体肌力正常,否认头痛、头晕,否认恶心、呕吐,疾病史:既往有冠心病,行心脏支架植入术;有高血压病史,口服美托洛尔、贝那普利控制。

(1)该患者最有可能患有(　　)

    A. TIA   B. 脑卒中

    C. 阿-斯综合征   D. 心肌梗死

(2)该患者目前首要需要处理问题为(　　)

    A. 控制血压   B. 检查确诊疾病

    C. 心肌梗死   D. 抗凝治疗

(3)该患者此时应该做什么检查以筛查(　　)

    A. 血管超声   B. DSA

    C. MRA   D. CTA

(4)作为责任护士,你认为以下操作错误的是(　　)

    A. 鼓励患者多运动

    B. 嘱患者变换体位时避免动作过快过大,尤其注意上卫生间时需拉好扶手

    C. 进食低脂低盐饮食

    D. 控制补液滴速,不可过快

答案:(1)A　(2)B　(3)A　(4)A

解析:

(1)TIA是指临床上出现神经系统损害,但是在24h之内完全缓解,且无论神经损害有多严重或持续时间有多长。

(2)患者基础疾病多,只有确诊疾病,了解患者发生TIA的原因,针对原因采取相应的治疗。

(3)超声检查目前在临床上作为筛查首选的检查方法,可准确诊断胸腔外及颅外段颈动脉的病变部位及程度、术中及术后评估手术的疗效、血管通畅情况以及作长期随访的检查方法。

（4）患者急性 TIA 发病期间应绝对卧床休息，稳定后可稍做运动，运动时要掌握好强度，循序渐进。

2. 患者 2 个月前因体检超声提示：双侧颈动脉斑块形成伴右侧颈总动脉分叉处狭窄。收入院。既往史：13 年前出现过脑出血，发现高血压 13 年，规律服用药物 3 年，血压控制良好，完善术前检查，行右颈动脉颈动脉内膜剥脱术（CEA），术后第一天出现剧烈的头痛、呕吐。查体：瞳孔对光反射好，等大等圆，四肢活动度好。

（1）该患者术后发生了（　　）

　　A. TIA
　　B. 脑栓塞
　　C. 心肌梗死
　　D. 脑水肿

（2）该患者发生这类并发症的原因可能是（　　）

　　A. 术中血压控制不佳
　　B. 突发脑出血
　　C. 术中颈动脉斑块脱落阻塞脑血
　　D. 术后脑血管自动调节功能丧失所致高灌注

（3）下列治疗正确的是（　　）

　　A. 立刻给予动脉溶栓治疗
　　B. 抗凝治疗
　　C. 甘露醇脱水治疗
　　D. 活血扩血管药物治疗

（4）为防止此并发症，下列护理错误的是（　　）

　　A. 血压控制在 ≤ 140/90mmHg
　　B. 遵医嘱使用甘露醇
　　C. 严密观察头痛情况
　　D. 快速滴注胶体溶液，防止血容量不足

答案：（1）D　（2）D　（3）C　（4）D

解析：

（1）由于颈动脉内膜剥脱术（CEA）术后，脑部血流增加，出现了脑过度灌注综合征。主要临床表现为严重的局限性头痛、局限性和 / 或广泛性痉挛、手术侧半球脑出血。

（2）正常大脑存在脑血流自动调节能力，通过改变脑血流量而维持正常颅内压。患者术前颈动脉重度狭窄，导致远端脑组织灌注不足，使血管慢性扩张，失去自身调节能力。当患者手术后，颈动脉狭窄的血管开通后，脑血流量突然增加时，血管收缩困难，出现脑过度灌注综合征的表现。

（3）可预防性应用降压药物及脱水药物（如甘露醇等）减轻脑水肿。

（4）患者不存在血容量不足，若快速滴注胶体溶液，扩张了血容量，反而不利于控制患者的血压。

3. 患者，男，60 岁，既往有高血压病史。患者因前几日出现头晕、头痛、记忆力减退，到医院就诊，颈动脉超声示：颈动脉狭窄。完善各项检查后，准备行颈动脉球囊扩张术 + 支架植入术。

（1）术后护理不正确的是（　　）

　　A. 密切观察穿刺点情况
　　B. 观察患者心率、血压
　　C. 遵医嘱服用抗凝药物
　　D. 将血压降至正常范围以内

（2）患者术后安全返回病房，护士应预防的早期并发症是（　　）

　　A. 穿刺点出血
　　B. 支架内再狭窄
　　C. 血栓形成
　　D. 脑出血造成的神经功能障碍

答案:(1)D (2)A

解析:

(1)患者既往有高血压病史,应根据患者情况和医嘱调整患者的血压,而不应该将血压降到正常范围内。

(2)患者术后安全返回病房,护士应该观察并预防伤口出血,属于早期并发症,支架内再狭窄、血栓形成属于晚期并发症。

4. 患者,男,50岁,三天前因头晕、一过性黑矇发作入院,颈动脉超声示:血管腔增厚、管壁回声增强。

(1)该患者最可能为( )

 A. 颈动脉狭窄　　　　　　　　 B. 脑梗死

 C. 冠心病　　　　　　　　　　 D. 血栓闭塞性脉管炎

(2)在为患者做健康教育时,应指导患者的饮食类型为( )

 A. 低盐、低脂、高热量、高蛋白、高纤维食物

 B. 低盐、低脂、低热量、高蛋白、高纤维食物

 C. 低盐、低脂、高热量、低蛋白、高纤维食物

 D. 低盐、低脂、低热量、低蛋白、高纤维食物

答案:(1)A (2)B

解析:

(1)因为颈动脉狭窄的典型表现之一为病变侧单眼一过性黑矇,且有颈动脉超声提示动脉粥样硬化的表现,所以患者最可能的诊断为颈动脉狭窄。

(2)颈动脉球囊扩张术 + 支架植入术的一个严重并发症为支架内再狭窄。而颈动脉狭窄的主要原因为动脉粥样硬化。因此,为了避免颈动脉球囊扩张术 + 支架植入术后的支架内再闭塞,因此要选择"低盐、低脂、低热量、高蛋白、高纤维食物"的饮食。

A4 型题(多选题)

1. 颈动脉狭窄的危害有( )

 A. 脑组织缺血、缺氧　　 B. 运动功能障碍　　 C. 神经功能障碍

 D. 意识障碍　　　　　　 E. 截瘫

答案:ABCD

解析:颈动脉狭窄的危害是动脉供血区脑组织缺血、缺氧,严重时造成神经及运动功能障碍。

2. 颈动脉内膜剥脱术(CEA)后需要预防哪些并发症( )

 A. 脑缺血　　　　　　　 B. 心源性休克　　　 C. 伤口出血

 D. 神经损伤　　　　　　 E. 感染

答案:ACDE

解析:颈动脉内膜剥脱术(CEA)后要预防的并发症包括:①伤口出血。②脑缺血:由于术中斑块脱落、颈动脉阻断时间较长等因素,均可造成脑缺血症状。术后需观察患者意识、四肢肌力,手术对侧肢体有无感觉、运动障碍,有无视力障碍及失语、口角歪斜、吞咽功能障碍等。③神经损伤:由于颈动脉周围神经组织丰富,包括迷走神经、舌下神经、舌咽神经、喉返神经和喉上神经等,手术可能引起神经损伤。如患者术后出现声音嘶哑,提示可能喉返神经

损伤。同时,因全身麻醉术中气管插管,局部刺激致咽喉部水肿和损伤也可引起声音嘶哑,通常此类情况恢复较快。④感染:往往要注意手术后伤口有无渗血渗液表现。

3. 低分子肝素注射部位为( )

   A. 腹部
   B. 大腿外侧
   C. 前臂三角肌下缘
   D. 臀部
   E. 上臂内侧

   答案:ABC

   解析:低分子肝素采用皮下注射,皮下注射部位包括腹部、背部、大腿外侧、前臂三角肌下缘,避开硬结,瘢痕等皮肤损伤部位。经常改变注射部位,以免形成皮下硬结。禁止肌内注射。

4. 硝酸甘油使用的注意事项为( )

   A. 易引起静脉炎,穿刺时好选择粗、直、易固定的静脉
   B. 直立位时,可能发生严重低血压
   C. 不易出现药物耐受性
   D. 静脉使用本品时须现用现配
   E. 如果出现视物模糊或口干,是正常现象,不应停药

   答案:ABD

   解析:使用硝酸甘油时的注意事项:①用药过程中严密观察血压的变化,严格控制药物滴速;②由于硝酸甘油静滴时间长,且对皮肤刺激性大,易引起静脉炎,穿刺时应注意,最好选择粗、直、易固定的前臂及手臂静脉;③小剂量可能发生严重低血压,尤其在直立位时,所以应取平卧位用药。应慎重用于血容量不足或收缩压低的患者,发生低血压时可合并心动过缓,加重心绞痛;④易出现药物耐受性;⑤如果出现视物模糊或口干应停药;⑥剂量过大可引起剧烈头痛;⑦静脉使用本品时须现用现配,分次少量并采用避光措施。

5. 颈动脉狭窄的治疗目的( )

   A. 改善脑供血
   B. 预防 TIA 发作
   C. 稳定血管内斑块
   D. 预防脑梗
   E. 预防脑积水

   答案:ABCD

   解析:颈动脉狭窄的治疗目的是改善脑供血,纠正或缓解脑缺血症状,预防 TIA 发作;稳定血管内斑块,防止斑块脱落导致脑梗死。

6. 颈动脉狭窄患者行“颈动脉球囊扩张 + 支架植入术”中在植入球囊行预扩张前,应抽取( )备用。

   A. 阿托品
   B. 肾上腺素
   C. 多巴胺
   D. 去甲肾上腺素
   E. 胺碘酮

   答案:ABC

   解析:递送型号适宜的球囊导管时、球囊扩张时因刺激颈动脉窦容易发生迷走反射,扩张前抽取阿托品、肾上腺素及多巴胺备用,密切观察血压、心率变化,若出现心动过缓及低血压应立即遵医嘱用药。

四、名词解释

1. 颈动脉硬化狭窄

答案：颈动脉硬化狭窄性疾病是指颈动脉由于动脉粥样硬化造成狭窄或闭塞的疾病，是缺血性脑卒中和短暂性脑缺血发作的重要原因，占全部缺血中的15%~20%，病变多累及颈动脉分叉处。

2. 脑卒中

答案：一种急性脑血管疾病，是由于脑部血管突然破裂或因血管阻塞导致血液不能流入大脑而引起脑组织损伤的一组疾病，包括缺血性卒中和出血性卒中。

3. TIA

答案：短暂性脑缺血发作（TIA）是颈动脉或椎-基底动脉系统发生短暂性血液供应不足，引起局灶性脑缺血导致突发的、短暂性、可逆性神经功能障碍。

五、问答题

1. 为什么颈动脉支架植入术（CAS）后会引起血压和心率降低？如何处理？

答案：由于术中支架释放时，对植入部位血管壁产生缓慢持续的压力，当动脉窦部压力感受器感受到压力，兴奋压力感受器，经舌咽神经、迷走神经传导到相应神经中枢，反射性引起心率减慢，心肌收缩力减弱及血管舒张。可使用阿托品及多巴胺等急救处理。

2. 颈动脉狭窄的临床表现是什么？

答案：有症状颈动脉狭窄的临床表现包括：

（1）短暂性脑缺血发作，是一侧大脑半球颈内动脉供血区的局灶性缺血引起的症状。临床表现为一侧肢体感觉或运动功能障碍，如：肢体无力、短暂性偏瘫、一过性的单眼黑矇、失语、一过性意识丧失。临床症状在24h内完全恢复，一般持续仅数分钟。影像学检查脑组织无梗死性病灶。

（2）可逆性缺血性神经功能障碍，指神经功能障碍持续24h以上，但于1周内完全消退的脑缺血发作，影像学检查脑组织往往有梗死性病灶。

（3）缺血性卒中，脑缺血神经障碍恢复时间超过1周或有卒中后遗症，并具有相应的神经系统症状体征和影像学特征。

3. 颈动脉狭窄患者合并高血压、糖尿病，需行经皮颈动脉球囊扩张术加支架植入术，术前护理有哪些？

答案：

（1）饮食指导：嘱患者进食低盐、低脂低热量、高蛋白、富含维生素及纤维素的清淡饮食、戒烟、限制饮酒。

（2）休息与体位：术前以卧床休息为主，保持稳定情绪；活动或改变体位时嘱其注意安全，必要时协助生活护理，防止发生意外损伤。

（3）术前至少3d遵医嘱服用抗血小板聚集药物，嘱患者按时、按剂量服药并做好用药指导。

（4）合并糖尿病患者，遵医嘱服用降糖药物或使用胰岛素控制血糖，使空腹血糖控制在8.0mmol/L以下，餐后2h血糖控制在10.0mmol/L以下。指导患者严格控制饮食，遵医嘱按时用药并监测血糖。

（5）合并高血压患者，遵医嘱口服降压药，一般收缩压控制在低于基础血压值25%。对颈动脉狭窄患者术前血压管理有严格的要求，术前过度降压治疗可致脑部而引发缺血性脑卒中，因此强调血压控制应个体化。

4. 经皮颈动脉球囊扩张术加支架植入术的术后并发症有哪些?

答案:①颈动脉窦反应;②脑血管痉挛;③脑过度灌注综合征;④支架内血栓形成;⑤脑梗死。

六、案例分析

1. 患者,男,56 岁,3d 前因头晕,左眼一过性黑矇发作入院,诊断为颈动脉狭窄,既往有高血压病史,今晨 8 点在局麻下行经皮颈动脉球囊扩张术加支架植入术,于 10 点 30 分安全返回病房,予以心电监护,血压波动在 115~140mmHg/75~88mmHg。患者于当天 20 点主诉头痛伴恶心,呕吐一次,呕吐物为胃内容物,患者情绪紧张,烦躁不安,查体神志清醒,能正确回答问题,双侧瞳孔等大等圆,对光反射灵敏,生命体征为体温 36.5℃,脉搏 108 次/min,呼吸 22 次/min,血压 170/100mmHg,作为责任护士:

(1)你认为患者为什么会出现上述症状?

(2)应如何护理?

答案:

(1)患者术后出现头痛伴恶心、呕吐,可能与颈动脉狭窄的血管开通后,脑血流增加引起脑过度灌注综合征有关。

(2)护理措施

①立即通知医生,必要时复查头颅 CT。

②给患者安置床栏,安抚患者情绪并告知家属在床旁陪护,防止坠床等意外事。

③遵医嘱予使用降颅压药物及镇痛药物。

④继续严密监测生命体征尤其是血压变化,密切观察意识、瞳孔、呼吸及体活动等,如出现患者意识障碍、头痛加重、恶心呕吐伴血压升高等颅内出血的症状,应立即通知医生处理。

2. 患者,男,54 岁,两日前因头晕,一过性黑矇发作入院,诊断为颈动脉狭窄,既往有高血压,动脉硬化病史,入院给予营养神经、改善脑循环及降压等治疗措施,待进一步检查完善后准备行手术治疗,于第二日清晨起床时,突发一过性黑矇并跌倒,立即予患者平卧位,查体患者神志清醒,能正确回答问题,双侧瞳孔等大等圆,对光反射灵敏,左侧前额处红肿,生命体征为体温 36.5℃,脉搏 108 次/min,呼吸 22 次/min,血压 86/54mmHg,作为责任护士,你认为患者为什么会出现上述症状,应如何护理?

答案:患者起床时跌倒与直立性低血压或者与颈动脉狭窄导致脑供血不足有关。

护理:

(1)立即通知医生,必要时复查头颅 CT。

(2)安抚患者及家属,协助取舒适体位,同时再次给予防护指导,患者改变体位时一定要动作缓慢;出现头晕、黑矇等 TIA 先兆时应立即平卧或抓扶支撑物,防止跌倒;指导家属加强陪护。

(3)继续严密监测生命体征,重视患者主诉,及时发现病情变化,进一步分析跌倒发生原因,防止再次发生跌倒。

(虞 奋 曾 莉)

第七节　锁骨下动脉狭窄

一、填空题

1. 锁骨下动脉狭窄易发生_____综合征,引起_____动脉供血不足及同侧上肢动脉缺血表现。

答案: 锁骨下动脉盗血;椎 - 基底动脉

解析: 锁骨下动脉近端狭窄或闭塞,其远端供血由椎动脉自上而下反向流动,经 Willis 环"盗取"颅内血液供给上肢,导致脑缺血,主要表现为椎 - 基底动脉供血不足。

2. 锁骨下动脉狭窄行锁骨下动脉支架成形术后常见并发症包括_____、_____、_____、_____、_____等。

答案: 脑梗死;过度灌注综合征;穿刺局部血肿;支架内血栓形成;对比剂肾病

解析: 锁骨下动脉狭窄病变多累积同侧椎动脉或与椎动脉相近位置,术中球囊扩张后或支架释放过程中斑块脱落,脱落斑块随血流进入颅内,发生脑梗死。锁骨下动脉狭窄开通后,血流恢复流入脑内,由于脑血管自动调节功能不足,导致脑组织水肿和出血,引起脑过度灌注;其次狭窄解除后,上肢血流灌注增加,导致组织间隙水肿,出现肢体过度灌注表现。术后穿刺点压迫不准确或力度不到,穿刺点极易出现周围血肿,严重时形成假性动脉瘤。支架植入术后支架展开不充分、抗凝不到位可导致支架内血栓形成。术中注入大剂量高渗性含碘对比剂,对比剂由肾小球滤过而不被肾小管吸收,导致肾小管损伤,高渗对比剂引起肾缺血,可导致肾损害。

3. 锁骨下动脉右侧起自_____,左侧起自_____,_____侧锁骨下动脉狭窄发生率高。

答案: 头臂干;主动脉弓;左侧

解析: 锁骨下动脉右侧起自头臂干,左侧起自主动脉弓,就主动脉弓上血管而言,左侧锁骨下最容易受到动脉粥样硬化影响,故左侧锁骨下动脉闭塞发生率高。

4. 锁骨下动脉狭窄的主要病因是_____,_____是急性锁骨下动脉闭塞最常见的原因。

答案: 动脉粥样硬化;动脉夹层

解析: 动脉粥样硬化是锁骨下动脉狭窄的主要原因。动脉夹层引起动脉内膜撕裂压迫或造成锁骨下动脉急性狭窄或闭塞,是造成急性锁骨下动脉闭塞最常见的原因。

5. 锁骨下动脉狭窄患者,患侧肢体收缩期血压较正常对侧降低_____mmHg,在_____可听到血管杂音。

答案: ≥20;锁骨上窝

解析: 由于锁骨下动脉狭窄,使同侧上肢动脉的供血减少而导致血压较对侧降低。锁骨下动脉狭窄易发生于动脉起始处,位置在锁骨与第 1 肋之间通过,解剖位置决定听诊位置常见为锁骨上窝。

二、判断题

1. 动脉夹层是锁骨下动脉狭窄形成的主要原因。

答案: 错误

解析：动脉粥样硬化是锁骨下动脉狭窄的主要原因。其次，大动脉炎、放射性血管损伤、动脉瘤和动脉夹层亦可导致锁骨下动脉狭窄。

2. 腔内支架治疗锁骨下动脉狭窄时，最常用的支架为球扩式支架。

答案：正确

解析：锁骨下动脉闭塞或狭窄处一般较硬，球扩式支架支撑力强，定位准确，不易移位，在人体正常体温时充分膨胀，使狭窄血管开通。

3. 锁骨下动脉闭塞段开通后，出现上肢肿胀、充血表现，首先考虑上肢静脉血栓形成。

答案：错误

解析：锁骨下动脉开通后，血流灌注扩张，导致毛细血管扩张，组织间隙水肿，出现肿胀、充血表现，首先考虑缺血再灌注损伤，可进一步行 B 超检查，排除上肢静脉血栓形成。

4. 由于动脉粥样硬化、大动脉炎等引起的锁骨下动脉狭窄或闭塞病变常导致锁骨下动脉远端堵塞。

答案：错误

解析：急性锁骨下动脉栓塞常导致锁骨下动脉远端堵塞，而动脉粥样硬化、大动脉炎等引起的狭窄或闭塞病变常累及锁骨下动脉的起始端。

5. 锁骨下动脉狭窄支架成形术术后引起的危及生命安全的最严重的并发症是过度灌注综合征。

答案：错误

解析：锁骨下动脉狭窄支架成形术的术后并发症有过度灌注综合征、穿刺局部血肿、支架内血栓形成，其中血管破裂可导致出血性休克，严重时可有生命危险。

三、选择题

A1 型题（单选题）

1. 锁骨下动脉盗血综合征易引起（ ）

   A. 椎 - 基底动脉供血不足   B. 心肌梗死   C. 脑梗死

   D. 颈椎病   E. 脑出血

答案：A

解析：锁骨下动脉盗血是指由于锁骨下动脉近端狭窄或闭塞，其远端供血由椎动脉自上而下反向流动，经 Willis 环"盗取"颅内血液供给上肢，导致脑缺血，主要表现为椎 - 基底动脉供血不足。

2. 锁骨下动脉盗血时，椎动脉血流方向为（ ）

   A. 自上而下   B. 自下而上   C. 无血流流动

   D. 杂乱无章   E. 椎动脉血栓形成

答案：A

解析：锁骨下动脉近端狭窄或闭塞，其远端供血由椎动脉自上而下反向流动，经 Willis 环"盗取"颅内血液供给上肢，导致脑缺血。

3. 锁骨下动脉狭窄目前最常用的治疗方式（ ）

   A. 腋动脉 - 腋动脉旁路术   B. 锁骨下动脉移位术

   C. 胸外颈动脉 - 锁骨下动脉旁路术   D. 经皮锁骨下动脉支架植入术

   E. 经肱动脉置管溶栓术

答案：D

解析：腔内治疗具有微创、成功率高、风险低、并发症少等优点。锁骨下动脉腔内治疗技术成熟，是目前最常用的治疗方式。

A2 型题（单选题）

1. 患者，女，69 岁，自述头晕伴左上肢无力 3 年，查体：左上肢皮色略苍白，皮温凉，左侧肱动脉、桡动脉搏动较弱，左上肢血压 110/80mmHg，右上肢血压 150/90mmHg，应考虑为（　）

    A. 左上肢静脉血栓形成　　　　　　B. 左锁骨下动脉狭窄

    C. 急性左上肢动脉血栓形成　　　　D. 右锁骨下动脉狭窄

    E. 冠心病

答案：B

解析：患者左上肢皮色苍白，皮温低，左侧肱、桡动脉搏动减弱，左侧肢体血压较右侧低，应考虑是左侧肢体动脉疾病，急性动脉血栓形成时表现为患肢突发疼痛、皮温低、动脉搏动消失，亦可被排除。冠心病虽有左上肢麻木等不适，但不会出现皮温/皮色改变。

2. 患者，男，70 岁，因确诊为左锁骨下动脉闭塞收入院，入院完善各项术前准备，在局部麻醉下行左锁骨下动脉支架成形术，术后第一天拆除加压带后发现肱动脉穿刺区出现搏动性包块，表现为疼痛、烧灼感，血肿周围成呈青紫色改变，应考虑患者出现了（　）

    A. 穿刺局部血肿　　　　B. 支架内急性血栓形成　　　　C. 肱动脉假性动脉瘤

    D. 过度灌注综合征　　　E. 上肢静脉血栓形成

答案：C

解析：急性动脉血栓形成时表现为皮温低、无脉等表现。静脉血栓也可出现肿胀、皮温高表现，但不是首先需考虑的，需进一步完善 B 超检查可排除。过度灌注综合征表现在患侧上肢，故可排除。肱动脉穿刺后拔除鞘管如果没有妥善压迫，穿刺点出血可形成假性动脉瘤

3. 患者，女，65 岁，自述头晕病史多年，近期左侧肢体活动后出现乏力、发凉等表现，考虑存在锁骨下动脉狭窄，首选检查为（　）

    A. 超声多普勒　　　　B. DSA　　　　　　　　C. 上肢动脉 CTA

    D. MRA　　　　　　　E. 肌电图

答案：A

解析：超声多普勒具有无创伤，能够判断椎动脉血流方向等优点，是首选方法。

A3 型题（单选题）

1. 患者，男，72 岁，自述头晕伴左上肢无力 3 年就诊，查体发现：左上肢皮温低，桡动脉搏动较对侧弱，四肢活动可，嘴角无歪斜，左上肢血压 100/60mmHg，右上肢血压 140/90mmHg。

（1）此患者首先考虑（　）

    A. 锁骨下动脉狭窄　　　　　　　　B. 脑梗死

    C. 颈动脉狭窄　　　　　　　　　　D. 锁骨下动脉急性血栓形成

（2）需首先完善的检查是（　）

    A. 超声多普勒　　　　　　　　　　B. DSA

    C. CTA　　　　　　　　　　　　　D. MRA

（3）患者经肱动脉穿刺行腔内血管治疗后左上肢出现肿胀、充血、桡动脉可扪及搏动，应首先考虑（　　）

  A. 再灌注损伤   B. 支架内急性血栓形成

  C. 穿刺点弹力绷带过紧   D. 血肿

答案：（1）A　（2）A　（3）C

解析：

（1）脑梗死、颈动脉狭窄不会出现患侧肢体桡动脉搏动较对侧减弱，血压较对侧降低。急性动脉血栓形成为突然发病，患肢突发疼痛，皮温降低，肤色改变。

（2）超声具有无创伤，能够判断椎动脉血流方向等优点，是首选方法。完善超声检查后可进一步行动脉 CTA：评估狭窄或闭塞的程度及血栓成分。

（3）穿刺术后穿刺点用弹力绷带加压过紧，可造成上肢远端肢体回流障碍，充血，严重时肿胀明显，甚至出现急性缺血表现。急性动脉血栓形成时表现为皮温降低、无脉等表现。静脉血栓也可出现肿胀、皮温升高表现，但不是首先需要考虑的，进一步完善 B 超检查可排除。慢性闭塞者出现再灌注损伤并不常见。

2. 患者，男，72 岁，自述头晕伴左上肢无力 3 年就诊，查体发现：左上肢皮温低，桡动脉搏动较对侧弱，四肢活动可，嘴角无歪斜，左上肢 100/60mmHg，右上肢 140/90mmHg，经 B 超检查后考虑左锁骨下动脉狭窄收住入院。既往有起搏器植入史。

（1）入院后进一步明确诊断需行（　　）检查，便于确定治疗方案

  A. 颈椎 CR   B. DSA

  C. CTA   D. MRA

（2）导致该患者锁骨下动脉狭窄的原因是（　　）

  A. 大动脉炎   B. 动脉粥样硬化

  C. 血管损伤   D. 动脉瘤

（3）检查发现锁骨下动脉闭塞段约 2cm，距离主动脉 1cm，目前手术方法首选（　　）

  A. 腋动脉 - 腋动脉旁路术   B. 锁骨下动脉移位术

  C. 胸外颈动脉 - 锁骨下动脉旁路术   D. 经皮锁骨下动脉支架植入术

答案：（1）C　（2）B　（3）D

解析：

（1）B 超检查明确诊断后需进一步行 CTA，以明确狭窄位置及程度，便于横截面判断。

（2）动脉粥样硬化是锁骨下动脉狭窄的主要原因，其次是多发性大动脉炎、放射性血管损伤、动脉瘤和夹层。

（3）腔内治疗具有微创、成功率高、风险低、并发症少等优点。锁骨下动脉腔内治疗技术成熟，是目前最常用的治疗方式。

A4 型题（多选题）

1. 锁骨下动脉狭窄或闭塞最常见的临床表现（　　）

  A. 眩晕、耳鸣   B. 上肢缺血   C. 上肢疼痛

  D. 上肢肿胀   E. 口角歪斜

答案：AB

解析：当锁骨下动脉起始部严重狭窄或闭塞时，椎动脉和内乳动脉出现反向盗血，导致椎

动脉供血不足,表现为眩晕、耳鸣、复视等症状。锁骨下动脉长期严重狭窄,患侧肢体的血管床灌注严重不足,可使患者频繁出现患侧肢体无力等上肢缺血的表现。

2. 下列可导致锁骨下动脉闭塞的有( )

A. 大动脉炎　　　　B. 动脉粥样硬化　　　　C. 血管损伤

D. 动脉瘤　　　　E. 动脉夹层

答案: ABCDE

解析: 动脉粥样硬化是锁骨下动脉狭窄的主要原因,其次是多发性大动脉炎、放射性血管损伤、动脉瘤和动脉夹层。

3. 以下关于应用预充式低分子肝素正确的是( )

A. 注射时针头垂直刺入皮肤　　　　B. 观察患者有无出血倾向

C. 用药期间复查凝血功能　　　　D. 注射之前需排出注射器内的气泡

E. 注射时针头与皮肤成30°进针

答案: ABC

解析: 预充式低分子肝素注射前不需排出注射器内的气泡,但需将气泡驱向注射器尾端。注射时左手拇指和示指将皮肤捏起,右手握笔式持针,固定针头垂直进针约1cm。用药期间应严密观察患者有无全身性出血征象,需遵医嘱定期复查凝血功能和血小板计数。

四、名词解释

1. 锁骨下动脉盗血综合征

答案: 指由于锁骨下动脉近端狭窄或闭塞,其远端的血液由椎动脉自上而下反向流动,经Willis环"盗取"颅内血液供给上肢,导致脑缺血,主要表现为眩晕、耳鸣、复视、构音障碍、吞咽困难、共济失调、交叉性瘫痪等椎-基底动脉供血不足的症状。

2. 椎-基底动脉供血不足

答案: 指由于椎-基底动脉狭窄(或闭塞)而出现临床上间歇性、反复发作性的一系列神经功能障碍的表现。

五、问答题

1. 锁骨下动脉狭窄的临床表现有哪些?

答案:

(1)椎-基底动脉缺血的表现:眩晕、耳鸣、复视、构音障碍、吞咽困难、共济失调、交叉性瘫痪等症状。

(2)上肢动脉缺血表现:疼痛、无力、苍白、发凉等症状,活动后加重。患侧脑动脉搏动减弱或消失,收缩期血压较正常对侧降低≥20mmHg,在锁骨上窝可听到血管杂音。

2. 股动脉穿刺后护理措施有哪些?

答案: 经股动脉穿刺后局部易发生出血导致形成血肿,表现为穿刺部位疼痛、烧灼感、血肿周围呈青紫色改变。护理及预防措施如下:

(1)腔内手术拔鞘管后用左手示指和中指按压股动脉穿刺点,一般在穿刺点的正上方1.5~2cm处,压迫15~20min,再以无菌纱布覆盖穿刺点并用弹力绷带加压包扎。

(2)严密观察生命体征变化,血压高者应遵医嘱给予降压药物,血压降低时应警惕有无出血发生。

（3）观察穿刺局部敷料有无渗血、皮下组织有无淤血肿胀：若出现淤血肿胀应立即报告医生排查是否出现按压敷料移位、按压力度不足等现象，并给予处理，后续观察肿胀范围有无扩大等。

（4）患者平卧并穿刺侧下肢保持伸直制动 12h，平卧 24h，不要做屈髋动作，可平移肢体或进行踝泵运动，用力咳嗽及协助翻身时可用手按压穿刺处，减少出血、血肿的发生。

六、案例分析

患者，女，67 岁，2 年前出现一次突然晕倒，黑矇、意识模糊，约 10min 后自行缓解，1 周前上述症状再次出现，查体：左上肢皮色略苍白，皮温凉，左肱、桡动脉搏动较弱，左上肢血压 80/50mmHg，右上肢血压 150/90mmHg，门诊以左锁骨下动脉闭塞收入院，完善各项检查后在局麻下行左锁骨下动脉开通支架成形术，术后患者自述患侧锁骨下区域疼痛不适，左上肢出现轻度肿胀、充血现象，出现的原因及护理措施有哪些？

答案：植入支架球囊在人体内血管内扩张膨胀，使狭窄血管开通，患者感觉狭窄部位疼痛不适。部分患者术前缺血较重时偶有出现缺血再灌注损伤。

护理措施：

（1）注意观察患者术后患肢血压，腔内手术后狭窄闭塞消除，患肢血压应恢复正常，血压高者应遵医嘱给予降压药物处理，血压降低时应警惕有无出血发生。

（2）观察患肢皮温及桡动脉搏动情况，狭窄解除后皮温改善，尺、桡动脉搏动应恢复正常。

（3）患肢抬高，用硫酸镁湿敷。

（4）如果患肢出现上肢剧痛，可应用脱水剂治疗，减轻症状。

（付春红）

第八节 脾动脉瘤

一、填空题

1. 最常见的内脏动脉瘤是_____。

答案：脾动脉瘤

解析：脾动脉瘤是最常见的内脏动脉瘤。约占内脏动脉瘤的 60%，在腹腔内动脉瘤中其发病率排名第三，仅次于主动脉瘤及髂动脉瘤。

2. 脾动脉瘤最凶险的并发症是_____。

答案：自发性瘤体破裂

解析：脾动脉瘤起病隐匿，病程凶险，可发生自发性破裂，是该病最为凶险的并发症，可导致腹腔内大出血、休克而危及生命。病死率约为 70%~80%。

二、判断题

1. 脾动脉瘤临床症状不典型，多在体检时发现脾动脉走行区域出现囊性包块，部分患者可有胃肠道不适症状。

答案：正确

解析：脾动脉瘤一般无明显临床表现，未破裂时表现不典型，部分患者表现为左上腹不适感,瘤体较大时出现左肩背部放射性疼痛,瘤体刺激胃后壁可出现嗳气、呕吐、压迫等症状。

2. 肝硬化后门静脉高压症是脾动脉瘤发生破裂的高危因素之一。

答案: 正确

解析: 肝硬化后门静脉高压症是脾动脉瘤发生破裂的高危因素之一。脾动脉瘤患者中 7%~17% 的患者合并肝硬化,而在肝硬化患者中脾动脉瘤的检出率约为 2.97%。原因可能是脾动脉瘤合并门静脉高压症时为维持门静脉系统高灌注压,脾动脉血流量会代偿性增加,导致脾动脉内径不断增粗,使脾动脉瘤破裂风险不断增加。

3. 女性妊娠期发生脾动脉瘤多与妊娠高血压有关。

答案: 错误

解析: 妊娠期妇女脾动脉瘤破裂率高达 20%~30%,与妊娠期激素水平变化、脾动脉壁弹力板及弹力纤维形成异常、全身血容量增加等有关。

三、选择题

A1 型题(单选题)

1. 脾动脉瘤诊断的金标准是( )
   A. B超 　　　　　　 B. 血管 CT 　　　　　　 C. 磁共振
   D. 选择性动脉血管造影 　　 E. D- 二聚体

答案: D

解析: 选择性内脏动脉血管造影是动脉瘤确定诊断的金标准。腹部彩超、CT、MRA 能客观地评价动脉瘤的大小、位置以及与周围脏器的关系。

2. 动脉瘤瘤体位于脾门处或脾脏实质内最易发生的术后并发症是( )
   A. 红细胞大量增多 　　 B. 出血 　　　　 C. 脾梗死
   D. 胰腺炎 　　　　　　 E. 腹腔感染

答案: C

解析: 动脉瘤瘤体位置靠近脾门处易引起脾动脉侧支代偿不佳发生脾脏缺血,导致脾梗死或脾脓肿。

3. 脾脏的生理功能中,不正确的是( )
   A. 造血 　　　　　　　 B. 滤血 　　　　 C. 免疫
   D. 储血 　　　　　　　 E. 生成凝血因子

答案: E

解析: 脾是人体最大的免疫器官,而合成凝血因子的主要脏器是肝脏。

4. 以下哪个动脉不是腹腔干的分支( )
   A. 胃左动脉 　　　　　 B. 肠系膜上动脉 　　 C. 肝总动脉
   D. 脾动脉 　　　　　　 E. 胰背动脉

答案: B

解析: 脾动脉绝大多数情况下与胃左动脉、肝总动脉共同起自腹腔干,多为三分支中管径最大者。主干沿途依次发出胰背动脉、胰大动脉、胃后动脉、胃短动脉、胃网膜左动脉和胰尾动脉。肠系膜上动脉起自腹主动脉。

A2 型题(单选题)

1. 患者,女,35 岁,有 4 次妊娠史,主诉上腹部不适感,腹痛症状不明显,无恶心呕吐,有便秘史,外院行 CT 检查示脾动脉瘤样扩张,直径＞2cm,腹部无压痛、反跳痛。该患者的诊断考虑是(   )

    A. 胃肠炎   B. 肠梗阻   C. 脾动脉瘤

    D. 急性胰腺炎   E. 肿瘤

答案:C

解析:患者有过 4 次妊娠,妊娠期女性激素水平变化,容易形成脾动脉瘤。CT 检查示脾动脉有瘤样扩张。

2. 患者,女,35 岁,有门静脉高压症,大便后突发剧烈腹痛伴血压下降就诊,B 超示腹腔积液,肝脾未见明显破裂,脾门部探及 6cm×5cm 囊性肿块,内可见血流,应首先考虑该患者出现了(   )

    A. 脾动脉破裂   B. 上消化道出血   C. 胃溃疡

    D. 胃穿孔   E. 重症胆管炎

答案:A

解析:门脉高压是脾动脉瘤破裂的高危因素之一,瘤体破裂出血的主要临床表现是突发剧烈腹痛伴血流动力学不稳定。

A3 型题(单选题)

1. 患者,男,55 岁,平时喜大量饮酒,每天吸烟 2 包,晚餐饮冰啤酒 4 瓶,2h 后突发腰背部与腹部剧烈疼痛、晕厥,立即来院就诊。患者血压 85/45mmHg,脉搏 130 次/min,实验室检查提示血常规正常,CT 示脾动脉扩张,对比剂外泄。

(1)该患者最有可能的诊断是(   )

    A. 胰腺炎   B. 肿瘤破裂

    C. 心肌梗死   D. 脾动脉瘤破裂

(2)该患者需立即采取的措施是(   )

    A. 抗休克同时完善术前准备   B. 胃肠减压

    C. 心电监护   D. 使用升压药

(3)作为责任护士,应给该患者安置的体位是(   )

    A. 仰卧中凹位   B. 半卧位

    C. 左侧卧位   D. 平卧位头偏向一侧

(4)如果该患者行脾动脉瘤切除术,护士给予该患者饮食指导正确的是(   )

    A. 术后给予流质饮食

    B. 术后给予半流质饮食

    C. 术后禁食禁水,排气后拔出胃管进少量低脂流质,逐渐过渡至正常饮食

    D. 术后给予高热量高蛋白低脂饮食

答案:(1)D (2)A (3)A (4)C

解析:

(1)结合影像学检查及临床症状可确诊脾动脉瘤破裂。

(2)脾动脉瘤破裂,腹腔大量出血,最好的方法是以最快的速度立即手术。

（3）责任护士应在第一时间配合医生纠正休克,给予仰卧中凹位。

（4）该手术为腹部开放性手术,术后常规留置胃管,故饮食上首先禁食禁水,术后 2~3d 排气后拔除胃管,少量饮温开水,无腹痛,腹胀,恶心,呕吐等不适后,指导患者流质饮食,第二天少量无渣半流质饮食,逐渐过渡至普食。

2. 患者,男,55 岁,既往有二尖瓣狭窄、动脉硬化病史,2 月 10 日发现脾动脉瘤样扩张,直径约 4cm,由门诊收入院,完善术前检查,实验室检查正常,于 2 月 15 日在全麻下行脾动脉瘤栓塞术后返回病房,伤口无渗出,于 2 月 16 日主诉左上腹胀痛,变换体位后疼痛不缓解,有恶心呕吐,体温 38.5℃,血常规示:白细胞 12.0×10^9/L。急查 CT 示脾内有三角形多片状低密度影,无强化,基底位于脾外缘,尖端指向脾门,边缘模糊。

（1）该患者考虑出现了（　）

  A. 术后吸收热　　　　　　　　　B. 脾梗死

  C. 伤口感染　　　　　　　　　　D. 胰腺炎

（2）该患者的饮食护理原则是（　）

  A. 半流质饮食　　　　　　　　　B. 营养膳食

  C. 清淡温热易消化饮食　　　　　D. 流质饮食

（3）对于该患者,我们目前不需要采取的措施是（　）

  A. 心理护理　　　　　　　　　　B. 术前准备

  C. 高热护理　　　　　　　　　　D. 解痉镇痛

（4）作为责任护士,如何为该患者做好活动指导（　）

  A. 绝对卧床不宜翻动

  B. 卧床 12h 自行翻身

  C. 术后 24h 后下床活动

  D. 术后以卧床休息 1 周,限制体力活动 3~4 周为宜

答案:（1）B　（2）C　（3）B　（4）D

解析:

（1）脾梗死常见的发病原因有左心瓣膜附壁血栓形成,动脉硬化等,疼痛范围多为左上腹剧痛,结合影像学检查可确诊。

（2）脾梗死患者多为保守治疗,该患者出现了高热症状,饮食上给予清淡易消化饮食为宜。

（3）脾梗死只有出现了梗死面积较大,脾梗死反复发作,并发脾内大出血,脾破裂,失血性休克等情况下才考虑紧急手术。

（4）脾动脉瘤腔内治疗术后应卧床休息 1 周,限制体力活动 3~4 周。防止弹簧圈栓塞物移位,导致异位栓塞。

A4 型题（多选题）

1. 脾动脉瘤的致病因素有（　）

  A. 高血压　　　　　　B. 外伤　　　　　　　C. 动脉硬化

  D. 门静脉高压　　　　E. 妊娠

答案: ABCDE

解析: 脾动脉瘤致病因素包括:妊娠、门静脉高压症、先天性血管畸形、血管创伤、炎症、退行性动脉疾病等。

2. 脾动脉瘤腔内介入治疗的方法主要有(　　)

A. 动脉瘤瘤腔栓塞术

B. 载瘤动脉栓塞术

C. 动脉瘤腔内隔绝术

D. 脾动脉瘤联合脾脏切除术

E. 脾动脉瘤切除联合脾动脉重建术

答案：ABC

解析：目前临床上国际公认的主要有3种腔内介入术式：①瘤腔、载瘤动脉栓塞方式；②覆膜支架植入、腔内隔绝方式；③二者联合。外科主要有3种术式：①单纯脾动脉瘤切除术(瘤体周围组织结构清楚无粘连，瘤颈明显，切除后血管窗横轴直径 < 0.4cm，长轴直径 < 0.8cm)；②脾动脉瘤联合脾脏切除(瘤体距脾门近，分离困难，瘤体较大，术前脾脏血供评估提示侧支血管不佳，脾功能亢进)；③脾动脉瘤切除 + 脾动脉断端吻合术和脾动脉切除 + 自体血管脾动脉重建术。

四、名词解释

1. 脾梗死

答案：脾动脉及其分支被堵塞，造成脾脏组织的缺血坏死，称为脾梗死。

2. 腹腔中风

答案：内脏动脉瘤最危险的并发症是动脉瘤破裂，即使是细小动脉分支的动脉瘤破裂，有时也能引起严重的血腹，即所谓"腹腔中风"。

五、案例分析

患者，男，55岁，于1d前无明显诱因出现中上腹部疼痛，呈持续性胀痛，外院查血淀粉酶示 768U/L，中性粒细胞 69.7%，患者既往有高血压病、腹主动脉瘤病史，曾行腹主动脉瘤腔内隔绝术。入院后行腹主动脉 CTA 检查示：腹主动脉动脉瘤支架术后，腹腔干起始部闭塞，脾动脉起始部动脉瘤，压迫胰颈，胰体尾部胰管扩张，急性胰腺炎伴假性囊肿形成，完善各项常规检查，遵医嘱给予禁食、禁水、抗感染、抑酸、抑酶、补液等治疗，待胰腺炎症状缓解后，在全麻下行脾脏切除 + 脾动脉瘤栓塞术。作为责任护士，你如何做好该患者的术后护理？

答案：术后护理措施为：

（1）脾热：脾属于免疫器官，脾脏切除术后易出现脾热、免疫力低下，术后需密切观察患者体温变化、血白细胞计数变化，高热时遵医嘱给予患者物理或药物降温，补充营养和水分，做好患者皮肤和口腔护理，使用抗生素抗感染治疗者注意观察用药后效果。

（2）并发症的观察：①出血，腹腔内出血是脾切除术后较为凶险的并发症之一。术后持续心电监护，严密监测患者生命体征，注意腹腔引流管及胃肠减压引流液的颜色和性质，关注患者不适主诉，有无腹痛、腹胀、心慌等症状，密切监测患者血压及心率的变化。②血液高凝状态，脾脏切除术后会导致血小板增加发生血液高凝状态，应监测凝血指标的变化，术后密切观察患者下肢皮肤温度、颜色、肿胀情况，指导患者卧床期间正确执行踝泵运动，遵医嘱行下肢气压治疗预防深静脉血栓形成，必要时进行抗血小板治疗。

（3）营养支持：给予高维生素、高蛋白质、低脂清淡易消化饮食，保持大便通畅。

（4）出院指导：控制患者血压维持在 140/90mmHg 以下，强调控制血压的重要性，提高服药依从性，按时复诊，积极预防动脉瘤复发。

（翁艳敏）

第九节　肾　动　脉　瘤

一、填空题

1. Abeshouse 将肾动脉瘤分为：_____、_____、_____、_____。

答案: 囊袋型；融合型；分裂型；动静脉瘘型

解析: Abeshouse 将肾动脉瘤分为如下几类：囊袋型、融合型、分裂型、动静脉瘘型。

2. 严重动脉粥样硬化并发肾动脉瘤的病理生理机制是_____。

答案: 动脉壁结构损伤

解析: 严重动脉粥样硬化因肾动脉内膜溃疡、中层退行性变、弹性纤维断裂及动脉狭窄后扩张导致动脉壁结构损伤，并发肾动脉瘤。

3. 肾动脉瘤最常见的临床表现为_____。

答案: 高血压

解析: 高血压是肾动脉瘤最常见的临床表现，除了高血压症状以外，患者还可以表现为肾功能减退、血尿、肾盂积水、腰/腹痛等，尤其是肾内动脉瘤患者血尿较为明显。

4. 部分肾动脉瘤患者 X 线检查可见_____。

答案: 蛋壳样钙化

解析: 肾动脉瘤部分患者可发生钙化，钙化呈蛋壳样，多为边缘性钙化，位于肾门附近，故 X 线检查可见蛋壳样钙化。

5. 肾动脉造影显示动脉壁囊状膨出，见于_____。

答案: 肾动脉瘤

解析: 肾动脉造影为诊断肾动脉瘤最可靠的检查方法，可显示动脉壁的囊状膨出或梭形扩张，单发或多发。

二、判断题

1. 先天性肌纤维发育不良可造成肾动脉瘤形成。

答案: 正确

解析: 先天性肌纤维发育不良可因肌弹力层薄弱、血管脆性增加等因素造成肾动脉瘤形成。

2. 肾动脉直径＞2.5cm 的肾动脉瘤适宜手术治疗。

答案: 正确

解析: 肾动脉直径＜2.0cm 的肾动脉瘤可保守治疗；直径≥2.0cm 的肾动脉瘤，为预防肾动脉瘤破裂，特别是合并腰痛、血尿、肾血管性高血压者需要进一步治疗。

3. 肾动脉瘤最常见的临床表现是血尿。

答案: 错误

解析: 高血压是肾动脉瘤最常见的临床表现，由肾动脉狭窄、肾素分泌增高、微小肾梗死或受压、痉挛等引起肾缺血所致。

4. 肾动脉瘤以假性动脉瘤多见，占 90% 以上。

答案: 错误

解析: 90% 肾动脉瘤为真性动脉瘤，假性动脉瘤占少数，又称获得性动脉瘤。

5. 肾动脉瘤的症状和体征与动脉瘤的部位、大小及类型无关。

答案：错误

解析：肾动脉瘤的症状和体征与动脉瘤的部位、大小及类型有关。

6. 大多数肾动脉瘤早期有明显临床症状。

答案：错误

解析：大多数肾动脉瘤早期无临床症状。

三、选择题

A1 型题（单选题）

1. 肾动脉瘤最常见的类型是（　　）

    A. 囊袋型 　　　　　　　B. 融合型 　　　　　　　C. 分裂型

    D. 动静脉瘘型 　　　　　E. 假性动脉瘤

答案：A

解析：囊袋型肾动脉瘤是最常见的类型，占93%。

2. 需要介入治疗的肾动脉瘤是（　　）

    A. ＞1.0cm 的无症状患者 　　　　　B. ＞0.5cm 的无症状患者

    C. ＞1.5cm 的无症状患者 　　　　　D. ＞0.5cm 的难治性高血压患者

    E. ＞1cm 的难治性高血压患者

答案：E

解析：肾动脉瘤介入治疗指针：＞2.0cm 的无症状患者；＞1cm 的难治性高血压患者；合并肾血管畸形、动静脉瘘；瘤体短期迅速增大、计划妊娠的妇女。

3. 患侧腰部持续性剧烈疼痛伴有血尿，排除泌尿系统结石外应警惕发生（　　）

    A. 动脉瘤蒂扭转 　　　　B. 肾动脉瘤破裂 　　　　C. 肾动脉闭塞

    D. 肾动脉狭窄 　　　　　E. 肾动脉瘤

答案：B

解析：肾动脉瘤破裂出血，表现为患侧腰部剧烈疼痛，全程肉眼血尿，失血量较大时，可以出现休克。

4. 肾动脉瘤性高血压以（　　）升高更为明显

    A. 收缩压 　　　　　　　B. 脉压 　　　　　　　　C. 中心静脉压

    D. 舒张压 　　　　　　　E. 肺动脉压

答案：D

解析：肾动脉瘤引起高血压的临床特点为血压持续性升高，以舒张压升高更为明显。

5. 以下不是肾动脉瘤常见病因的为（　　）

    A. 动脉壁结构损伤 　　　B. 外伤 　　　　　　　　C. 自身免疫疾病

    D. 多发性大动脉炎 　　　E. 肾小球肾炎

答案：E

解析：肾动脉壁结构损伤、外伤、自身免疫疾病均可引起胃动脉瘤，自身免疫疾病包括胶原血管病、多发性动脉炎和与结核、梅毒相关的免疫反应等。

6. 肾动脉疾病首选的辅助检查为（　　）

    A. 多普勒超声 　　　　　B. 腹部 X 线 　　　　　　C. CT

    D. 心电图　　　　　　　　E. 磁共振

答案: A

解析: 多普勒超声具有可重复、检查方便、无创性、无需特殊准备、准确性较高等优势,有助于临床判断肾脏大小、肾动脉瘤、肾动脉狭窄及血流情况,为肾动脉疾病的首选辅助检查。

7. 肾动脉瘤患者可能出现的最严重的并发症为(　　)

    A. 高血压　　　　　　　　B. 脑出血　　　　　　　　C. 疼痛

    D. 瘤体破裂引发大出血　　E. 血尿

答案: D

解析: 瘤体破裂引发大出血的死亡率高达 35%~50%,是肾动脉瘤最严重的并发症。

8. 肾动脉瘤介入术后出现栓塞后综合征的时间为(　　)

    A. 3~5d　　　　　　　　　B. 5~10d　　　　　　　　C. 3~15d

    D. 10~15d　　　　　　　　E. 5~15d

答案: C

解析: 介入栓塞治疗后 3~15d,继发肾实质梗死,出现局部疼痛、发热、白细胞计数增高等表现为栓塞后综合征。

A2 型题(单选题)

1. 患者,男,54 岁,血压 150~200/100~120mmHg。入院后 CTA 示:左肾动脉主干分叉处可见一个大小约 15.2mm×16.7mm 囊袋状突出影,患者的诊断是(　　)。

    A. 高血压　　　　　　　　B. 肾动脉瘤　　　　　　　C. 肾动脉狭窄

    D. 肾动脉阻塞　　　　　　E. 肾囊肿

答案: B

解析: 入院后 CTA 示:左肾动脉主干分叉处可见一大小约 15.2mm×16.7mm 囊袋状突出影,是诊断肾动脉瘤的影像证据;患者血压高,是肾动脉瘤的最常见的临床表现。

2. 患者,男,65 岁,长期服用降压药,效果不佳,血压 150~170/95~105mmHg,肾动脉 CTA 检查示肾动脉瘤,右肾动脉近起始端长约 11mm,狭窄 > 90%,右肾动脉近肾门处可见一个大小约 17.1mm×19.1mm 囊袋状凸出影,位于肾动脉主干远端分叉处,累及 2 根分支动脉。该患者收缩压宜控制在(　　)

    A. 130~139mmHg　　　　　B. 120~129mmHg　　　　　C. 140~145mmHg

    D. 140~149mmHg　　　　　E. 140mmHg 以下

答案: A

解析:《2018 年欧洲心脏病学会和欧洲高血压学会高血压管理指南》细化了降压目标分类:①年龄 < 65 岁的高血压患者,收缩压应控制 120~129mmHg;② 65~80 岁的高血压患者,收缩压应控制在 130~139mmHg。

3. 患者,女,55 岁,因持续腰痛 6d 入院。查体:左侧腰部压痛明显,腹肌紧张,未扪及包块。既往无高血压、外伤史等。多普勒超声检查提示:右肾门下后方存在 1.3cm×0.9cm 的无回声瘤体,边界清晰,形态尚规整,瘤体内见红蓝相间涡状血流信号,可初步拟诊为(　　)

    A. 肾癌　　　　　　　　　B. 肾动脉瘤　　　　　　　C. 肾囊肿

    D. 肾脏炎性假瘤　　　　　E. 无法鉴别诊断

答案: B

解析：多普勒超声检查中，发现肾内、外类圆形无回声区，形态规则、边缘整齐，无回声区内可见彩色血流信号即可确诊为肾动脉瘤。

4. 患者，男，34岁，因"肾动脉瘤"收入院。入院查体：体温36.4℃，心率76次/min，血压185/106mmHg，静脉泵入硝普钠4h后，患者血压平稳降至140/85mmHg，则立即停用硝普钠，改为口服降压治疗。对其的处置不恰当的是（　　）

  A. 持续用药不超过三天　　　　　　　B. 严密监测生命体征

  C. 定期监测血液中氰化物浓度　　　　D. 立即停止硝普钠

  E. 遵医嘱根据血压情况调整用药速度及用量

答案：D

解析：硝普钠停药时，应逐渐减药，以防止反跳性血压升高。

A3型题（单选题）

患者，女，60岁，右肾动脉瘤栓塞术后3d间断发热，最高达38.7℃。患者自觉肾区隐隐胀痛，余无不适症状。查体：体温38.1℃，心率96次/min，血压145/85mmHg，右肾区轻度压痛，右股动脉穿刺处干燥，无红肿、渗出，急查血常规：白细胞计数12×10^9/L，中性粒细胞70%。

（1）该患者术后可能发生了（　　）

  A. 血管内血栓形成　　　　　　　　　B. 栓塞后综合征

  C. 脾梗死　　　　　　　　　　　　　D. 胰腺炎

（2）预防及护理措施错误的是（　　）

  A. 观察穿刺部位有无渗血　　　　　　B. 严密监测生命体征

  C. 指导其绝对卧床休息，避免用力活动　D. 术后常规使用抗生素预防感染

答案：（1）B　（2）D

解析：

（1）栓塞治疗后3~15d中，患者出现局部疼痛、发热及白细胞计数升高，该患者术后发生了栓塞后综合征。

（2）肾动脉瘤栓塞术后应绝对卧床休息，密切监测生命体征变化、穿刺部位有无渗血，但无需常规使用抗生素。

A4型题（多选题）

1. 肾血管疾病包括（　　）

  A. 肾动静脉瘘　　　　　　B. 肾动脉狭窄　　　　　　C. 肾动脉栓塞和血栓形成

  D. 肾静脉血栓形成　　　　E. 胡桃夹综合征

答案：ABCDE

解析：肾血管疾病可导致肾血流减少引起肾功能不全。肾血管疾病主要见于：肾动脉狭窄、肾动脉瘤、肾动脉栓塞和血栓形成、肾静脉血栓形成、肾动静脉瘘、胡桃夹综合征、肾错构瘤、小动脉性硬化症等。

2. 肾动脉瘤患者发生血尿与（　　）有关

  A. 肾入球小动脉阻力增加　B. 肾脏血流量下降　　　　C. 肾小管缺血性损伤

  D. 肾小球缺血性损伤　　　E. 肾脏纤维化

答案：ABCDE

解析：肾动脉瘤患者有时可见肉眼或镜下血尿，机制如下：肾动脉瘤可因肾入球小动脉阻力增加等因素，使肾脏血流量下降，肾小管或肾小球等肾脏固有细胞出现缺血性损伤，启动肾脏纤维化，肾脏纤维化又加重了肾脏固有细胞的损伤，使肾脏的滤过功能下降，不能阻止红细胞漏出，产生血尿。

3. 肾动脉瘤修复术包括（　　）

  A. 动脉瘤切除术   B. 血管修补术   C. 血管移植吻合术

  D. 动脉支架材料修复术 E. 肾切除术

答案：ABCD

解析：肾动脉瘤修复主要术式包括动脉瘤切除术、血管修补术或者血管移植吻合术、动脉支架材料修复术等。

4. 巨大肾动脉瘤可表现为（　　）

  A. 腰痛   B. 血尿   C. 腹部搏动性肿块

  D. 高血压   E. 血管杂音

答案：ABCDE

解析：巨大肾动脉瘤可表现为腰痛、血尿、腹部搏动性肿块、高血压、血管杂音。

四、名词解释

肾性高血压

答案：肾性高血压是指单侧或双侧肾动脉狭窄引起肾脏的血流减少从而激活肾素 - 血管紧张素系统，通过血管收缩、水钠潴留等反应引起血压升高，部分患者可以表现为顽固性高血压。

五、问答题

1. 肾动脉瘤患者出现高血压的原因有哪些？

答案：肾动脉瘤可因瘤体压迫邻近的肾动脉分支或瘤腔内血栓蔓延造成管腔狭窄，从而导致高血压；肾动脉瘤会引起肾素分泌增多，亦会引起血压升高。

2. 肾动脉瘤栓塞术术后常见的并发症有哪些？

答案：肾动脉瘤栓塞术术后可能会出现栓塞后综合征及支架内及近端血管内血栓形成，还有因球囊扩张或支架植入所导致的并发症，如局部动脉夹层、动脉粥样硬化斑块脱落导致肾梗死、肾动脉破裂、出血、支架移位、再狭窄等。

六、案例分析

患者，女，45 岁，主诉："无明显诱因突发右侧腰部持续性疼痛伴血尿 1 周"，CT 示右肾动脉瘤，急诊轮椅推入病房。体格检查：神志清楚，T 36.3℃，P 76 次 /min，R 16 次 /min，BP 168/98mmHg，血尿素 8.5mmol/L，血肌酐 50μmol/L，尿液呈淡红色洗肉水样，尿隐血试验（++），既往有高血压病史 10 年，在规律服用降压药的情况下血压仍长期波动于 150~220/90~120mmHg。入院当日行双侧肾动脉造影示右肾动脉主干远端局限性扩张，约 20mm×15mm，呈宽基底型，开口约 15mm，即行右肾动脉瘤弹簧圈栓塞 + 支架植入术。术后第 1d 血压 110~130/70~80mmHg，术后第 3d 腰痛症状缓解，尿液转为淡黄色，术后第 5d 出院。

问题：

（1）作为责任护士，患者术后血压下降属于正常现象吗？为什么？

（2）患者术后的主要护理措施是什么?

（3）患者留取尿标本送检时应注意什么?

答案:

（1）患者术后血压下降属于正常现象。患者术前高血压属于肾血管性高血压,术后肾动脉狭窄处得以扩张,使肾血流量、肾灌注压恢复正常;正常的血流和血压又进一步维持肾动脉的通畅,肾血流灌注恒定,使肾素分泌减少,血压恢复正常。

（2）术后的主要护理措施为:①监测生命体征,术后密切观察血压、心率的变化,维持血压稳定,控制在 140/90mmHg 以下。②术侧肢体的观察和护理,绝对卧床 24h,穿刺部位加压包扎 48h;观察穿刺部位渗出血,术侧肢体皮肤颜色、温度、感觉、足背动脉搏动情况,保持敷料在位、清洁、干燥;卧床期间指导患者踝泵运动。③严密观察腰部及腹部体征情况。④血尿的护理:多饮水以达到冲洗尿道的目的;观察尿量、尿色、透明度的变化,做好详细记录;血尿严重时遵医嘱给予止血药物。⑤并发症的观察与护理,支架内急性血栓形成一般发生在术后 24h 内,应观察患者术后是否出现肾区钝痛、恶心、呕吐,以便早期发现。若患者突发持续性腰腹部疼痛,伴或不伴放射痛、恶心、呕吐、发热,应警惕肾梗死或异位栓塞,需立即通知医师。⑥出院指导,进食富含优质蛋白质、膳食纤维食物与低脂食物,保持大便通畅;尽量卧床休息,避免重体力劳动及过强运动,少做弯腰动作,避免碰撞肾区;少去人多的公共场所,预防呼吸道感染,避免咳嗽造成腹压增高。

（3）该患者留取尿标本时应注意:①尿标本应及时送检,尿液若放置时间过长,在酸性及低渗环境红细胞易溶解,从而导致误诊。②口服、肌内注射或静脉输注大量碱性药物后不宜马上留取尿标本,尿标本中不要混入碱性物质。③尿标本不宜在大量饮水之后立即收集,因尿液稀释使尿比重降低,红细胞在低比重尿中易被破坏。④运动后会出现暂时性血尿,易误诊为病理性血尿,故不宜在剧烈运动后或长久站立后留取尿标本。⑤因月经可以污染尿液导致出现假性血尿,故患者处于月经期不宜外阴接尿留取尿标本。

（李 燕）

第十节 肾动脉狭窄

一、填空题

1. 肾动脉狭窄的临床表现有 _____、_____、_____、_____。

答案: 肾功能进行性减退;轻度蛋白尿;药物难以控制的高血压;患侧肾缩小

解析: 肾动脉狭窄会导致缺血性肾病,伴有肾血管性高血压,药物难以控制。肾脏病变主要表现为肾功能缓慢进行性减退,由于肾小管对缺血敏感,故其功能减退在先,而后肾小球功能才受损。肾动脉狭窄患者尿液成分改变轻微,轻度蛋白尿,尿蛋白常 < 1g/d,随着疾病的进展,肾脏体积会缩小,健侧和患侧的肾大小常不一致。

2. 肾动脉狭窄的常见治疗手段有 _____、_____、_____。

答案: 药物保守治疗;开放手术治疗;腔内微创手术治疗

解析: 对肾动脉狭窄合并严重心、肺、脑等重要器官功能障碍,严重氮质血症或肾功能衰竭,多发性大动脉炎活动期不能手术者可行药物治疗以控制血压。严重肾动脉狭窄致缺血性肾病的患者,肾功能进行性下降或药物治疗效果差时,可行开放手术或腔内介入治疗。

二、判断题

双侧肾动脉狭窄的高血压患者首选口服降压药物为血管紧张素转换酶抑制药。

答案：错误

解析：血管紧张素转换酶抑制药如：卡托普利、依那普利、培哚普利，适用于单侧肾动脉狭窄的高血压患者。双侧肾动脉狭窄的高血压患者服用后会引起或加重肾功能损害，导致血肌酐升高。双侧肾动脉狭窄患者可使用钙通道阻滞药、利尿药、β受体阻滞药、α受体阻滞药来控制血压。

三、选择题

A1型题（单选题）

诊断肾动脉狭窄的金标准是（　）

    A. 彩色多普勒超声检查　　　B. 卡托普利肾显像试验　　　C. 螺旋CT血管造影

    D. 肾动脉血管造影　　　　　E. 磁共振血管造影

答案：D

解析：肾动脉血管造影能准确显示肾动脉狭窄部位、范围、程度及侧支循环形成情况，优于其他检查方式，是诊断肾动脉狭窄的金标准。

A2型题（单选题）

患者，男，38岁，今日在局麻下行主动脉造影+左侧肾动脉球囊扩张支架植入术，为避免急性肾损伤，术后24h观察的重点是（　）

    A. 电解质　　　　　　　　　B. 血压　　　　　　　　　　C. 有无头晕、恶心

    D. 肾功能　　　　　　　　　E. 有无腰部剧烈疼痛

答案：D

解析：内生肌酐的血浓度稳定，绝大部分经肾小球滤过，但不被肾小管重吸收，临床上常用内生肌酐清除率估计肾小球滤过功能；血肌酐和尿素氮的血浓度取决于肾排泄能力，因此在一定程度上反映了肾小球滤过功能的损害程度。为避免急性肾损伤，术后24h观察的重点是肾功能。

A3型题（单选题）

患者，男，35岁，主诉左侧腰痛、头晕、胸闷、呼吸急促、夜尿增多，血压升高半年，口服降压药后血压控制不佳，最高达190/115mmHg，入院后测生命体征：血压200/100mmHg，脉搏110次/min，血液检查：肾功能正常，血钾2.36mmol/L；尿蛋白（+）。

（1）该患者最有可能患有（　）

    A. 肾小球肾炎　　　　　　　　　　B. 嗜铬细胞瘤

    C. 肾动脉狭窄　　　　　　　　　　D. 原发性醛固酮增多症

（2）该患者此时应该做什么检查确诊（　）

    A. 血管超声　　　　　　　　　　　B. 肾动脉造影

    C. MRA　　　　　　　　　　　　　D. CTA

（3）你认为目前该患者首要处理的问题是（　）

A. 降压   B. 通过检查确诊疾病

C. 纠正低钾血症   D. 镇痛

（4）作为责任护士，你认为以下操作错误的是（　　）

A. 为了尽快使血钾恢复正常，可不必考虑输入的浓度

B. 见尿补钾，尿量必须＞30ml/h，方考虑补钾，否则可引起血钾过高

C. 短期内大量补钾或长期补钾时，需定期观察，测定血清钾及复查心电图，以免发生高钾血症

D. 静脉输入钾的时候要严尽量选择中心静脉输注

答案：（1）C （2）B （3）C （4）A

解析：

（1）肾动脉狭窄患者出现高血压口服降压药物往往难以控制，且出现腰部疼痛、慢性肾功能不全、轻度蛋白尿。而肾小球肾炎是由于肾小球毛细血管痉挛、阻塞使肾脏缺血引起血压升高，血液检查往往肾功能异常，并有大量的蛋白尿。嗜铬细胞瘤患者出现高血压的特点是血压具有波动性，如受到某种刺激后血压突然升高，且伴随头晕、大汗等症状。原发性醛固酮增多症患者出现的高血压为低肾素型高血压并伴有不同程度的低血钾，高血压是最早出现的症状，多数患者血压大幅度升高，但恶性高血压罕见。

（2）肾动脉血管造影能准确显示肾动脉狭窄的部位、范围、程度及侧支循环形成情况。

（3）血钾正常值范围为 3.5~5.5mmol/L。严重的低钾血症会引起乏力、呕吐、四肢无力的症状，甚至会诱发恶性心律失常。

（4）静脉输入钾的浓度一般为 0.15%~0.3%，宁慢勿快，以免发生高血钾。

A4 型题（多选题）

1. 肾动脉狭窄患者常见的病因有（　　）

A. 动脉粥样硬化   B. 肌纤维发育不良   C. 多发性大动脉炎

D. 动静脉瘘   E. 动脉瘤

答案：ABC

解析：动脉粥样硬化引起血管内膜增厚以及内膜下脂质沉积，将逐渐使动脉管腔变窄并最终导致闭塞，多见于老年患者。肌纤维发育不良和多发性大动脉炎多见于青年肾动脉狭窄患者。动静脉瘘与动脉瘤一般不会引起肾动脉狭窄。

2. 肾动脉支架植入术后常见并发症有（　　）

A. 神经损伤   B. 肾功能不全   C. 肾动脉再狭窄

D. 出血   E. 脑梗死

答案：BCD

解析：肾动脉支架植入术后常见并发症为血管破裂出血、肾坏死、肾功能不全、肾动脉再狭窄。神经损伤与脑梗死不是肾动脉支架植入术后并发症。

四、名词解释

1. 肾动脉狭窄

答案：肾动脉狭窄（renal arterial stenosis，RAS）是指多种原因引起的单侧或双侧肾动脉主干或分支狭窄。肾动脉狭窄程度＞50% 时，肾脏血流灌注将会受影响；肾动脉狭窄程度＞

75%时,肾脏血液灌注明显减少,可导致不同程度的肾损害,是继发性高血压常见的原因之一。

2. 肾素 - 血管紧张素 - 醛固酮系统

答案:肾素 - 血管紧张素 - 醛固酮系统(renin-angiotensin-aldosterone-system,RAAS)是由一系列激素及相应的酶组成的,通过对血容量和外周阻力的控制,调节人体血压、水和电解质平衡。RAAS 既存在于循环系统中,也存在于中枢、肾脏和肾上腺等组织中,共同参与靶器官的调节。在正常情况下,它对心血管系统的正常发育、心血管功能稳态、电解质和体液平衡的维持以及血压的调节均有重要的作用。

五、问答题

1. 肾动脉狭窄患者为什么会出现血压升高?

答案:肾动脉狭窄患者可以出现肾缺血,肾脏缺血会刺激肾素分泌,体内肾素 - 血管紧张素 - 醛固酮系统活化,导致外周血管收缩,从而使得体内钠水潴留,导致出现高血压。一般肾动脉狭窄出现高血压的患者,使用降压药物治疗效果不佳。

2. 肾动脉成形术的适应证及禁忌证有哪些?

答案:

(1)适应证:对药物降压无效或效果欠佳;动脉粥样硬化性肾动脉狭窄;肾动脉肌纤维发育异常;大动脉炎性肾动脉狭窄;肾移植、肾血管手术、放射治疗等引起的肾动脉狭窄;分侧肾静脉肾素活性测定(试验日静脉注射卡托普利 1mg/kg,30min 后测肾素):患侧肾静脉肾素活性较对侧升高 1 倍以上;患侧肾静脉肾素与下腔静脉肾素比值> 1.5 或< 1.3。

(2)禁忌证:严重肾动脉狭窄或完全阻塞,导丝和导管不能通过;凝血功能异常;肾动脉段以下分支狭窄;狭窄段过长,病变广泛;大动脉炎活动期、病变部位钙化;患侧肾严重萎缩或肾功能低下的患者。

3. 肾动脉成形术临床疗效评价指标有哪些?

答案:

(1)治愈:术后不用服降压药物,血压 140/90mmHg。

(2)显效:术后仅用少量的降压药物,可维持正常。

(3)好转:术后降压药物使用减少,血压有所下降。

(4)无效:血压高,降压药物用量无改变。

六、案例分析

患者,男,66 岁,患高血压 10 年,服用降压药后血压维持在 140/90mmHg,近 1 个月来血压难以控制,联合三种降压药物治疗后血压控制仍不理想,最高达 180/110mmHg。患者主诉有头晕、乏力、腰部疼痛症状。门诊以肾动脉狭窄收入院,今日在局麻下行主动脉造影 + 左侧肾动脉球囊扩张支架植入术,患者术后出现血压进行性下降,血压 102/60mmHg,主诉头晕、恶心。患者面色苍白,全身大汗,四肢湿冷,脉搏细弱。

(1)作为责任护士,你认为该患者为什么会出现上述症状?

(2)出现这些症状时,你应该采取怎样的急救措施?

(3)如何做好患者出院后的健康教育?

答案:

(1)患者术前由于肾动脉狭窄,导致肾血流量不足,引起肾素释放,出现持续性血压升高。而肾动脉扩张成功后由于血运重建,肾小球灌注压改变,使肾素的分泌减少,从而使血压出现突然而短暂的明显下降,若观察不及时或不及时调整用药,就会引起低血压,甚至休克。

(2)针对患者出现的症状,护理措施为:立即给予去枕平卧位,头偏向一侧,以防止呕吐物误吸引起窒息,并做好患者的保暖护理;给予心电监护、血压监护,严格监测血压及心律,并做好记录,至血压平稳,给予吸氧;遵医嘱静脉给予多巴胺、间羟胺等升压药物微量泵泵入,并根据患者体重严格计算所输入剂量,并根据血压调节泵速,必要时静脉推注;立即建立另一条静脉通道,快速补液,如复方氯化钠注射液、生理盐水或706代血浆等;心搏骤停者按心肺复苏程序抢救;做好患者的心理疏导。

(3)出院后健康教育:嘱患者劳逸结合,预防感冒,给予低盐低脂饮食,戒烟酒。遵医嘱按时服药,抗血小板凝集药或抗凝药至少服用6个月以上。定期测量血压,维持血压至正常水平。定期评估患者血液检查中出凝血时间与肾功能改变,评估患者肾动脉的通畅情况。做好电话回访,督促患者用药和定期复查。

(林 丛)

第十一节　肠系膜动脉疾病

一、填空题

1. 肠系膜上动脉夹层的易发部位是＿＿＿＿。

答案:肠系膜上动脉弯曲部前壁

解析:肠系膜上动脉弯曲部前壁是肠系膜上动脉夹层的易发部位,此处距离肠系膜上动脉开口1.5~3cm,是肠系膜上动脉相对固定于移动部位的移行处,血液流动至此产生特殊的血流剪切力,易形成夹层。

2. 肠系膜上动脉是腹主动脉腹侧的第2分支,提供＿＿＿＿、＿＿＿＿及大部分＿＿＿＿的血液供应。

答案:所有小肠;右半结肠;横结肠

解析:肠系膜上动脉是腹主动脉腹侧的第2分支,提供所有小肠、右半结肠及大部分横结肠的血液供应。

3. 肠系膜上动脉栓塞的栓子一般来源于＿＿＿＿。

答案:心脏的附壁血栓

解析:栓塞肠系膜上动脉的栓子一般来源于心脏的附壁血栓,故多见于风湿性心脏病、冠心病、感染性心内膜炎及近期心肌梗死患者。

4. 肠系膜上动脉栓塞后,行介入治疗的目的是＿＿＿＿。

答案:重建肠系膜血运

解析:肠系膜上动脉栓塞后,行介入治疗的目的是重建肠系膜血运,缓解肠系膜缺血并预防肠坏死。

5. 正常肠鸣音在＿＿＿＿部听的最清楚,每分钟出现＿＿＿＿次;肠系膜动脉疾病的肠鸣音呈＿＿＿＿状态。

答案:脐;4或5;减弱或消失

解析：正常肠鸣音在脐部听的最清楚，每分钟出现 4 次或 5 次。出现血运性肠梗阻时，由于肠系膜血管栓塞或血栓形成，使肠管血运障碍，继而发生肠麻痹而使肠内容物不能运行，肠鸣音表现为减弱消失。

6. 肠系膜上动脉栓塞患者，行动脉置管溶栓治疗，动脉鞘管内往往使用_____稀释液，溶栓导管内往往使用_____稀释液。

答案： 肝素；尿激酶（或链激酶、重组人组织型纤溶酶原激活物）

解析： 鞘管内使用肝素稀释液主要是为了防止鞘内形成血栓，溶栓导管内使用尿激酶稀释液是为了溶解在患者血管内已经形成的血栓。链激酶、尿激酶、重组人组织型纤溶酶原激活物（r-tPA）都是酶类溶栓药，能激活体内纤溶酶原转变为纤溶酶，从而水解纤维蛋白，使新形成的血栓溶解。

7. 肠外营养分为_____和_____。

答案： 完全肠外营养；不完全肠外营养

解析： 肠外营养分为完全肠外营养和不完全肠外营养。前者指患者需要的所有营养物质都由静脉途径输入；后者则只是部分输入，其余部分营养物质可能通过经肠途径（口服或鼻饲）补充。

8. 肠系膜上动脉栓塞早期的典型症状为_____。

答案： 腹痛

解析： 肠系膜上动脉栓塞早期的典型症状为腹痛，疼痛程度大于体格检查所见。根据发病的病因和缺血时间，有 20%~50% 患者缺乏典型表现。

9. 经胃肠管或胃造口途径肠内营养时，体位取_____半卧位。有助于防止营养液反流和误吸。

答案： 30°~45°

解析： 经胃肠管或胃造口途径肠内营养时，体位取 30°~45° 半卧位。有助于防止营养液反流和误吸。

二、判断题

1. 皮下注射低分子肝素时，注射前需排净预充式注射器内的空气。

答案： 错误

解析： 临床使用的预灌针剂，注射时不必排气，针筒内有 0.1ml 的空气，注射时将针头朝下，空气弹至药液上方，注射完毕该空气正好填充于针乳头处，使得针筒内无药液残留，保证了剂量的准确，又避免了针尖上药液对局部皮肤的刺激，可减少局部淤血。

2. 肠系膜上动脉夹层患者入院后，应立即给予手术。

答案： 错误

解析： 绝大部分肠系膜上动脉夹层患者经保守治疗可取得满意的效果，少数效果不理想者可考虑腔内修复术。如患者已经出现肠坏死，血管条件不适合腔内修复或腔内修复治疗失败，则需外科手术治疗。

3. 肠系膜下动脉发生栓塞的机会比肠系膜上动脉发生栓塞的机会多。

答案： 错误

解析： 由于肠系膜上动脉与腹主动脉呈锐角相交，且分出较早，管腔较粗，故肠系膜上动脉栓塞的机会比肠系膜下动脉多。

4. 肠系膜上动脉栓塞是血运性肠梗阻的病理过程。

答案: 正确

解析: 肠系膜上动脉栓塞后导致肠系膜血管急性血循环障碍,出现肠管缺血坏死,引起血运性肠梗阻,因此,肠系膜上动脉栓塞是血运性肠梗阻的病理过程。

5. 服用华法林期间应定期监测凝血指标,根据结果合理调整用药。

答案: 正确

解析: 华法林服用过量易引起出血,因此必须指导患者遵医嘱按时、按量服药,在服药期间定期监测凝血指标,根据结果合理调整用药。长期服用华法林的患者,若需行手术治疗,应先停药,静脉注射维生素 $K_1$150mg,并检查凝血功能指标。告知患者若出现鼻出血、牙龈出血、血尿、黑便或血便、咯血等出血征象时应立即停药并尽快到医院诊治。

三、选择题

A1 型题(单选题)

1. 低分子肝素使用护理流程和要点中,下列正确的是( )

   A. 本品应肌内注射,给药期间可同时肌内注射其他药物

   B. 注射时,应用拇指、示指将皮下组织捏起,以 30° 进针,经回抽无回血后注入药液,保持皮肤褶皱,并快速拔出针头

   C. 注意更换注射部位,可避免损伤皮下组织,引起出血,还能延长作用时间

   D. 最常见的不良反应为凝血,可能发生在任何部位

   E. 注射时,患者出现寒战、发热、荨麻疹、呼吸短促等反应时,应缓慢注射

答案: C

解析:

(1)使用低分子肝素时应深部皮下注射给药,给药期间避免肌内注射其他药物。

(2)注射时,应用拇指、示指将皮下组织捏起,以 90° 进针,经回抽无回血后注入药液,保持皮肤褶皱,并快速拔出针头。

(3)注意更换注射部位,可避免损伤皮下组织,引起出血,还能延长作用时间。

(4)最常见的不良反应为出血,可能发生在任何部位。

(5)若患者出现寒战、发热、荨麻疹、呼吸短促甚至休克等反应,应立即停药。

2. 急性肠系膜上动脉夹层患者伴腹痛剧烈、排便排气停止,入院护理要点中错误的是( )

   A. 生命体征监测:血压控制在 120~140/70~90mmHg,严密观察生命体征变化

   B. 病情观察:观察患者腹痛的部位、性质、程度、伴随症状、肠鸣音、呕吐物和排泄情况

   C. 及时有效缓解疼痛和药物护理

   D. 饮食护理:少量多餐、高蛋白、高维生素、低脂饮食

   E. 卧床休息、减少活动,避免腹内压增高的因素

答案: D

解析: 急性肠系膜上动脉夹层患者腹痛剧烈伴排便、排气停止,入院后应遵医嘱禁食、禁饮,胃肠减压,静脉补充营养液体。

3. 肠内营养时,下列内容错误的是( )

   A. 途径:有经鼻胃管或胃造口、经鼻肠管或空肠造瘘

   B. 方法:按时分次给予、间隙重力滴注、连续输注

C. 温度：38~40℃，室温较低时可使用恒温加热器

D. 体位：无论何种输注途径，患者可以取随意卧位

E. 使用时机：凡肠道功能正常或存在部分功能者，应采用肠内营养

答案：D

解析：肠内营养体位：经鼻胃管或胃造口途径肠内营养时，取30°~45°半卧位有助于防止营养液反流和误吸。经鼻肠管或空肠造瘘途径者可取随意卧位。

4. 急性肠系膜上动脉栓塞患者介入术后腹部体征的观察和护理中，错误的是（　　）

A. 术后患者若出现腹痛，常见的原因有肠管痉挛、肠坏死

B. 需观察疼痛的部位、性质及持续时间，有无恶心、呕吐等伴随症状

C. 需观察大便的次数、量、颜色及性质；观察肠鸣音的次数

D. 如果腹痛由阵发性转为持续性，剧烈难忍，出现血便伴肠鸣音减弱或消失，出现急腹症症状，需警惕肠坏死的可能

E. 做好疼痛护理，确保患者处于无痛状态

答案：E

解析：肠系膜上动脉介入术后观察患者腹部体征及护理患者时，如果患者出现腹痛，需排除肠坏死，待腹痛性质确定后，才能根据疼痛规范化治疗方法给予镇痛药，使患者处于无痛状态。

5. 下列关于肠系膜上动脉的描述中，错误的是（　　）

A. 肠系膜上动脉是肠道主要供血动脉之一

B. 肠系膜上动脉是最大、最重要的肠道供血动脉

C. 肠系膜上动脉起自腹主动脉前壁，腹腔干下方5cm

D. 肠系膜上动脉供血范围：十二指肠后半部（水平段和升段）、胰头、空肠、回肠、脾曲近端结肠

E. 肠系膜上动脉是腹主动脉腹侧的第2分支

答案：C

解析：肠系膜上动脉起自腹主动脉前壁，腹腔干下方1~2cm。

A2 型题（单选题）

1. 患者，女，65 岁，下午 5 点急诊就诊，主诉恶心、呕吐和剧烈腹泻，今晨 7:00 早餐后开始出现剧烈腹痛，以前从未如此剧痛。既往有风湿性心脏病和心律不齐的病史。该患者最有可能是（　　）

A. 急性肠系膜上动脉栓塞　B. 阑尾炎　　　　　　　C. 肠梗阻

D. 急性胃肠炎　　　　　E. 胃溃疡

答案：A

解析：剧烈腹痛、器质性心脏病和强烈的胃肠道排空症状是急性肠系膜上动脉栓塞的三联征。但确诊肠系膜上动脉栓塞还需结合动脉造影、CT 或 MRI 检查。

2. 患者，男，48 岁，因上腹部疼痛 4d 余，急诊入院，腹部 CTA 检查示"肠系膜上动脉夹层"，入院后立即予以禁食、抑酸、抗凝、扩血管、改善微循环、营养支持等治疗。3d 后腹痛缓解，4d 后遵医嘱进食半流质饮食。该患者经保守治疗后出院。下列需采用腔内治疗或外科手术治疗的情况是（　　）

A. 保守治疗症状不缓解　　　　　　　B. 腔内血栓形成导致的急性肠系膜缺血

C. 夹层动脉瘤破裂　　　　　　　　　D. 夹层扩张＞2cm

E. 以上均正确

答案：E

解析：绝大部分肠系膜上动脉夹层患者经保守治疗可取得满意的效果，少数效果不理想者可考虑腔内修复术。若患者已经出现肠坏死，血管条件不适合腔内修复或腔内修复治疗失败，则需外科手术治疗。

A3型题（单选题）

患者，男，68岁，患者主诉晨起洗漱时，突发上腹部疼痛，休息不能缓解，呈持续性，伴恶心、呕吐，无腹胀、腹泻，立即就诊。CTA检查提示：肠系膜上动脉夹层。生命体征：血压145/107mmHg，脉搏110次/min，血液检查：白细胞计数5.02×10^9/L，空腹血糖4.84mmol/L。入院第二天查总胆固醇4.21mmol/L，高密度脂蛋白0.95mmol/L，低密度脂蛋白胆固醇3.04mmol/L，脂蛋白a 415mmol/L。既往史：高血压、冠心病、尿路结石病史，20年前行阑尾切除术，嗜吸烟。

（1）与肠系膜上动脉夹层发病无关的是（　　）

A. 高血压　　　　　　　　　　　　　B. 动脉粥样硬化

C. 吸烟　　　　　　　　　　　　　　D. 尿路结石病史

（2）认为该患者目前首要需要处理问题为（　　）

A. 降血压、控制心率　　　　　　　　B. 检查确诊疾病

C. 心力衰竭　　　　　　　　　　　　D. 心肌梗死

（3）作为责任护士，你认为以下操作错误的是（　　）

A. 血压控制在120~140/70~90mmHg

B. 患者主诉疼痛时护士应做好安慰工作，不可轻易使用镇痛药，防止病情掩盖

C. 禁食禁饮，抑酸护胃，胃肠减压

D. 改善微循环，抗凝治疗，预防受压真腔内形成血栓导致肠缺血

（4）患者治疗期间，责任护士向患者做饮食宣教时，以下操作错误的是（　　）

A. 对于腹痛剧烈，伴停止排气、排便的患者，应严格禁食、禁饮，通过静脉通路补充营养和能量

B. 腹痛缓解、肛门排气后进水和高蛋白、高维生素、低脂流质，进食后无不适反应可逐渐过渡至半流质、软食、普食

C. 患者进食后，观察有无腹胀、腹痛的症状，如果出现进食后腹部疼痛，及时报告医生

D. 出院后饮食指导：正常饮食，饮食结构以高蛋白、高纤维素摄入为主

答案：（1）D　（2）A　（3）B　（4）D

解析：

（1）肠系膜上动脉夹层的危险因素包括：中层囊性变、动脉粥样硬化、纤维肌性发育不良、外伤及高血压。老年、吸烟、高脂血症、糖尿病均是易发因素。

（2）降血压、控制心率是有效遏制夹层剥离的关键措施。

（3）疼痛护理：诊断明确后，及时有效地缓解疼痛是控制血压积极有效的措施。

（4）出院后饮食指导：2个月内少量多餐，进食量应逐渐增加，切忌过饱，饮食结构以低脂肪摄入为主，以免增加肠道负担、增加血供需求。

A4 型题（多选题）

1. 肠系膜上动脉夹层的临床表现包括（　　）

    A. 上腹部钝痛，呈持续性   B. 腹痛有时较剧烈，伴恶心呕吐

    C. 无放射痛   D. 严重的患者可表现为急性肠梗阻症状

    E. 如果有肠缺血坏死，可出现腹膜炎体征和血便

答案：ABCDE

解析：肠系膜上动脉夹层的临床表现为持续性上腹部钝痛，有时较剧烈伴有恶心呕吐，无放射痛，严重的患者可以表现为急性肠梗阻症状，如果有肠缺血坏死，可出现腹膜炎体征和血便。

2. Bergan 提出急性肠系膜上动脉栓塞的三联征是（　　）。

    A. 剧烈急腹痛   B. 器质性心脏病   C. 强烈的胃肠道排空症状

    D. 急性肠梗阻症状   E. 肠瘘

答案：ABC

解析：急性肠系膜上动脉栓塞早期腹部体征轻微，可出现 Bergan 三联征，即剧烈的上腹或脐周疼痛而无相应的腹部体征；心律不齐伴有心脏病或房颤；剧烈的胃肠道症状，晚期由于肠坏死和腹膜炎的发生，出现腹部压痛、反跳痛、肌紧张等腹膜刺激征，可有血性呕吐物或血便，腹腔穿刺可抽出血性液体。

四、名词解释

1. 肠系膜上动脉夹层（SMAD）

答案：SMAD 是肠系膜上动脉夹层英文 superior mesenteric artery dissection 的缩写，是指不合并主动脉夹层而单独出现的孤立性肠系膜上动脉夹层，临床主要表现为突发腹痛，是一种极危重的急腹症。

2. 肠系膜上动脉栓塞（SMAE）

答案：SMAE 是肠系膜上动脉栓塞英文 superior mesenteric arterial embolism 的缩写，是指栓子进入肠系膜上动脉造成阻塞所引起的疾病。

五、问答题

1. 肠系膜上动脉夹层可进行哪些保守治疗？

答案：治疗措施如下：

（1）血压控制在 120~140/70~90mmHg。

（2）禁食禁饮，胃肠减压。

（3）抑酸护胃。

（4）抗凝治疗预防受压真腔内形成血栓，导致肠缺血。

（5）改善微循环。

（6）定期做超声及 CT 检查。

（7）绝大部分肠系膜上动脉夹层患者经保守治疗可取得满意的效果，少数效果不理想者可考虑腔内修复术。如患者已经出现肠坏死，血管条件不适合腔内修复或腔内修复治疗失

败,则需外科手术治疗。

2. 在护理肠系膜上动脉栓塞患者时,如何早期发现肠管缺血坏死?

答案:

(1)症状方面重点评估:①观察患者腹痛和腹胀的部位、性质、程度、持续时间,以及经治疗缓解后再次出现腹痛、腹胀加重的病情变化;②患者有无恶心、呕吐等症状,观察呕吐物的性状、颜色及量;③观察患者肛门排气、排便情况,注意大便颜色、性状等。

(2)体征方面重点评估:患者有无腹肌紧张、压痛、反跳痛,肠鸣音是否消失。

(3)辅助检查方面重点评估:腹腔穿刺抽出液是否为血性。

(4)若患者出现腹痛腹胀加重,伴频繁呕吐、呕吐物、胃肠减压抽出液或肛门排出物呈血性,腹腔穿刺抽出血性液体,则提示肠管缺血坏死。应立即报告医生,及时处理。

六、案例分析

患者,女,75 岁,主诉 8h 前无明显诱因出现剧烈疼痛,以脐周明显,休息平躺均不能缓解。伴恶心、呕吐和腹泻,急诊来院,腹部 CT 提示“肠系膜上动脉栓塞”。查体示腹部平坦,脐周明显压痛。急诊在局麻下行“肠系膜上动脉造影 + 吸栓术”。术后给予抗凝、扩血管、抗感染、维持水电解质平衡和营养支持治疗。作为责任护士,术后肠道功能的观察非常重要,目的是:①早期发现肠管缺血坏死的表现,做好预防并及时处理;②了解肠道功能的恢复程度,运用快速康复外科理念,及时调整给予患者营养的方式,促进患者早日康复。请问:

(1)如何评估肠道功能?

(2)肠外营养期间,应如何做好规范护理?

(3)患者从全肠外营养过渡到肠内营养的指征是什么?肠内营养应遵循哪些原则?

答案:

(1)术后 48h 内需注意节段性肠坏死的情况,观察有无腹胀、胸式及腹式呼吸的节律、幅度变化;肠型、蠕动波、肠鸣音以及大便的颜色、性质和量的变化。若术后症状仍未缓解或有血性大便应引起高度重视。术后 7d 内重点观察胃肠减压引流液的性质、颜色和量,保持引流通畅,若引流液混浊、腹胀、腹痛加重应及时通知医生。

(2)护士需每天记录出入液量,注意全身反应,还需观察血常规、电解质、血糖、血浆蛋白、酮体及生化情况,防止并发症的发生。

严格无菌操作,防止感染。如果患者出现发热反应,应立即查明原因,如果是营养液或管道感染所致,应立即停用营养液,给予相应的抗感染和其他治疗措施。

(3)以下指征可判断肠道功能恢复,可开始肠内营养:①患者无腹痛、腹胀;②腹部体征阴性,无压痛、反跳痛、肌紧张;③肠鸣音恢复正常;④肛门排气。开始肠内营养应遵循从单一到多样、由少到多、由稀到稠、循序渐进的原则。

（姜海英）

第十二节　主髂动脉闭塞症

一、填空题

1. 髂总动脉始于_____,分成_____动脉和_____动脉。

答案：主动脉分叉处；髂外；髂内。

解析：髂总动脉平对第4腰椎下缘，由腹主动脉分叉处发出，至骶髂关节处分为髂内动脉与髂外动脉。

2. 下肢动脉急性缺血的典型"5P"症状包括：下肢皮肤苍白、疼痛、感觉异常、运动功能障碍及_____。

答案：动脉搏动消失

解析：下肢动脉急性缺血的典型"5P"症状包括：下肢皮肤苍白、疼痛、感觉异常、运动功能障碍及动脉搏动消失。如果不能得到有效治疗，出现肢体缺血坏死，可能导致截肢，甚至危及生命。

3. 下肢动脉硬化闭塞症患者肌内注射罂粟碱的目的是_____。

答案：缓解血管痉挛

解析：罂粟碱对平滑肌具有舒张作用，能扩张冠状动脉、外周血管及脑血管，缓解血管痉挛。

4. 溶栓药物最常见和主要的并发症是_____。

答案：出血

解析：出血是溶栓药物最常见和主要的并发症，根据溶栓药的剂量不同，出血的严重程度也不同，表现为单纯局部出血、皮下出血、血尿等，甚至颅内出血。

二、判断题

1. 置管溶栓的患者出现发热、寒战、头痛、腰酸背痛、恶心等溶栓药物过敏反应时，应静脉注射盐酸异丙嗪25mg。

答案：错误

解析：应肌内注射盐酸异丙嗪25mg，静脉注射需用灭菌注射用水稀释至0.25%，缓慢静脉注射；若症状仍未缓解，可给予地塞米松注射液5mg肌内注射或静脉注射。

2. APTT低于正常范围见于高凝状态、血栓栓塞性疾病、心脑血管病变、肺梗死和深静脉血栓形成等。

答案：正确

解析：活化部分凝血活酶时间（APTT）正常值为31.5~43.5s，超过正常值10s以上为延长，低于正常值3s为缩短。APTT低于正常范围见于高凝状态、血栓栓塞性疾病、心脑血管病变、肺梗死和深静脉血栓形成等。高于正常范围，见于血浆因子Ⅷ、Ⅸ、Ⅺ含量严重减少，即重症甲、乙、丙型血友病，也见于凝血酶原和纤维蛋白明显减少时。临床上常作为肝素抗凝治疗的监测指标。

3. 单侧髂外动脉狭窄＜2cm属于TASC分型中的B型。

答案：错误

解析：单侧或双侧髂总动脉狭窄、单侧或双侧髂外动脉单个短段狭窄（≤3cm）均属于TASC分型中的A型。单侧髂总动脉闭塞、肾下腹主动脉短段狭窄（≤3cm）、未累及股总动脉的单处或多处髂外动脉狭窄（总长度3~10cm）、未累及髂内动脉起始处或股总动脉的单侧髂外动脉闭塞均处于TASC分型中的B型。

三、选择题

A1 型题（单选题）

1. 动脉置管溶栓术后并发症不包括（　　）

　　A. 出血　　　　　　　　B. 感染　　　　　　　　C. 肺栓塞

　　D. 蓝趾综合征　　　　　E. 导管周围血栓形成

答案： C

解析： 出血与溶栓时使用抗凝药有关；蓝趾综合征与远端栓塞有关；感染与置管时间长或反复操作有关；导管周围血栓形成与置管后血流进一步减慢，抗凝不充分有关。

2. 主髂动脉闭塞导致急性缺血的典型症状不包括（　　）

　　A. 下肢皮肤苍白　　　　B. 疼痛　　　　　　　　C. 股动脉搏动消失

　　D. 运动功能障碍　　　　E. 足部溃疡

答案： E

解析： 足部溃疡属于慢性起病的表现。

3. 血浆纤维蛋白原（Fg）高于正常范围的情况不包括（　　）

　　A. 高凝状态　　　　　　B. 休克　　　　　　　　C. 血栓形成

　　D. DIC　　　　　　　　E. 动脉粥样硬化

答案： D

解析： 血浆纤维蛋白原（Fg）正常值为 2~4g/L。临床意义：高于正常范围提示感染、无菌性炎症、高凝状态、大手术、休克、血栓形成和动脉粥样硬化等；低于正常范围见于 DIC、原发性纤溶症、重症肝炎和肝脏硬化等，为临床溶栓治疗时常用的监测指标。若 Fg < 1g/L，应考虑停止溶栓。出血严重者可静脉使用纤维蛋白原或输血浆、凝血酶原复合物，必要时给予抑肽酶。

4. 下列主髂动脉置管溶栓治疗并发症中最严重的是（　　）

　　A. 一过性血压下降　　　B. 颅内出血　　　　　　C. 血尿

　　D. 发热、寒战　　　　　E. 皮下出血

答案： B

解析： 溶栓药物的不良反应包括过敏反应（发热、寒战、头痛、出汗、腰酸背痛、不适感、恶心、一过性血压下降）和出血。出血是溶栓药物最常见和主要的并发症，根据溶栓药的剂量不同，出血的严重程度也不相同，可表现为单纯局部出血、皮下出血，甚至颅内出血。

5. 患者出现了间歇性跛行，ABI 可能的范围是（　　）

　　A. 0.9~1.3　　　　　　B. 0.5~0.8　　　　　　C. 0.1~0.5

　　D. < 0.1　　　　　　　E. < 0.4

答案： B

解析： ABI 正常值为 0.9~1.3，ABI < 0.9 提示动脉缺血，ABI < 0.4 提示严重缺血。一般来讲，间歇性跛行的患者 ABI 在 0.5~0.8 之间，静息痛时 ABI < 0.5，肢体坏疽 ABI < 0.1。

6. 动脉置管溶栓的适应证不包括（　　）

　　A. 急性动脉或转流血管血栓

　　B. 急性动脉栓塞不宜行取栓术

　　C. 发病 14d 以内无运动障碍的急性肢体缺血患者

D. 存在活动性出血灶

E. 腘动脉瘤瘤体内血栓并伴有流出道血栓引起严重缺血症状

答案: D

解析: 存在活动性出血灶为禁忌证。

7. 肝素的药理作用不包括( )

A. 阻止血小板聚集和破坏

B. 抑制凝血活酶的形成

C. 阻止凝血酶原变成凝血酶

D. 抑制凝血酶从而妨碍纤维蛋白原变为纤维蛋白

E. 溶解新鲜血栓

答案: E

解析: 尿激酶是通过激活内源性纤维蛋白溶解系统,分解与凝血有关的纤维蛋白堆积物,从而发挥其溶解新鲜血栓的作用。肝素通过阻止血小板聚集和破坏,抑制凝血活酶的形成;阻止凝血酶原变成凝血酶;抑制凝血酶从而妨碍纤维蛋白原变为纤维蛋白。

8. 下列有关置管溶栓患者导管护理不正确的是( )

A. 防止脱出　　　　B. 无菌操作,预防感染　　　C. 防止打折阻塞

D. 溶栓后无需封管　　E. 防止接头脱落

答案: D

解析: 溶栓后需用肝素封管,肝素可预防导管内血栓形成,避免堵管。

9. 足部破溃扩延至足底,属于 Fontaine 分期的( )

A. Ⅱ期　　　　　　B. Ⅲ期　　　　　　C. Ⅳ期Ⅰ级坏死

D. Ⅳ期Ⅱ级坏死　　E. Ⅳ期Ⅲ级坏死

答案: D

解析: Ⅱ期间歇性跛行;Ⅲ期静息痛;Ⅳ期Ⅰ级坏死局限于足趾;Ⅳ期Ⅱ级坏死扩延至足底或足背;Ⅳ期Ⅲ级坏死扩延至踝关节或小腿。

10. 溶栓药物一般过敏反应不包括( )

A. 发热、寒战　　　　　　B. 头痛、出汗、一过性血压下降

C. 急性心衰　　　　　　　D. 腰酸背痛、不适感

E. 恶心

答案: C

解析: 溶栓药物的过敏反应表现为发热、寒战、头痛、出汗、腰酸背痛、不适感、恶心等,还可有一过性血压下降,一般不会出现急性心衰。

A2 型题(单选题)

1. 患者,女,55岁,高血压10年,行髂动脉置管溶栓术,术后第 2d,于溶栓治疗期间出现嗜睡、言语不清、左侧肢体活动障碍,血压 200/100mmHg,心率 90 次 /min,该患者可能发生了( )

A. 肺栓塞　　　　　　B. 颅内出血　　　　　　C. 药物过敏

D. 心肌梗死　　　　　E. 动脉瘤破裂

答案: B

解析：根据溶栓期间患者出现嗜睡、言语不清、左侧肢体活动障碍的症状，以及高血压10年的病史，测血压200/100mmHg，心率90次/min，考虑为神经系统出现了并发症，故选颅内出血。

2. 患者，男，55岁，诊断为双髂动脉狭窄，双侧髂动脉支架植入术后1d，出现左小腿及左足胀痛加剧，皮温高，皮色紫红，足背动脉搏动可触及，应考虑发生了（ ）

    A. 蓝趾综合征　　　　　B. 支架移位　　　　　C. 过度灌注

    D. 局部感染　　　　　　E. 下肢深静脉血栓形成

答案：C

解析：缺血的组织细胞恢复血流后，组织损伤程度迅速加剧的现象称为缺血再灌注损伤。根据患者左小腿及左足胀痛加剧、皮温高、皮色紫红、足背动脉搏动可触及的临床表现可判断该患者发生了过度灌注。下肢深静脉血栓形成时患肢肿胀明显，且无足部胀痛，故排除。

3. 患者，男，67岁，髂动脉置管溶栓术后当天，于溶栓治疗期间出现右足疼痛加剧，皮温凉，皮色苍白，右足第二足趾黑紫，仍未触及足背动脉搏动，该患者可能发生了（ ）

    A. 过度灌注　　　　　　B. 血栓性浅静脉炎　　　C. 下肢深静脉血栓形成

    D. 导管堵塞　　　　　　E. 蓝趾综合征

答案：E

解析：初次向栓子内注入溶栓药物可能导致凝血块碎成碎片，引起血管远端栓塞，临床表现为突发性、持续性趾端麻木、疼痛，皮肤苍白、厥冷，出现境界清楚的蓝黑色、锯齿状、指压不褪色的斑点，远端动脉搏动消失。

A3型题（单选题）

1. 患者，男，68岁，间歇性跛行2年，双足静息痛6个月，加重伴左足溃疡1个月，诊断"腹主动脉双侧髂动脉闭塞，双下肢动脉硬化闭塞症，Fontaine Ⅳ期，高血压病"。术中造影见腹主动脉肾动脉以下全程闭塞。高血压5年，吸烟20年，20支/d。

（1）该患者在TASC分型中属于（ ）

    A. A型　　　　　　　　　　B. B型

    C. C型　　　　　　　　　　D. D型

（2）该患者的下肢CTA示：主髂动脉未见对比剂充盈，则该患者主髂动脉闭塞症的危险因素不包括（ ）

    A. 间歇性跛行　　　　　　　B. 高血压

    C. 高龄　　　　　　　　　　D. 动脉粥样硬化

（3）患者双下肢动脉硬化闭塞症的直接原因是（ ）

    A. 高血压　　　　　　　　　B. 高龄

    C. 粥样硬化斑块　　　　　　D. 20年吸烟史

答案：（1）D （2）A （3）C

解析：

（1）患者病变累及腹主动脉肾动脉以下水平，因此属于D型。

（2）间歇性跛行是主髂动脉闭塞症的临床表现，而不是危险因素。

（3）粥样硬化斑块是导致下肢动脉硬化闭塞症的直接原因。

2. 患者，男，70岁，间歇性跛行2年，静息痛2个月，左足破溃（Rutherford Ⅳ级），诊断为左下肢动脉硬化闭塞症。下肢 CTA 示:左髂总动脉、髂内外动脉及股动脉未见对比剂充盈。患者患糖尿病 30 年、高血压 20 年、冠心病 10 年,口服药物包括硝苯地平缓释片、阿卡波糖、阿司匹林肠溶片、西洛他唑。

(1)患者下肢动脉硬化闭塞症的病因不包括( )

    A. 糖尿病   B. 高血压

    C. 冠心病   D. 高龄

(2)糖尿病对动脉粥样硬化的影响叙述正确的是( )

    A. 促进血管收缩   B. 动脉壁退化

    C. 脂质条纹形成   D. 动脉及瓣膜钙化

(3)西洛他唑的作用不正确的是( )

    A. 扩张血管   B. 抗血小板聚集

    C. 改善循环   D. 降血脂

答案:(1)C (2)B (3)D

解析:

(1)冠心病不是下肢动脉硬化闭塞症的病因。

(2)吸烟导致血管收缩;糖尿病使动脉壁退化;高血脂造成血管脂质条纹形成;慢性肾功能不全可致动脉及瓣膜钙化。

(3)西洛他唑具有扩张血管、抗血小板聚集、改善循环以及改善肢体缺血所引起慢性溃疡、疼痛、发冷及间歇性跛行的作用,无降血脂的作用。

3. 患者,男,60 岁,患高血压 20 年、糖尿病 10 年、间歇性跛行 1 年,1d 前突然出现左下肢苍白,疼痛明显,股动脉搏动消失。

(1)请问患者最可能发生的疾病是( )

    A. 下肢深静脉血栓形成   B. 血栓性脉管炎

    C. 左髂动脉闭塞   D. 下肢静脉曲张

(2)为进一步明确诊断,应做的检查是( )

    A. 下肢动脉 CTA   B. 节段动脉压

    C. 超声多普勒   D. 经皮氧分压测定

(3)患者在局麻下行置管溶栓术,术后可能发生的并发症不包括( )

    A. 颅内出血   B. 蓝趾综合征

    C. 过度灌注   D. 血栓性浅静脉炎

答案:(1)C (2)A (3)D

解析:

(1)根据间歇性跛行 1 年,1d 前突然出现左下肢苍白,疼痛明显,股动脉搏动消失,可考虑为动脉系统疾病。血栓性脉管炎的受累血管为中、小动静脉,急性恶化者少,血栓性浅静脉炎常见,故应选左髂动脉闭塞。

(2)下肢动脉 CTA 可清楚显示动脉病变的部位、范围与程度。

(3)血栓性浅静脉炎不属于置管溶栓术术后并发症。

A4 型题(多选题)

1. 溶栓药物的不良反应包括( )

A. 发热、寒战　　　　　B. 头痛、腰酸背痛　　　　C. 恶心

D. 足部疼痛　　　　　E. 颅内出血

答案：ABCE

解析：溶栓药物的不良反应包括过敏反应(表现为发热、寒战、头痛、出汗、腰酸背痛、不适感、恶心等,还可有一过性血压下降)和出血(是溶栓药物最常见和主要的并发症,根据溶栓药的剂量不同,出血的严重程度也不相同,表现为单纯局部出血、皮下出血,甚至颅内出血)。足部疼痛不属于不良反应。

2. 动脉粥样硬化的危险因素包括(　　)

A. 高脂血症　　　　　B. 高龄　　　　　　C. 高同型半胱氨酸血症

D. 慢性肾功能不全　　E. 缺乏锻炼

答案：ABCDE

解析：

(1)高脂血症:高脂血症时,血液中的脂质以脂蛋白形式进入动脉壁,沉积到内膜下层,引起平滑肌细胞增生,血液中的单核-巨噬细胞吞噬大量脂质形成泡沫细胞,形成脂质条纹并导致动脉粥样硬化。

(2)高龄:一些关于动脉粥样硬化与周围动脉疾病风险的研究表明,年龄每增加10岁,患病风险就增加1.5~2.0倍。

(3)高同型半胱氨酸血症:通过多种机制加速动脉粥样硬化。

(4)慢性肾功能不全:慢性肾功能不全患者动脉僵硬度显著增高,且其与冠状动脉、主动脉及瓣膜的钙化范围与程度密切相关。

(5)缺乏锻炼:缺乏锻炼将提高整个人群的心血管发病率和病死率。

3. D-二聚体含量升高可作为(　　)的诊断依据和判断指标

A. 血管内血栓形成　　B. 肺栓塞　　　　　C. 深静脉血栓形成

D. DIC　　　　　　E. 溶栓治疗后效果判断

答案：ABCDE

解析：D-二聚体含量升高是血管内血栓形成、肺栓塞、深静脉血栓形成、DIC等疾病的诊断指标之一,也作为溶栓治疗后疗效判断的指标,具有一定的临床诊断价值。

四、名词解释

1. 主髂动脉闭塞症

答案：主髂动脉闭塞症是指因动脉栓塞、血栓形成或动脉粥样硬化等原因导致的主动脉-髂动脉闭塞而引起的一系列临床表现。

2. Leriche 综合征

答案：Leriche 综合征是指由主髂动脉闭塞引起的间歇性跛行、男性性功能障碍和股动脉搏动减弱或消失三联征。

3. 踝肱指数(ABI)

答案：踝肱指数(ABI)指踝部动脉收缩压与肱动脉收缩压的比值,可反映动脉病变的严重程度。

五、问答题

1. 主髂动脉闭塞症的临床表现有哪些?

答案:急性:下肢皮肤苍白、疼痛,股动脉搏动消失,感觉异常,运动功能障碍。

慢性:下肢冷麻、间歇性跛行、静息痛、溃疡等。

2. 如何对缺血患肢进行病情评估?

答案:根据患肢有无皮肤感觉异常、活动障碍,皮肤温度、色泽改变及远端动脉搏动情况,足部有无破溃等临床表现,结合血管多普勒检查、节段动脉压、下肢 CTA 或下肢动脉造影等检查,对患肢进行评估。

六、案例分析

1. 患者,男,75 岁,间歇性跛行 1 年余,双足静息痛 6 个月,加重伴左足溃疡 1 个月,左足足趾皮肤发绀,皮温低,左足足背动脉未触及,高血压 30 年,糖尿病 25 年,诊断为下肢动脉硬化闭塞症,左侧髂总动脉闭塞症,行髂动脉置管溶栓术。该患者发生髂总动脉闭塞的原因有哪些? 术后我们的护理要点是什么?

答案:

(1)原因:高血压、糖尿病、老年男性。

(2)护理要点:①观察患肢皮温、皮色及足背动脉搏动情况,一旦出现下肢远端动脉搏动消失、皮温下降、肢体疼痛,皮色苍白及时通知医生,警惕血栓脱落,造成远端栓塞。②溶栓导管的护理:避免导管扭曲、打折、受压,下肢可行小于 30° 的屈曲和翻身活动,防止导管脱出,保持穿刺处敷料清洁、导管固定良好、通畅。③观察患者生命体征,注意血压和心率的变化,及早发现患者出血的早期表现。④低盐低脂糖尿病饮食,可进食易消化、粗纤维食物,预防卧床期间便秘。⑤出血的观察:穿刺处及输液留置针是否渗血,皮肤、黏膜、牙龈、排泄物等是否有出血情况,注意患者有无头痛、肢体障碍、言语意识模糊等脑出血症状,一旦出现上述体征,及时报告医生。⑥注意血压、血糖的控制,血压控制在 140/90mmHg 以下,空腹血糖控制在 4.44~6.70mmol/L,餐后血糖控制在 6.70~8.90mmol/L,糖化血红蛋白 < 7.0%。⑦足部溃疡的护理:碘伏消毒,氯己定或生理盐水等冲洗、莫匹罗星软膏涂抹、凡士林纱布覆盖、无菌敷料包扎,定期换药。

2. 患者,男,75 岁,间歇性跛行 2 年,双足静息痛 6 个月,加重 1 个月。下肢 CTA 示:双髂总动脉、髂内外动脉及股动脉未见对比剂充盈,双侧腘动脉、胫后动脉、腓动脉及胫前动脉部分节段显影,双侧胫前动脉长段狭窄闭塞,左胫后动脉远端闭塞。患者双下肢皮温凉,双足背动脉未触及,诊断髂动脉闭塞,双下肢动脉硬化闭塞症,行双侧髂动脉支架植入术。术后护理观察要点是什么?

答案:①穿刺点有无出血,注意周围组织的张力,24h 内第 1 个小时中每半小时观察穿刺点 1 次,以后每小时观察穿刺点 1 次。明确有无活动性出血,防止血肿发生,出现组织张力增高或敷料渗血时应及时报告医生处理。②观察患者术后下肢远端动脉搏动及皮温情况,每班做好记录,必要时行血管多普勒检查,为医生提供病情变化的资料。遵医嘱应用抗凝药物,防止支架植入术后支架内继发血栓形成,一旦发现患者出现下肢远端动脉搏动消失、皮温下降、肢体疼痛、皮色苍白、下肢感觉麻木、活动障碍时应及时报告医生处理。③术后及时观察患者有无腹部体征变化,注意血压和心率的变化,及早发现患者出血的早期表现。一旦出现腹部胀痛、心率加快及血压下降等临床表现时应立即建立静脉通道,快速补液,报告医生做进一步处理。④观察足部疼痛的性质、部位,遵医嘱应用镇痛药物,观察疗效及有无副作用发生。⑤观察足部是否有皮温升高、皮色发红伴肿胀疼痛等过度灌注的表现,及时发现病情变化并通知医生,给予对症处理。

(张艳君　徐　阳)

第十三节　下肢动脉硬化闭塞症

一、填空题

1. 下肢动脉硬化闭塞症患者术后病情观察中,需密切观察患肢血运情况,若并发下肢急性动脉栓塞,则会出现典型的"6P"征,分别为_____。

答案:疼痛(pain)、苍白(pallor)、皮温降低(poikilothermia)、无脉(pulselessness)、麻痹(paralysis)、感觉异常(paresthesia)

解析:下肢动脉置管溶栓手术或动脉血管旁路手术均可能造成小栓子脱落至远端动脉血管而形成急性动脉栓塞,其典型症状为"6P"征。

2. 下肢动脉硬化闭塞症根据病变范围可分为_____、_____、_____3型。

答案:主-髂动脉型;主-髂-股动脉型;累及主-髂动脉及其远端动脉多节段型

解析:动脉硬化闭塞症是动脉内膜增厚、钙化、继发血栓形成导致动脉狭窄甚至闭塞的一种慢性缺血性疾病。以腹主动脉及远侧的髂-股-腘等大、中动脉最易受累,根据远侧累及动脉,可依次分为主-髂动脉型、主-髂-股动脉型、累及主-髂动脉及其远端动脉多节段型。

3. 临床上常以跛行距离_____作为间歇性跛行期的分界,Ⅱ期常被划分为Ⅱa期和Ⅱb期,其中,Ⅱa期绝对跛行距离为_____,Ⅱb期绝对跛行距离为_____。

答案:200m; > 200m; ≤ 200m

解析:根据Fontaine法分期,Ⅱ期即间歇性跛行期,主要表现为行走一段路程后,患肢足部或小腿肌肉痉挛、疼痛及疲乏无力,休息后即可缓解,症状反复出现,随病情进展,行走距离逐渐缩短。以跛行距离200m分界,Ⅱa期表现为轻度间歇性跛行,绝对跛行距离 > 200m;Ⅱb期表现为中度-重度间歇性跛行,绝对跛行距离 ≤ 200m。

4. 动脉旁路术常用的移植物有_____和_____。

答案:自体血管;人工血管

解析:自体血管是最近于理想的移植物,95%的患者能够接受腹股沟以下动脉的自体血管旁路移植术,选用的自体血管有隐静脉、股静脉、上肢静脉、桡动脉、脾动脉等。人工血管应用于大中动脉,其通畅率也令人满意。

二、判断题

1. Buerger运动可用于下肢动脉硬化闭塞症静息痛期患者的非手术治疗。

答案:错误

解析: Buerger运动只适用于下肢动脉硬化闭塞症Ⅰ期与Ⅱ期的患者,即无症状期与间歇性跛行期的患者,有利于侧支循环的建立;而不适用于Ⅲ、Ⅳ期患者,会加重缺血症状,增加不适感。

2. 急性下肢动脉栓塞合并有下肢肿胀的患者,应抬高下肢以减轻肿胀。

答案:错误

解析:急性下肢动脉栓塞的患者在缺血的下肢恢复血运前不应抬高下肢,因为抬高下肢会增加血液灌注至下肢的阻力,加重下肢缺血。

3. 下肢动脉硬化闭塞症静息痛期患者应给予保暖,并给予热水袋热敷,可促进血液回流,减轻疼痛。

答案:错误

解析:下肢动脉硬化闭塞症静息痛期为该病的第Ⅲ期,患者下肢已处于重度缺血状况,此时患肢加热,则增加组织细胞的需氧量,同时使用热水袋容易引起烫伤,加重肢体的病变程度。

4. 患肢中小动脉多节段狭窄或闭塞是下肢动脉硬化闭塞症的典型征象。

答案:错误

解析:下肢动脉硬化闭塞症多累及大中动脉。

5. 血管源性间歇性跛行主要是由于动脉供血不足引起的。

答案:正确

解析:血管源性间接性跛行常在步行中因动脉供血不足出现下肢沉重、乏力、胀痛或麻木。

6. 下肢动脉硬化闭塞症以中老年人多见,常累及大、中动脉,动脉造影表现为节段性闭塞,病变近、远侧血管壁光滑。

答案:错误

解析:下肢动脉硬化闭塞症动脉造影表现为大中动脉广泛性、不规则狭窄和节段性闭塞,硬化动脉扩张、扭曲,病变血管内壁有钙化斑块、不光滑。

三、选择题

A1 型题(单选题)

1. 下肢动脉硬化闭塞症患者护理措施正确的是(　　)
   A. 患肢局部热疗　　　　　　　　　B. 要求患者绝对戒烟
   C. 减少镇痛药的应用　　　　　　　D. 休息时抬高患肢,缓解疼痛
   E. 指导继发血栓形成或足趾已发生坏疽的患者进行 Buerger 运动

答案:B

解析:吸烟是下肢动脉硬化闭塞症的高危因素,戒烟可以消除烟碱对血管的收缩作用。热疗可能会引起烫伤,也会增加局部新陈代谢而加重缺血症状;为增加患者舒适感,可常规使用镇痛药;抬高患肢不利于患肢远端的血液供应,会增加疼痛感;继发血栓形成或足趾已发生坏疽的患者不适合做 Buerger 运动,会加重患肢缺血。

2. 肢体动脉血液循环障碍的临床表现不包括(　　)
   A. 动脉搏动减弱　　　　B. 皮肤温度升高　　　　C. 肢体肿胀
   D. 局部麻木刺痛　　　　E. 指(趾)尖苍白

答案:B

解析:肢体发生动脉血液循环障碍时,皮肤温度是下降的。

3. 下肢动脉硬化闭塞症患者行动脉置管溶栓的禁忌证不包括(　　)
   A. 存在活动性出血灶　　　　　　　B. 急性动脉或转流血管血栓

C. 近 10d 有胃肠道出血史   D. 颅内肿瘤和近期眼部手术史

E. 凝血功能严重异常

答案：B

解析：急性动脉或转流血管血栓是动脉置管溶栓的适应证，其他均是动脉置管溶栓的禁忌证。

4. 下肢动脉硬化闭塞症的危险因素不包括（ ）

    A. 糖尿病   B. 高血压   C. 高龄

    D. 重体力劳动   E. 吸烟

答案：D

解析：高脂血症、高血压、吸烟、糖尿病、肥胖、高龄等是下肢动脉硬化闭塞症的危险因素。

5. 有关下肢动脉硬化闭塞症患者静息痛的描述，正确的是（ ）

    A. 伴有肢体肿胀   B. 伴有静脉曲张   C. 夜间常取抱膝端坐体位

    D. 皮肤温度升高   E. 足背动脉搏动增强

答案：C

解析：静息痛是下肢动脉硬化性闭塞症Ⅲ期的主要症状，疼痛剧烈且持续，夜间更甚，迫使患者辗转反侧或屈膝护足而坐。

6. 关于 ABI 的说法，错误的是（ ）

    A. ABI 的正常值为 0.9~1.3

    B. ABI 可提示动脉病变的严重程度

    C. 是肱动脉收缩压与同侧踝部动脉收缩压的比值

    D. 一般情况下，间歇性跛行的患者 ABI 为 0.5~0.8

    E. 肢体坏疽时 ABI < 0.1

答案：C

解析：ABI 是踝部动脉收缩压与肱动脉收缩压的比值。

7. 患者平卧患肢抬高 45°，持续 60s，若出现麻木、疼痛、苍白或蜡黄色者，提示（ ）

    A. Buerger 试验阳性   B. Pratt 试验阳性

    C. Trendelenburg 试验阳性   D. 腰交感神经阻滞试验阳性

    E. Perthes 试验阳性

答案：A

解析：Buerger 试验阳性，提示下肢供血不足。待患者坐起，将下肢垂于床旁，正常人皮肤颜色可以在 10s 内恢复，如果恢复时间超过 45s，进一步提示下肢供血不足，可以明确肢体缺血存在。

8. 以下针对下肢动脉硬化闭塞症的患者护理措施不正确的是（ ）

    A. 指导患者戒烟

    B. 双下肢皮肤完整者，可在足部涂凡士林保持湿润

    C. 鼓励疾病早期、无溃疡与坏疽的患者每天步行，促进侧支循环的建立

    D. 指导患者低盐低脂低糖饮食

    E. 休息时应采取头低脚高位，使血液容易回流

答案：E

解析：下肢动脉硬化闭塞症的患者休息时应采取头高脚低位或平卧位，避免长时间维持站位或坐位不变，坐位时避免双膝交叉，以防动、静脉受压，影响下肢血液循环。

131

9. 严重下肢动脉缺血所致的肢体冰冷,处理时不应采用( )

　　A. 给予扩血管药物　　　　　　　　　B. 低分子肝素抗凝

　　C. 穿棉袜子保暖　　　　　　　　　　D. 热敷足部

　　E. 可采用动脉造影明确动脉病变的程度和范围

答案:D

解析:严重下肢动脉缺血所致的肢体冰冷,此时若给患肢加热,会增加组织细胞的需氧量,加重肢体的病变程度。

10. 关于下肢动脉硬化闭塞症患者健康教育内容不正确的是( )

　　A. 低脂饮食　　　　　　　　　　　　B. 保护患肢,切勿赤足行走

　　C. 绝对戒烟　　　　　　　　　　　　D. 旁路术后 3 个月,方可活动吻合口附近的关节

　　E. 出院后,3~6 个月到门诊复查

答案:D

解析:旁路术后的患者卧床术肢制动 2 周,自体血管移植者若愈合良好,制动时间可适当缩短。

A2 型题(单选题)

1. 患者,女,75 岁,主诉右下肢发凉、麻木 4 个多月,间歇性跛行 2 个多月,以右下肢动脉硬化闭塞症收入院,右侧 ABI 为 0.6,入院后行右下肢动脉造影 + 右股动脉置管溶栓术,该患者术后可能发生的并发症不包括( )

　　A. 蓝趾综合征　　　　B. 导管周围血栓形成　　　　C. 溃疡

　　D. 出血　　　　　　　E. 缺血再灌注损伤

答案:C

解析:患者行置管溶栓术后可因注入溶栓药物造成凝血碎片脱落,引起远端栓塞,出现蓝趾综合征;可因抗凝不充分引起导管周围血栓形成;使用抗凝溶栓药物可引起出血;血管再通后可出现缺血再灌注损伤。

2. 患者,男,65 岁,1 年前开始出现右下肢足部发凉、麻木,行走 500m 后出现小腿肌肉疼痛,休息后缓解。诊断该病的金标准是( )

　　A. 心电图　　　　　　B. X 线平片　　　　　　C. 彩色超声多普勒

　　D. 动脉造影　　　　　E. ABI

答案:D

解析:动脉造影可以明确患肢动脉阻塞的部位、程度、范围及侧支循环建立情况,是诊断该病的金标准。

3. 患者,男,78 岁,因"双足麻木、发凉 6 个月,左足趾疼痛且呈暗红色 2 个月"就诊。间歇性跛行距离 200m,疼痛以夜间为甚。查体:左足踇趾的趾腹处可见 1 块 1cm × 1.5cm 黑色区域,趾甲增厚、变形,右小腿汗毛稀疏,肌肉松弛,双足背动脉及胫后动脉搏动消失。患者属于下肢动脉硬化闭塞症分期的哪一期( )

　　A. Ⅰ期(症状轻微期)　　B. Ⅱ期(营养障碍期)　　C. Ⅲ期(静息痛期)

　　D. Ⅳ期(溃疡和坏死期)　　E. Ⅱ期(间歇性跛行期)

答案:D

解析:该患者除有间歇性跛行和静息痛症状外,还出现了趾端发黑,属于动脉硬化闭塞症

Ⅳ期(溃疡和坏死期)。

4. 患者,女,50岁,因"左足部疼痛、麻木、发凉3个多月",门诊以"左下肢动脉硬化闭塞症"收入院。完善术前检查,在局麻下经右股动脉行左下肢动脉造影+置管溶栓术,溶栓导管接生理盐水48ml+尿激酶30万U以2ml/h持续泵入,双下肢制动,术后第2d患者诉"尿中有血",得知患者近3个月月经不规律,必须停用尿激酶的情况是( )

    A. 纤维蛋白原1g/L   B. 凝血酶原时间17s   C. 尿常规红细胞(++++)

    D. 血红蛋白100g/L   E. 月经期

答案:A

解析:尿常规红细胞(++++)可能是月经期导致"尿中有血",也可能是出现溶栓并发症——出血,均需密切关注出血现象与凝血功能,选项中凝血酶原时间与血红蛋白值接近正常。纤维蛋白原正常范围是2~4g/L,尿激酶是非特异性纤溶酶原激活物,能降解纤维蛋白,当纤维蛋白原<2g/L时,尿激酶应减量,谨慎使用;当纤维蛋白原<1g/L时,尿激酶应停止使用。

5. 患者,女,70岁,冠心病30余年,房颤10年,3h前突然出现左下肢剧烈疼痛,足背动脉搏动消失。检查发现在左大腿上部可触及较明显的变温带,足趾活动困难。最可能的诊断为( )

    A. 急性左下肢动脉栓塞   B. 左下肢深静脉血栓形成

    C. 左下肢深静脉瓣膜功能不全   D. 动脉硬化闭塞症

    E. 血栓闭塞性脉管炎

答案:A

解析:急性动脉栓塞起病急骤,症状明显,最常见的是心源性栓子造成血流阻塞,引起急性缺血。

A3型题(单选题)

1. 患者,男,68岁,患者主诉左下肢间歇性跛行3个月余,静息痛1周。查体:左足皮温较对侧低,皮肤苍白,足背动脉搏动未触及。生命体征:血压166/98mmHg,脉搏88次/min。血液检查:高密度脂蛋白胆固醇0.99mmol/L,空腹血糖8.4mmol/L。无抽烟、饮酒史。

(1)该患者最有可能患有( )

    A. 急性动脉栓塞   B. 下肢动脉硬化闭塞症

    C. 血栓闭塞性脉管炎   D. 多发性大动脉炎

(2)该患者此时应首选做的检查是( )

    A. DSA   B. ABI测定

    C. CTA   D. 肢体X线摄片检查

(3)患者的间歇性跛行属于( )

    A. 神经源性跛行   B. 脊髓源性跛行

    C. 先天性跛行   D. 血管源性跛行

答案:(1)B (2)C (3)D

解析:

(1)下肢动脉硬化闭塞症是引起下肢间歇性跛行、皮温降低、疼痛乃至发生溃疡或坏死等临床表现的慢性进展性疾病,多见于老年患者,常伴有高血压与血脂代谢异常。急性动脉栓塞为急症,患者大多有冠心病、房颤病史,多在短时间内出现肢体缺血坏死的症状,与题干的慢性发病特征不符。血栓闭塞性脉管炎多见于20~50岁的青壮年,常有吸烟史。多发性大动脉炎多见于年轻女性,可有下肢缺血,但很少发生静息痛、溃疡和坏疽。

（2）CTA作为一种非损伤性血管成像技术,能准确地监测下肢动脉节段性狭窄和闭塞,为下肢动脉硬化闭塞症的首选检查方法。DSA对选择合适的术式和手术方法具有重要意义,但作为有创性检查,并不是首选筛查项目,主要应用在治疗或特殊检查时。ABI测定可初步评估动脉闭塞和肢体缺血的程度,但动脉壁钙化或弹性降低会导致假性高压的发生,从而影响ABI的准确性。X线平片可发现病变段动脉有不规则钙化影,一般需结合CTA、DSA以确定诊断。

（3）临床上常见的间歇性跛行有神经源性、血管源性和脊髓源性,区别如下:

	神经源性跛行	血管源性跛行	脊髓源性跛行
异常感觉性质	酸痛	酸痛	乏力、沉重
下肢感觉异常	呈节段性分布	足部袜套式感觉异常	躯体出现感觉减退平面
下肢感觉分布	神经节段性分布	足部较为常见	整个下肢感觉异常
足背皮肤温度	正常	降低或发凉	正常
足背动脉搏动	正常	减弱或消失	正常
直腿抬高诱发	有或无	有或无	无
行走情况	行走距离与病程关系不密切	随病程延长,行走距离逐渐缩短	难走直线,上下楼梯时症状更明显
缓解方式	改变体位缓解	站立或休息缓解	休息缓解

患者为血管源性间歇性跛行,常表现为在步行中供血不足的部位出现沉重、乏力、痉挛痛等,或肢端麻木感,迫使患者止步,休息片刻后疼痛缓解,周而复始,为下肢动脉硬化闭塞症的典型特点。

2. 患者,男,65岁,自诉2年前开始出现行走500m后右下肢小腿肌肉酸痛,休息2~3min后缓解。入院查体:血压161/99mmHg,未触及右下肢腘动脉、胫后动脉、足背动脉搏动,右足皮温低、皮肤颜色苍白。踝肱指数(ABI):右0.5,左1.1。患者既往有高血压病史20年,糖尿病病史15年。

（1）该患者最有可能患有(　　)

  A. 动脉栓塞　　　　　　　　　　B. 多发性大动脉炎

  C. 血栓闭塞性脉管炎　　　　　　D. 下肢动脉硬化闭塞症

（2）患者处于该病的哪一期(　　)

  A. 无症状期　　　　　　　　　　B. 间歇性跛行期

  C. 静息痛期　　　　　　　　　　D. 组织坏死期

（3）该患者患病的危险因素不包括(　　)

  A. 高血压　　　　　　　　　　　B. 缺乏锻炼

  C. 糖尿病　　　　　　　　　　　D. 高龄

答案:（1）D　（2）B　（3）B

解析:

（1）动脉栓塞患者一般有心房颤动史,表现为突发下肢剧烈疼痛,皮肤苍白,动脉搏动消失,发病前无间歇性跛行史。多发性大动脉炎多见于年轻女性,可有下肢缺血,但很少发生静息痛、溃疡和坏疽。血栓闭塞性脉管炎多见于 20~45 岁的青壮年,常有吸烟史。下肢动脉硬化闭塞症可引起下肢间歇性跛行、皮温降低、疼痛乃至发生溃疡或坏死等,多见于老年患者,高血压及糖尿病也是发病相关危险因素。踝肱指数(ABI)正常值为 0.9~1.3,患者右侧 ABI 为 0.5 说明存在下肢缺血,结合间歇性跛行,说明患者最有可能患有下肢动脉硬化闭塞症。

(2)下肢动脉硬化闭塞症按照 Fontaine 分类可分为四期,分别为:Ⅰ期为无症状期;Ⅱ期为间歇性跛行期;Ⅲ期为静息痛期;Ⅳ期为坏疽期。患者行走 500m 后小腿肌肉酸痛,休息 2~3min 后缓解,患者无静息痛及坏疽(组织坏死),符合间歇性跛行期的特点。

(3)下肢动脉硬化闭塞症的危险因素有:吸烟、糖尿病、高血压、高脂血症、慢性肾功能不全、高龄、缺乏锻炼、高同型半胱氨酸血症等。患者符合高血压、糖尿病、高龄等危险因素,缺乏锻炼题干中未提及。

3. 患者,男,82 岁,主诉双足趾糜烂、渗液发黑 10 余天。查体:BP 165/98mmHg,双侧小腿下段及足部皮肤菲薄,皮色苍白,皮温冰冷,足趾皮肤结痂并变黑,左侧各趾均有病变,右侧以踇趾及第二足趾为甚。双侧腘动脉、胫后动脉、足背动脉均未触及搏动。患者有高血压病史 20 余年,三年前曾因"脑梗死"住院,治疗后好转。

(1)该患者行 ABI 检查,下列结果与患者病情相符的是( )

A. 1.0   B. 0.8

C. 0.5   D. 0.07

(2)对该患者的护理,以下正确的是( )

A. 患者疼痛时尽量减少镇痛药物的使用,以免产生药物依赖

B. 指导患者做 Buerger 运动

C. 指导患者睡前热水泡脚,保持足部清洁干燥

D. 足部坏疽应加强换药,防止感染

答案:(1)D (2)D

解析:

(1)踝肱指数(ankle brachial index,ABI)是踝部动脉收缩压与肱动脉收缩压的比值,可提示患肢动脉病变的严重程度。正常值为 0.9~1.3,< 0.9 提示动脉缺血,< 0.4 提示严重缺血,肢体坏疽时< 0.1。患者已出现肢体坏疽,故选项 D 符合患者病情。

(2)患者疼痛时应予镇痛,保证患者的生活质量,选择非阿片类的镇痛药物以减轻药物依赖性及副作用。Buerger 运动仅适用于无症状期和间歇性跛行期的下肢动脉硬化闭塞症患者,坏疽期的患者不适合运动治疗。足部坏疽应加强换药,保持清洁干燥,防止感染。热水泡脚使肢体温度升高,加重组织缺氧,加重病情,应控制水温。

A4 型题(多选题)

1. 下肢动脉硬化闭塞症患者常见的临床表现有( )

A. 间歇性跛行   B. 静息痛   C. 坏疽

D. 游走性静脉炎   E. 高血压

答案:ABC

解析:下肢动脉硬化闭塞症临床表现分为四期,Ⅰ期为无症状期或轻微症状期,Ⅱ期为间歇性跛行期,Ⅲ期为静息痛期,Ⅳ期为坏疽期。高血压不是该病的临床表现,游走性静脉炎是血栓闭塞性脉管炎的临床表现。

2. 下肢动脉硬化闭塞症患者行股 - 腘动脉人工血管转流术后,对其活动指导正确的有(　　)

　　A. 患者术后应取高半坐卧位,有利于预防肺部感染

　　B. 术后1周绝对卧床,7~10d床上活动

　　C. 经常进行深蹲锻炼增强腿部肌肉力量

　　D. 如厕最好使用坐便器

　　E. 屈膝、屈髋小于90°

答案: BDE

解析: 患者行股 - 腘动脉人工血管转流术后应取平卧位或低半卧位,防止髋关节、膝关节过度屈曲,避免过早离床活动、深蹲,以免导致人工血管受压及吻合口的扭曲撕裂。

3. 下肢动脉硬化闭塞症患者行 PTA+ 床边置管溶栓术的护理措施,正确的有(　　)

　　A. 妥善固定溶栓导管和鞘管

　　B. 患肢多做屈膝、屈髋运动促进血液回流

　　C. 密切观察下肢远端动脉搏动及皮温情况

　　D. 观察穿刺点有无活动性出血,防止血肿发生

　　E. 指导患者行踝泵运动预防深静脉血栓形成

答案: ACDE

解析: 置管溶栓期间患者下肢要制动,避免大幅度屈膝、屈髋运动,以免引起导管移位或打折,影响药物的注入。

4. 下肢动脉硬化闭塞症静息痛期的典型临床表现包括(　　)

　　A. 肢体坏疽　　　　　　B. 皮肤呈蜡纸样　　　　　　C. 间歇性跛行

　　D. 小腿肌肉萎缩　　　　E. 患足潮红但上抬时呈苍白色

答案: BDE

解析: 下肢动脉硬化闭塞症静息痛期患者疼痛时常整夜抱膝而坐,患肢常有营养性改变,表现为皮肤呈蜡纸样,患足潮红但上抬时呈苍白色,小腿肌肉萎缩。静息痛是趋于坏疽的前兆。肢体坏疽是属于坏疽期的临床表现。间歇性跛行是间歇性跛行期的临床表现。

5. 对下肢动脉硬化闭塞症患者的缺血患肢进行病情评估,以下说法正确的是(　　)

　　A. 观察皮肤的温度　　　　B. 观察皮肤的色泽　　　　C. 观察皮肤有无感觉异常

　　D. 观察远端动脉搏动情况　E. 观察肢体的活动情况

答案: ABCDE

解析: 下肢动脉缺血时可出现疼痛,感觉异常,活动障碍,皮肤苍白或紫绀甚至溃疡、坏疽,皮温下降,远端动脉搏动减弱或消失等症状,所以应该根据肢体有无皮肤感觉异常,活动障碍,皮肤温度,皮肤色泽改变及远端动脉搏动情况来进行病情评估。

四、名词解释

1. ASO

答案: ASO 是动脉硬化闭塞症英文 arteriosclerosis obliterans 的缩写,是由于动脉硬化斑块形成,引起动脉狭窄、闭塞,进而引起肢体慢性缺血。

2. 静息痛

答案: 静息痛是指严重的血管病变在静息状态下仍有持续疼痛。病变发展到一定程度,侧支循环严重不足,使患肢处于严重的缺血状态,即使在休息时也会感到疼痛、麻木和感觉异常。

3. 间歇性跛行

答案: 间歇性跛行为下肢动脉硬化闭塞症第Ⅱ期的典型特点,为运动性疼痛,常在步行中出现供血不足部位的沉重、乏力、胀痛、钝痛、痉挛痛或锐痛,或肢端的明显麻木感,迫使患者止步,休息片刻后疼痛缓解,周而复始。

五、问答题

1. Buerger 运动的要点有哪些?

答案:

(1)患者平卧,下肢抬高 45°,并保持 1~2min。

(2)双足下垂于床边,同时双足及脚趾进行活动,直至足部变成粉红色,整个过程持续4~5min。

(3)平躺休息 2~3min。

(4)连续抬高脚趾、脚跟 10 次。整个过程需时约 10min。每天可练习数次。

2. 如何鉴别下肢动脉硬化闭塞症和血栓闭塞性脉管炎?

答案: 下肢动脉硬化闭塞症和血栓闭塞性脉管炎的鉴别如下:

项目	下肢动脉硬化闭塞症	血栓闭塞性脉管炎
吸烟史	不一定	几乎都有
发病年龄	45 岁以后	20~50 岁
受累血管	大、中动脉	中、小动静脉
血栓性浅静脉炎	无	常见
免疫学检查	很少见	阳性率明显高
并存病	合并高血压、糖尿病、高血脂、冠心病	常无
动脉造影	广泛性不规则狭窄和阶段性闭塞,硬化动脉扩张、扭曲	节段性闭塞,病变近、远侧血管壁光滑

3. 动脉缺血后再灌注综合征有哪些临床表现?

答案: 表现为动脉再通后数小时,已减轻或消失的患肢疼痛再次出现,疼痛甚至较术前更为剧烈,检查时发现患肢肿胀、张力增加及浅静脉怒张,患肢压痛明显且广泛;严重时,可出现皮肤苍白、皮温下降、麻木、感觉异常、远端动脉搏动减弱或消失等。

六、案例分析

1. 患者,男,76 岁,因"双足麻木、发凉 1 年,右足趾疼痛且呈暗红色 1 个月"入院。发病期间出现间歇性跛行。查体:足踇趾呈暗红色,右小腿皮肤菲薄,肌肉松弛,双足背及胫后动脉搏动消失。血液流变学:全血黏度、血浆黏度、血小板聚集性升高。多普勒超声:血管弹性差,周围阻力高,右下肢供血不足。动脉造影:右股动脉狭窄、闭塞。完善术前准备后,在局部麻醉下行经左股动脉右下肢动脉造影 + 右股动脉球囊扩张 + 置管溶栓术。请问动脉置管溶栓的适应证有哪些? 如何进行术后的溶栓导管护理?

答案: 动脉置管直接溶栓的指征有:

(1)急性动脉或转流血管血栓。

（2）急性动脉栓塞不宜行取栓术。

（3）腘动脉瘤瘤体内血栓并伴有流出道血栓，引起严重缺血症状。

（4）所有手术致死风险过大的病例。对于有严重并发症的患者，腔内治疗是首选的血运重建方法，尤其适用于发病14d以内无运动障碍的急性肢体缺血患者。该患者患肢动脉搏动消失，无运动障碍，肢体未处于紧急缺血状态，有时间进行溶栓治疗。

术后溶栓导管的护理：

（1）妥善固定，防止移位：置管溶栓保持双下肢制动，避免屈膝、屈髋，防止下肢屈曲引起导管移位。可行轴线翻身，进行踝部的环转和伸屈运动，防止深静脉血栓形成。

（2）正确连接，防止接口脱开：若导管脱落或导管与三通及连接管脱开，可引起大出血等严重并发症。因此，护士应每隔1h检查1次导管连接是否牢固。

（3）保持导管通畅，防止打折阻塞。

（4）注意无菌操作，防止感染：日常护理中应严格执行无菌操作，有渗血、渗液时应及时通知医生更换贴膜。定期检查体温变化，如有发热，可遵医嘱根据患者的外周血白细胞计数应用抗生素或进行物理降温。

2. 患者，男，70岁，诊断为右下肢动脉硬化闭塞症，入院查体右侧足背动脉搏动无法触及。患者在局麻下行右下肢动脉造影+PTA+支架成形术。现为术后第二天，患者主诉右下肢胀痛，查体发现右下肢皮温明显高于左下肢，肢体肿胀，右侧足背动脉搏动可触及。作为责任护士，你认为该患者出现了什么情况？作为责任护士，你应该怎么护理？

答案： 该患者出现了术后下肢动脉再通后引起的缺血再灌注损伤。

护理措施为：

（1）密切观察患肢的感觉、皮温、皮肤颜色、远端动脉搏动的情况及肢体的周径变化。若发现皮温下降、皮肤苍白、动脉搏动减弱或消失、疼痛加剧等应立即报告医生。

（2）维持正常的血压，避免低血压引起低灌注。

（3）吸氧，维持最佳的血氧饱和度。

（4）肢体与心脏在同一水平面，以避免动静脉压力梯度降低。

（肖丽艳 刘 倩）

第十四节 血栓闭塞性脉管炎

一、填空题

1. 血栓闭塞性脉管炎根据肢体缺血程度和表现分为三期，分别是_____、_____、_____。

答案： 局部缺血期；营养障碍期；坏死期

解析： 本病Ⅰ期（局部缺血期）表现为间歇性跛行及游走性血栓性静脉炎；Ⅱ期（营养障碍期）在Ⅰ期基础上症状加重，疼痛转为持续性，表现为静息痛；Ⅲ期（坏死期）即出现组织坏死。

2. 踝肱指数是指患侧_____收缩压和_____收缩压的比值。

答案： 踝部；肱动脉

解析： 踝肱指数（ABI），一般是指踝部收缩压与肱动脉收缩压的比值，是一种可重复和最易于进行的客观确定肢体缺血严重程度的检查方法。

3. 骨髓干细胞采集的常用方法有_____和_____。

答案：抽取骨髓造血干细胞；外周血中采集干细胞

解析：用于移植的骨髓干细胞采集方法目前有两种：抽取骨髓造血干细胞和外周血中采集干细胞。抽取骨髓造血干细胞时捐献者采取全麻或局部麻醉，从髂骨中抽取骨髓血；外周血中采集干细胞时，需为捐献者注射动员剂，进行血液成分采集，从捐献者外周血中采集造血干细胞。

4. 骨髓干细胞采集后需放置在_____℃冰箱内保存＜_____h。

答案：4；72

解析：4℃冰箱保存是目前较常采用的方法，在72h内进行回输不会对骨髓干细胞的细胞活力产生明显影响。

二、判断题

1. 血栓闭塞性脉管炎病变只累及四肢动脉，不累及静脉。

答案：错误

解析：血栓闭塞性脉管炎不仅侵犯四肢中、小动脉，也会累及静脉。

2. 导致血栓闭塞性脉管炎发生的最重要因素是吸烟。

答案：正确

解析：吸烟是本病最重要的危险因素。

3. 血栓闭塞性脉管炎的周围血管病变属于慢性化脓性炎症。

答案：错误

解析：血栓闭塞性脉管炎的周围血管病变属于慢性非化脓性炎症。

4. 血栓闭塞性脉管炎坏死期的典型表现是静息痛，喜平卧。

答案：错误

解析：血栓闭塞性脉管炎坏死期的典型表现是组织坏死，患者夜不能寐，日夜屈膝抱足而坐。

5. 血栓闭塞性脉管炎病变累及血管中层。

答案：错误

解析：血栓闭塞性脉管炎病变累及血管全层，导致管腔狭窄、闭塞。

三、选择题

A1 型题（单选题）

1. 血栓闭塞性脉管炎最常累及的血管为（　　）

　　A. 下肢静脉　　　　　　　　B. 下肢动脉　　　　　　　　C. 四肢中、小动静脉

　　D. 上肢动脉　　　　　　　　E. 胸、腹部中、大动脉

答案：C

解析：血栓闭塞性脉管炎最常累及四肢中、小动静脉。

2. 血栓闭塞性脉管炎的疾病特征不包括（　　）

　　A. 血栓性浅静脉炎　　　　　　　　　B. 患者多为青壮年男性

　　C. 疾病主要侵袭四肢中、小动静脉　　D. 肢体缺血症状多为周期性发作

　　E. X线检查显示动脉有钙化斑

答案：E

解析: 本病无动脉粥样硬化,X线检查无钙化斑。

3. 血栓闭塞性脉管炎的常见危险因素不包括(　　)
　　A. 吸烟　　　　　　　　B. 高血脂　　　　　　　C. 外伤
　　D. 低温　　　　　　　　E. 感染

答案: B

解析: 引起血栓闭塞性脉管炎的危险因素分外在因素与内在因素。外在因素包括吸烟、环境因素(寒冷)、外伤和其他(病原体感染)等;内在因素包括免疫反应(自身免疫性疾病)、内皮细胞功能受损、遗传因素和激素异常等。

4. 有关血栓闭塞性脉管炎的治疗,不正确的是(　　)
　　A. 指导患者戒烟　　　　　　　B. 患者肢体发冷时给予热水袋保暖
　　C. 给予镇痛药　　　　　　　　D. 指导早期患者进行患肢的适度锻炼
　　E. 有条件患者采用高压氧疗

答案: B

解析: 吸烟与本病关系密切,应指导患者严格戒烟;患肢需要保暖,但不应使用热水袋、加热垫等给肢体直接加温,热疗会使组织耗氧量增加;必要时可以遵医嘱给予患者镇痛药,控制患者的疼痛;指导早期患者进行 Buerger 运动有利于建立侧支循环,增加患肢血供;高压氧疗可以提高血氧分压、增加血氧张力及血氧弥散程度,从而达到改善组织缺氧的目的。

5. 血栓闭塞性脉管炎患者的营养障碍期最具特征性的临床表现是(　　)
　　A. 静息痛　　　　　　　B. 间歇性跛行　　　　　C. 湿性坏疽
　　D. Buerger 试验阳性　　E. 趾(指)端发黑

答案: A

解析: 本病可分为三期,分别是Ⅰ期(局部缺血期)、Ⅱ期(营养障碍期)和Ⅲ期(坏死期)。Ⅰ期表现为间歇性跛行及游走性血栓性静脉炎;Ⅱ期为在Ⅰ期基础上症状加重,疼痛转为持续性,表现为静息痛;Ⅲ期即出现组织坏死。

6. 血栓闭塞性脉管炎患者行血管重建术后给予口服华法林抗凝治疗,在对患者进行健康指导时不妥的是(　　)
　　A. 注射完毕减少按压时间
　　B. 选择软毛牙刷
　　C. 出现出血倾向时及时报告医生
　　D. 保持饮食结构稳定,避免食物对华法林的影响
　　E. 定期监测 INR

答案: A

解析: 患者在口服华法林抗凝治疗期间,护士应向患者进行健康指导,内容包括:①延长注射部位的按压时间;②选择软毛牙刷;③出现出血倾向(鼻出血、牙龈出血、皮下出血、伤口出血、血尿或便血)时及时报告医生;④保持饮食结构稳定,避免食物对华法林的影响;⑤定期监测 INR 的变化以调整用药。

7. 以下症状和体征可以用来鉴别血栓闭塞性脉管炎和动脉硬化闭塞症的是(　　)
　　A. 游走性浅静脉炎　　B. 患肢坏疽　　　　　　C. 患肢动脉减弱或消失
　　D. 患肢疼痛　　　　　E. 患肢皮温皮色改变

答案: A

解析：血栓闭塞性脉管炎和动脉硬化闭塞症的患者都会出现患肢疼痛、动脉搏动减弱或消失、皮温皮色改变甚至坏疽等症状或体征，但反复出现的游走性浅静脉炎是血栓闭塞性脉管炎特征性的体征。

8. 血栓闭塞性脉管炎行截肢(趾)术的手术指征是什么( )

    A. 患肢营养障碍、疼痛剧烈   B. 远端动脉搏动消失

    C. 趾(指)端皮色改变   D. 趾(指)端皮温改变

    E. 趾(指)端坏死界限清楚后

答案：E

解析：血栓闭塞性脉管炎行截肢(趾)术的手术指征是当远侧肢体出现坏死，界限清楚后行截肢(趾)术。

9. 血栓闭塞性脉管炎好发于( )

    A. 青壮年男性   B. 老年男性   C. 青壮年女性

    D. 老年女性   E. 20岁以下青少年

答案：A

解析：血栓闭塞性脉管炎患者绝大多数为男性，好发于青壮年。

10. 能够改善血栓闭塞性脉管炎患者血液循环的方法有( )

    A. 药物治疗   B. 高压氧疗法   C. 腔内治疗

    D. 自体干细胞移植   E. 以上均是

答案：E

解析：血栓闭塞性脉管炎目前的治疗方法主要有药物治疗、高压氧疗法、腔内治疗(球囊扩张、支架植入、置管溶栓术等)、自体干细胞移植等。

A2型题(单选题)

1. 患者，男，35岁，有长期吸烟史，近几周出现右下肢反复发作的游走性浅静脉炎并伴有间歇性跛行，最有可能的诊断应考虑为( )

    A. 急性动脉栓塞   B. 大动脉炎   C. 血栓闭塞性脉管炎

    D. 雷诺综合征   E. 动脉硬化闭塞症

答案：C

解析：该患者出现的下肢静脉炎伴有间歇性跛行，应首先考虑为动脉疾病。急性动脉栓塞一般起病突然，患者常有房颤病史，短时间内出现肢体苍白、麻木、疼痛等症状；大动脉炎多见于青年女性，病变主要累及大动脉；雷诺综合征发病部位多为手指，且通常有寒冷、情绪激动等诱因；动脉硬化闭塞症一般发病年龄为50岁以上，且不一定有吸烟嗜好。

2. 患者，男，34岁，左下肢间歇性跛行，左足发凉伴持续性疼痛，诊断为血栓闭塞性脉管炎后收入院，行球囊扩张、支架植入术后1d，患者主诉左下肢麻木，护士观察发现未扪及左足背动脉搏动，左下肢皮温降低、皮色苍白，该患者最有可能出现的情况是( )

    A. 继发血栓形成   B. 深静脉血栓形成   C. 血管炎症

    D. 神经损伤   E. 组织缺氧

答案：A

解析：若患者术后出现动脉搏动消失、皮肤温度降低、颜色苍白、感觉麻木，提示继发血栓形成，应立即通知医生进行处理。

A3 型题(单选题)

1. 患者,男,36 岁,吸烟史 17 年,每天 20 支左右,目前在食品公司冷库工作,每天工作 8h。近来,右小腿出现持续性剧烈疼痛,无法行走,夜间加重,到医院血管外科就诊体检后发现:右小腿皮肤苍白,趾端干瘪、发黑,足背动脉搏动消失。

(1)该患者最有可能患有(　　)
    A. 血栓闭塞性脉管炎 　　　　　　　B. 下肢深静脉血栓形成
    C. 急性动脉栓塞 　　　　　　　　　D. 动脉硬化闭塞症

(2)目前该患者的病变属于(　　)
    A. 早期 　　　　　　　　　　　　　B. Ⅰ 期
    C. Ⅱ 期 　　　　　　　　　　　　　D. Ⅲ 期

(3)该患者目前首要的护理问题是(　　)
    A. 知识缺乏 　　　　　　　　　　　B. 组织灌注量改变
    C. 疼痛 　　　　　　　　　　　　　D. 睡眠型态紊乱

答案:(1)A　(2)D　(3)C

解析:

(1)患者长期在寒冷环境中工作,且有吸烟史,根据临床表现上判断,最有可能的就是血栓闭塞性脉管炎。

(2)该患者入院体检时发现足趾端已经干瘪、发黑,符合本病Ⅲ期(坏死期)的表现。

(3)疼痛是血栓闭塞性脉管炎最突出的症状,患者右小腿出现持续性剧烈疼痛,且有夜间静息痛存在,将“疼痛”作为首要的护理问题是合适的。

2. 患者,男,42 岁,右下肢疼痛、发凉半年,吸烟 20 年,每天 30 支左右。既往有下肢血栓性浅静脉炎病史,胃纳良好,大小便正常,否认高血压、糖尿病病史。在血管外科门诊就诊时查体发现:左下肢正常,右足苍白,皮温明显较对侧降低,足背动脉搏动消失,可扪及股动脉与腘动脉搏动。

(1)医生嘱其抬高右下肢 80°,1min 后可见右下肢皮肤苍白,再让其下肢垂于床沿,约 1min 后下肢皮肤颜色恢复正常。此检查结果提示(　　)
    A. 大隐静脉瓣膜功能试验阳性 　　　B. 直腿抬高试验阳性
    C. 交通静脉瓣膜功能试验阳性 　　　D. 肢体抬高试验阳性

(2)该患者被诊断为血栓闭塞性脉管炎收入院,给予药物治疗,以下不妥的是(　　)
    A. 营养支持治疗 　　　　　　　　　B. 给予低分子右旋糖酐治疗
    C. 镇痛治疗 　　　　　　　　　　　D. 抗血小板治疗

(3)该患者行球囊扩张 + 支架植入术,术后为了解其肢体远端的血运情况,护士应观察的内容不包括(　　)
    A. 动脉搏动 　　　　　　　　　　　B. 皮肤温度
    C. 皮肤出血 　　　　　　　　　　　D. 皮肤感觉

答案:(1)D　(2)A　(3)C

解析:

(1)肢体抬高试验(Buerger 试验)是诊断血栓闭塞性脉管炎的一个常用试验。抬高肢体(下肢 70°~80°,上肢直举过头),持续 1min。若存在肢体动脉供血不足,则会出现肢体麻木、疼痛,皮肤呈苍白或蜡黄色;下垂肢体后,皮色恢复时间由正常的 10~20s 延长到 45s 以上,且颜色不均,呈斑片状,即为阳性。

（2）血栓闭塞性脉管炎的药物治疗原则包括降低血液黏稠度、改善血循环（低分子右旋糖酐）、扩张血管、抑制血小板聚集、控制疼痛等。在此病例中未发现患者有营养失调的表现,故A选项不合适。

（3）术后肢体远端血运情况的观察要点包括:双侧足背动脉搏动、皮温、皮色和感觉等。

3. 患者,男,37岁,右下肢间歇性跛行1年,右侧踝部发凉、麻木数年,有25年吸烟史。查体见患肢苍白,皮温明显低于健侧,右侧足背动脉搏动减弱。Buerger试验阳性,诊断为血栓闭塞性脉管炎。

（1）该患者出现间歇性跛行的原因是（　　）

    A. 动脉栓塞　　　　　　　　　　B. 动脉供血不足

    C. 雷诺现象　　　　　　　　　　D. 肌无力

（2）患者需做辅助检查进一步明确诊断,以下对诊断帮助最小的是（　　）

    A. CTA　　　　　　　　　　　　B. 多普勒超声检查

    C. 下肢X线　　　　　　　　　　D. 踝肱指数测定

答案:（1）B　（2）C

解析:

（1）血栓闭塞性脉管炎患者的间歇性跛行症状属于血管性间歇性跛行,是由于动脉狭窄、闭塞、供血不足引起的。

（2）多普勒超声检查、踝肱指数测定、CTA都能在一定程度上反映动脉狭窄闭塞程度。

A4型题（多选题）

1. 与血栓闭塞性脉管炎的发病有关的危险因素包括（　　）

    A. 动脉硬化　　　　　B. 外伤和感染　　　　C. 长期吸烟

    D. 寒冷环境　　　　　E. 遗传

答案: BCDE

解析: 除A选项外,均是引起血栓闭塞性脉管炎的危险因素。

2. 血栓闭塞性脉管炎的临床表现包括（　　）

    A. 感觉异常、疼痛　　　B. 皮温降低、皮色苍白　　　C. 营养障碍改变

    D. 游走性血栓性浅静脉炎　E. 远端动脉搏动减弱或消失

答案: ABCDE

解析: 以上选项均是血栓闭塞性脉管炎的临床表现。

3. 血栓闭塞性脉管炎患者常用的手术方式包括（　　）

    A. 腰交感神经切除术　　B. 截肢(趾、指)术　　　C. 分期动静脉转流术

    D. 基因和干细胞治疗　　E. 旁路转流术

答案: ABCDE

解析: 以上选项均是血栓闭塞性脉管炎常用的手术方式。

4. 血栓闭塞性脉管炎在坏死期可能出现的临床表现有（　　）

    A. 患肢麻木、发凉　　　　　　　B. 患肢趾(指)端发黑、溃疡

    C. 疼痛持续加剧,屈膝抱足而坐　D. 患肢明显肿胀

    E. 高热、寒战

答案： ABCDE

解析： 以上临床表现在血栓闭塞性脉管炎的坏死期均有可能出现。

5. 血栓闭塞性脉管炎患者感到下肢疼痛难忍,其原因是(　　)

　　A. 血管壁炎症刺激神经末梢感受器　　B. 动脉阻塞缺血

　　C. 患肢营养障碍　　D. 患肢皮温降低

　　E. 以上都是

答案： AB

解析： 初期疼痛源于动脉痉挛,因血管壁和周围组织中的神经末梢感受器受刺激所引起。当动脉内膜发生炎症并有血栓形成而闭塞后,即可产生缺血性的疼痛。

四、名词解释

1. TAO

答案： TAO 是 thromboangiitis obliterans(血栓闭塞性脉管炎)的缩写,又称 Buerger 病,是一种临床常见的慢性周围血管疾病,以周围血管炎症及闭塞为主要病理生理改变,呈进行性发展,可逐渐导致患者四肢中小动脉受累,严重者可出现肢体溃疡甚至坏死。

2. 干性坏疽

答案： 干性坏疽常见于动脉阻塞且静脉回流尚通畅的四肢末端。因局部血供减少,加上水分蒸发,坏死组织干燥、皱缩呈黑色,与正常组织界限清楚,腐败感染较轻。

3. 湿性坏疽

答案： 多发生于与外界相通的内脏(肠、子宫、肺等),也可见于四肢。坏死组织含水分较多,腐败感染严重,局部明显肿胀,呈暗绿色或污黑色。

五、问答题

1. 血栓闭塞性脉管炎局部缺血期的表现有哪些?

答案： 患肢麻木、发凉、怕冷,开始出现间歇性跛行,通常在行走 500~1 000m 后出现症状,休息数分钟后疼痛缓解。检查发现患肢皮肤温度降低,色泽苍白,足背或胫后动脉搏动减弱,可反复出现游走性血栓性浅静脉炎。

2. 血栓闭塞性脉管炎的疼痛特点是什么?

答案： 疼痛的特点:发病人群多为青壮年男性,病变早期症状不重,仅表现为肢体轻度发凉、足底发紧及皮肤蚁行感,当动脉内膜发生炎症并伴有血栓形成而闭塞后,可出现缺血性疼痛,疼痛的程度不一,轻者休息后可减轻或消失,行走时出现疼痛或加重,有时表现为间歇性跛行。重者疼痛剧烈而持续,形成静息痛,夜间更甚,患者长期屈膝抱足而坐,将患肢下垂可暂缓或减轻。

3. 血栓闭塞性脉管炎发病的主要特点有哪些?

答案：

(1)发病年龄:血栓闭塞性脉管炎好发于 45 岁以下的中青年。

(2)发病人群:血栓闭塞性脉管炎几乎全是男性。

(3)发病原因:血栓闭塞性脉管炎与长期大量吸烟直接相关,与免疫功能紊乱有关。

(4)发病部位:血栓闭塞性脉管炎好发于中小动静脉。

六、案例分析

患者,男,25岁,间歇性跛行2年余,8个月前左足第3趾处开始出现溃烂,后溃烂逐渐加重。1个月前左足第3趾变黑坏死,当地行截趾术后伤口不愈合来院就诊,入院查体左下肢皮温低,皮色可,左侧足背动脉搏动不可触及,左足第3趾自跖趾关节处缺如,左足创面感染有分泌物,门诊诊断为"血栓闭塞性脉管炎"。患者诉左足疼痛,睡眠差。入院第5d患者在全麻下行自体骨髓干细胞移植+左足清创术,术后第三日患者诉左足疼痛较之前缓解,创面较之前好转。

(1)该患者处于血栓闭塞性脉管炎的第几期?

(2)作为责任护士,该患者行干细胞移植术后护理要点有哪些?

答案:

(1)该患者处于血栓闭塞性脉管炎的第Ⅲ期。因患者左下肢皮温低,左足第3趾因溃烂后坏死,足背动脉搏动未触及,疼痛剧烈,难以入眠。这些临床表现都符合本病第Ⅲ期的表现。

(2)患者移植术后责任护士应:①保持移植处敷料清洁干燥,注意观察患肢穿刺点局部皮肤颜色,有无肿胀、有无渗血渗液,评估溃疡处创面分泌物有无增多,做好溃疡的换药,局部换药严格按照无菌操作。②同时还要通过观察患肢足背动脉搏动情况、颜色、皮温等来判断患肢末梢血运。③嘱患者卧床24~48h,避免患肢剧烈运动,可鼓励患者缓步行走,在预计发生间歇性跛行和出现疼痛之前停步休息,如此每天进行数次,改善下肢血供。④指导患者及家属注意患肢保暖,避免将患肢暴露在寒冷环境中,以免引起血管收缩。禁止使用热水袋直接加热肢体,因热疗会促使组织需氧量增加,将加重疼痛症状。⑤指导患者及家属取头高脚低位,避免长时间维持同一姿势或者双膝交叉,以免影响血液循环。保持足部清洁干燥,每日温水洗脚,避免水过凉或者过热。⑥皮肤瘙痒时,避免手抓,酌情使用止痒药膏。若皮肤出现破溃,应保持溃疡面清洁干燥,加强创面换药,遵医嘱正确使用抗生素。⑦注意并发症的护理,严密观察患肢注射处有无皮下血肿的形成,重视患者的主诉。对于患者疼痛的主诉,首先应查看注射处皮肤的情况,无异常时,遵医嘱使用镇痛药物。

(成 咏 褚 婕)

第十五节　多发性大动脉炎

一、填空题

1. 多发性大动脉炎根据发病部位分为_____、_____、_____、_____。

答案:头臂干型;胸腹主动脉型;肾动脉型;混合型

解析:头臂干型病变主要累及主动脉弓及头臂干。胸腹主动脉型病变主要累及胸主动脉、腹主动脉及其分支。肾动脉型病变主要累及肾动脉开口或近端的腹主动脉段。混合型具有上述3种类型的特征,属多发性病变,多数患者病情较重。

2. 多发性大动脉炎的影像学检查有:_____、_____、_____、_____。

答案:超声检查;DSA;CTA;MRA

解析:以上这些检查均能帮助我们诊断大动脉炎,其中DSA为诊断本病的金标准。

3. 头臂干型大动脉炎主要累及_____、_____。

答案：主动脉弓；头臂干

解析：根据大动脉炎发病的部位不同进行分型，当病变累及主动脉弓及头臂干时称头臂干型大动脉炎；头臂干型大动脉炎病变累及颈总动脉、锁骨下动脉及无名动脉等主动脉弓的大分支上。

4. 肾动脉型大动脉炎的症状以_____为重要的临床表现，尤以_____明显。

答案：高血压；舒张压升高

解析：肾动脉型主要病变累及肾动脉开口，引起肾脏血流灌注不足，导致血压升高，尤以舒张压升高明显，肾动脉狭窄越严重，舒张压越高。

二、判断题

1. 自身免疫学说认为多发性大动脉炎的发病与链球菌、结核菌、病毒等感染后产生变态反应有关。

答案：正确

解析：因以上微生物在体内感染的过程中，产生抗主动脉壁的自身抗体，导致自身免疫应答反应，引起动脉壁的炎症。

2. 多发性大动脉炎活动期白细胞计数升高，红细胞沉降率增快，C反应蛋白降低。

答案：错误

解析：多发性大动脉炎活动期因炎症反应白细胞计数升高，红细胞沉降率增快，C反应蛋白也升高。

3. 肾动脉型病变累及肾动脉开口或其近端的腹主动脉段。

答案：正确

解析：根据发病部位分型，当病变累及肾动脉开口或近端的腹主动脉段时称为肾动脉型。

4. 多发性大动脉炎病变活动期多表现为发热、全身不适、体重下降、关节疼痛等。

答案：正确

解析：活动期时白细胞计数升高，红细胞沉降率增快，C反应蛋白升高，血清球蛋白升高，抗链球菌激素酶值升高，故有以上一系列表现。

三、选择题

A1型题（单选题）

1. 多发性大动脉炎多见于（　　）

  A. 年轻男性　　　　　B. 年轻女性　　　　　C. 老年男性

  D. 老年女性　　　　　E. 儿童

答案：B

解析：多发性大动脉炎指主动脉及其分支的多发性、非特异性动脉壁炎性疾病，受累血管狭窄或闭塞，多见于青年女性。

2. 大动脉炎是一种（　　）

  A. 以内膜损害为主的非特异性内层动脉炎

  B. 以中膜损害为主的非特异性中层动脉炎

  C. 以外膜损害为主的非特异性外层动脉炎

  D. 以中膜损害为主的非特异性全层动脉炎

    E. 以内膜损害为主的非特异性全层动脉炎

答案： D

解析： 大动脉炎是一种以中膜损害为主的非特异全层动脉炎，中膜损害以弹力纤维和平滑肌细胞为主，继发内膜和外膜广泛型增厚。

3. 头臂干型大动脉炎的主要症状有（   ）

    A. 颈动脉、锁骨下动脉、椎动脉狭窄和闭塞

    B. 高血压

    C. 头晕

    D. 间歇性跛行

    E. 恶心呕吐

答案： A

解析： 头臂干型病变的部位主要是累及主动脉弓及头臂干，故易引起头颈、锁骨下动脉、椎动脉狭窄和闭塞。

4. 下列哪项不是大动脉炎的病因（   ）

    A. 自身免疫紊乱   B. 内分泌紊乱   C. 结核菌感染

    D. 创伤   E. 遗传

答案： D

解析： 大动脉炎的病因与免疫学因素、内分泌异常、遗传有关。

5. 上肢无脉症多见于大动脉炎的（   ）

    A. 头臂干型   B. 胸腹型   C. 肺型

    D. 广泛型   E. 肾动脉型

答案： A

解析： 头臂干型大动脉炎病变累及颈总动脉、锁骨下动脉及无名动脉等主动脉弓的大分支上，从而引起上肢动脉闭塞，导致上肢脉搏无法触及。

6. 大动脉炎行病变远、近端正常动脉旁路转流术的主要目的是（   ）

    A. 控制炎症发展，减缓动脉病变进展   B. 解除动脉病变部位的狭窄

    C. 重建狭窄远端血运，改善症状   D. 切除病变动脉，以免疾病复发

    E. 根除病因，防止炎症影响正常血管

答案： C

解析： 因大动脉炎会引起受累血管的狭窄或闭塞，出现相应脏器的缺血。故重建狭窄远端血运，改善症状。

7. 大动脉炎的急性期，首选（   ）治疗

    A. 抗生素   B. 激素   C. 抗血小板药物

    D. 扩血管药物   E. 手术

答案： B

解析： 大动脉炎活动期或早期患者，原则上不应该早期手术治疗，应该应用激素类等药物治疗直至病情稳定。

8. 大动脉炎患者的饮食应避免（   ）

    A. 低盐   B. 低脂   C. 低钾

    D. 优质蛋白   E. 高钙

答案：C

解析：大动脉炎患者长期服用激素类药物，易引起骨质疏松、水钠潴留，造成水肿，应给予低盐、低脂饮食与含钾钙丰富的饮食。

9. 多发性大动脉炎患者累及腹主动脉，行腹主动脉支架植入术后护理错误的是（　　）

    A. 术后卧床24h，穿刺侧肢体制动6~8h

    B. 观察穿刺点有无渗血、血肿，必要时加压包扎或者沙袋压迫

    C. 观察穿刺侧下肢皮温及色泽、足背动脉搏动情况

    D. 伤口疼痛时予以心理安慰，尽量不使用镇痛药

    E. 心电监护，控制血压、心率

答案：D

解析：行腹主动脉支架植入术后若伤口疼痛剧烈，在排除出血和血肿存在的情况下，可适当使用镇痛药缓解症状。

10. 大动脉炎累及腹主动脉，行腹主动脉支架植入术后为预防血栓形成的护理措施不包括（　　）

    A. 向患者及家属进行应用抗凝药的知识宣教

    B. 心电监护，及时处理异常生命体征

    C. 术后24h鼓励患者下床活动，教会患者踝泵运动

    D. 清淡饮食，多饮水，戒烟戒酒

    E. 术后阿司匹林抗血小板治疗

答案：B

解析：B选项是术后常规的护理措施，与预防血栓没有一定的相关性。

A2型题（单选题）

1. 患者，女，26岁，4年前诊断为动脉炎予以口服激素治疗，近期胸背部发热、疼痛来院就诊，为明确诊断，患者最需要的检查为（　　）

    A. 多普勒超声　　　　　　B. 心电图　　　　　　　　C. 动脉造影

    D. PET/CT　　　　　　　E. 胸部CT

答案：C

解析：确诊大动脉炎的金标准为动脉造影，而其他均为辅助检查。

2. 患者，女，30岁，因大动脉炎并发主动脉夹层，行胸腹主动脉支架植入术。术后检查动脉搏动错误的是（　　）

    A. 大拇指触诊

    B. 同部位双侧动脉同时对比，测量1min

    C. 股总动脉、腘动脉、足背动脉、胫后动脉均可触诊

    D. 记录内容为无搏动、搏动减弱、搏动正常

    E. 如果发现患者动脉搏动未触及，立即行动脉超声检查

答案：A

解析：不可用大拇指触诊，因检查者拇指小动脉搏动易与患者的脉搏相混淆。

3. 患儿，男，9岁，因"间歇性头痛伴血压升高1.5年"，以"多发性大动脉炎"入院，行开放手术治疗，术后护理中错误的是（　　）

   A. 留置胃管期间,禁食禁饮;肠鸣音恢复、排气后可拔除胃管

   B. 应用抗凝药期间密切观察有无出血倾向

   C. 为避免伤口出血或渗血,限制活动

   D. 心电监护,密切观察生命体征变化

   E. 术后使用抗血小板、扩血管药物治疗

答案: C

解析: 患者可适当床上翻身,避免突然坐起及大幅度肢体弯曲而引起伤口出血。

4. 患者,女,33岁,因"胸背部疼痛1年,头晕乏力3d,双上肢血压测不到",拟以"多发性大动脉炎"收入院,入院后首要的护理问题是(　　)

   A. 入院介绍　　　　　　B. 预防跌倒坠床　　　　　　C. 测量血压

   D. 心理护理　　　　　　E. 健康宣教

答案: B

解析: 患者患头臂干型大动脉炎,故易引起脑部从一过性缺血到脑卒中不同程度的缺血,可有头昏、眩晕、头痛、黑矇的症状。

A3 型题(单选题)

1. 患者,女,46岁,因"间断胸闷、心悸20年,乏力2个月,在当地医院B超提示全身动脉多发狭窄、闭塞"收住入院,入院体检:血压:右上肢190/70mmHg,左上肢130/90mmHg,右下肢90/50mmHg,左下肢90/50mmHg,CTA显示:降主动脉缩窄。血沉、C反应蛋白均升高。

(1)该患者属于(　　)大动脉炎

   A. 头臂型　　　　　　　　　　B. 胸腹主动脉型

   C. 肺动脉型　　　　　　　　　D. 肾动脉型

(2)下肢血压降低可能导致以下情况,不包括(　　)

   A. 下肢发凉　　　　　　　　　B. 间歇性跛行

   C. 昏迷　　　　　　　　　　　D. 跌倒

(3)在使用静脉降压药物过程中,错误的是(　　)

   A. 降压过程中仅需关注患者的血压

   B. 使用微量泵调节剂量

   C. 停药时应逐渐减量,不得骤然停止

   D. 定时定部位测量血压,必要时给予心电监护仪

答案: (1)B　(2)C　(3)A

解析:

(1)胸腹主动脉型大动脉炎的主要临床表现为上肢的高血压及下肢供血不足的症状。

(2)下肢供血不足突出表现在下肢远端缺血,可表现为下肢发凉、行走后双下肢酸麻无力,间歇性跛行。

(3)使用静脉药物降压时需根据每种药物的副作用进行观察,如患者的心率,而非仅关注患者的血压,推荐使用心电监护仪监测患者的基本生命体征。

2. 患者,女,50岁,因"视力一过性减退,头昏、眩晕,双上肢无力"入院;入院体检:右上肢血压74/32mmHg,左上肢血压65/42mmHg,血沉40mm/h,C反应蛋白阳性。血管多普勒超声示双侧颈总动脉、颈内动脉颅外段、颈外动脉、双侧锁骨下动脉管径明显变窄,血管内膜回

声粗糙。完善相应检查后行左颈动脉支架植入术,现为术后第二日。

(1)患者在明确诊断过程中,患者需要做的检查不包括( )

    A. 超声血管检查　　　　　　　　B. 血液检查

    C. 放射性核素检查　　　　　　　D. 头颈部 CTA

(2)患者头昏、眩晕,双上肢血压降低是主要是因为( )

    A. 发热引起　　　　　　　　　　B. 血沉升高,风湿引起

    C. 病变累及颈总动脉和锁骨下动脉　D. 缺乏锻炼

(3)针对该病,下列操作错误的是( )

    A. 应绝对平卧防止穿刺点出血或血肿

    B. 外出或下床活动时必须有家属陪伴

    C. 观察患者头晕、头痛等不适状况,注意患者是否有脑梗的表现

    D. 监测血压不能过低

答案:(1)C (2)C (3)A

解析:

(1)该患者病变未累及肾动脉,所以无需做放射性核素检查了解肾灌注及肾功能。

(2)病变累及颈总动脉和锁骨下动脉,出现上肢供血不足症状,开始时可有脉搏减弱,或单纯表现为无脉症。

(3)患者目前为颈动脉支架植入术后第二日,为防止脑灌注过度,应摇高床头而非绝对平卧。

3. 患者,女,32岁,因发现双上肢血压差别明显 2 个月。入院后予以降压及对症治疗。主动脉、锁骨下动脉造影术提示胸主动脉末段至腹主动脉起始段管腔变细长度约 16cm,左锁骨下动脉至腋动脉起始段管腔变细长度约 5cm,确诊为多发性大动脉炎。病情平稳后予以胸腹主动脉支架植入术。

(1)下列控制血压的护理措施中,错误的是( )

    A. 定时定部位测量右上肢血压,必要时给予心电监护仪

    B. 使用输液泵给予降压药

    C. 保持情绪平稳,减少探视

    D. 提前配制好降压药液,方便随时取用

(2)支架植入术后出现下列哪种症状,提示动脉栓塞( )

    A. "5P"征　　　　　　　　　　B. 血压降低

    C. 尿量减少　　　　　　　　　　D. 穿刺部位出血

(3)患者行介入手术后最严重的并发症是( )

    A. 发热　　　　　　　　　　　　B. 截瘫

    C. 内漏　　　　　　　　　　　　D. 主动脉破裂出血

(4)术后发热的原因不包括( )

    A. 覆膜支架植入使机体产生免疫反应　B. 手术创伤致机体抵抗力差

    C. 伤口出血　　　　　　　　　　D. 感染

答案:(1)D (2)A (3)D (4)C

解析:

(1)降压药应现配现用。

（2）动脉栓塞临床表现有肢体急性缺血症状，即疼痛、苍白、麻木、动脉搏动消失、运动障碍及皮温变化。

（3）选项ABCD均为胸腹主动脉支架植入术后并发症，术后早期发热、内漏、截瘫、出血均可对症治疗，主动脉破裂出血是该手术最严重的并发症。

（4）伤口出血一般不引起发热，出血量大会导致血红蛋白降低甚至贫血。

4. 患者，女，因"反复头痛，右侧肢体乏力3年，夜尿增多2年"就诊，查体：右上肢血压140/90mmHg，左上肢血压170/100mmHg，全身无皮疹红斑，心肺腹部未见明显异常，关节无红肿压痛，右侧桡动脉搏动明显减弱，四肢肌力、肌张力正常。双下肢轻度凹陷性水肿。

（1）患者血压升高最有可能的原因是（　　）

　　A. 肾动脉狭窄　　　　　　　　　　B. 原发性高血压

　　C. 心力衰竭　　　　　　　　　　　D. 肾衰竭

（2）预防肾功能不全的措施不包括（　　）

　　A. 监测肾功能：记录24h出入液量，观察尿色、血肌酐、尿素氮等指标

　　B. 遵医嘱使用扩血管药物及对肾脏影响小的对比剂

　　C. 使用镇痛药

　　D. 手术前后充分水化

（3）患者的健康教育正确的是（　　）

　　A. 低盐低脂优质蛋白饮食　　　　　B. 血压控制良好后可以停用降压药

　　C. 加强体育锻炼，增强抵抗力　　　D. 回家静养，有不适症状时再来复诊

答案：（1）A　（2）C　（3）A

解析：

（1）肾动脉狭窄造成肾缺血产生肾性高血压。

（2）镇痛药无法改善肾脏灌注，对于预防肾功能不全无效。

（3）患者的降压药不可随意自行停用，需经过主诊医生严格的随访后逐步停药，另外，体育锻炼应适度，避免剧烈活动和进行定期复诊也是术后重要的随访手段。

A4型题（多选题）

1. 多发性大动脉炎的活动期，或有脑部缺血症状及严重高血压的患者（　　）

　　A. 应注意卧床休息，减少活动

　　B. 头臂干型患者注意起卧缓慢，防止头部缺血

　　C. 心肾功能不全者应注意预防心力衰竭、肾功能衰竭和脑血管意外的发生

　　D. 肢体动脉闭塞者应注意防寒保暖、避免外伤

　　E. 若长期服用激素应注意观察有无继发感染、水钠潴留、糖尿病、骨质疏松、低钾血症、压疮、股骨头坏死等，还应注意有无腹痛、呕血、黑便等消化道出血症状

答案：ABCDE

解析：多发性大动脉炎是一种较为常见的自身免疫性血管炎，由于发病成因复杂，约有半数大动脉炎患者早期常被误诊为风湿热、结核病、高血压、冠心病、心绞痛、心肌炎、脑血管意外等，而一旦缺血体征明显后明确诊断时，患者往往已经是慢性炎症期或瘢痕期。大动脉炎患者能否得到早期诊断和早期治疗，直接影响到患者预后；对于活动期患者应注重患者的症状管理，以上活动期症状均可导致严重后果，需警惕。

2. 长期服用激素类药物,应注意( )

    A. 遵医嘱服药,勿随意减药、停药,防止出现药物"反跳"现象

    B. 激素类药物长期服用会引起"库欣综合征"

    C. 餐时服用可减少胃肠道刺激

    D. 限制高热量食物及钠盐摄入,适当多食清淡、高钾食物,戒烟酒及刺激性饮料

    E. 监测患者体重,发现异常应及时调整剂量

答案: ABCDE

解析: 长期应用大剂量激素类药物会诱发或加剧胃、十二指肠溃疡,出现向心性肥胖、满月脸、多血质、皮肤紫纹、痤疮、多毛等,患者产生依赖性,突然停药或减量过快可使原发病复发或恶化。

3. 使用抗凝药物时,护士应做好哪些方面的宣教( )

    A. 定时定量使用抗凝药物,如合并使用其他药物应仔细阅读说明书,注意配伍禁忌

    B. 正确饮食,戒烟戒酒

    C. 指导患者学会自我观察出血症状,如鼻腔出血、皮肤不明原因的瘀斑、紫癜、牙龈出血、血尿、黑便等

    D. 若服用华法林,定期监测 INR 比值,控制在 2.0~3.0 之间

    E. 远离锐器或者可能导致受伤流血的物体

答案: ABCDE

解析: 抗凝药过量易发生出血,严重者可致脑出血,其他不良反应有胃肠道反应、过敏等,因此,护理人员应严格做好宣教,必要时给予一些健康教育处方帮助患者记忆。

4. 多发性大动脉炎临床表现包括( )

    A. 耳鸣、视物模糊、头痛、头晕   B. 上肢乏力、脉搏减弱

    C. 间歇性跛行   D. 恶心呕吐、腹痛

    E. 皮肤结节、结节性红斑

答案: ABCE

解析: 多发性大动脉炎可累及腹腔干、肠系膜上动脉等腹主动脉分支,但因病变时间长,常有丰富侧支形成,较少引起胃肠道症状。

四、名词解释

1. TA

答案: TA 是多发性大动脉炎英文 Takayasu arteritis 的缩写,又称为高安病、无脉病、主动脉弓综合征,是一种发生在主动脉和/或其主要分支的慢性非特异性炎症性动脉疾病。

2. 无脉症

答案: 患肢无力、麻木,肱动脉和桡动脉搏动微弱或不能触及,患侧上肢血压下降甚至不能测出。

五、问答题

1. 多发性大动脉炎头臂干型的症状有哪些?

答案: 颈动脉、锁骨下动脉、椎动脉狭窄和闭塞,可引起一过性脑缺血发作至脑卒中等不同程度的脑缺血,可有头晕、眩晕、疼痛、记忆力减退、视力减退;脑缺血严重者可有反复眩

晕、抽搐、失语、偏瘫或昏迷。

2. 肾动脉型多发性大动脉炎的症状有哪些?

答案: 高血压为重要的临床表现,尤以舒张压升高明显,表现为头晕、心慌。

六、案例分析

1. 患者,女,20岁,因间断性头痛伴高血压2年,于3月1日门诊以"多发性大动脉炎"收入院。完善术前各项检查,于3月4日在全麻下行腹主动脉-左肾动脉自体大隐静脉旁路术,现为术后第一天,床边心电监护中,心率为80次/min,血压140/80mmHg,双侧鼻吸氧3L/min,补液由外周留置针点滴中。患者留置导尿管固定在位,尿色黄、质清。腹部及腹股沟伤口敷料无渗出。作为责任护士,该患者术中取自体大隐静脉,术后该如何观察和评估术侧肢体的情况?

答案: 患者术中取自体大隐静脉,同时术后长期卧床,故易发生下肢深静脉血栓形成。术后应评估患者术侧肢体有无肿胀,严密观察末梢血运情况,正确触摸双侧足背动脉搏动情况,重视患者主诉(有无疼痛),嘱患者卧床期间行双足背伸屈运动或穿着梯度压力袜;鼓励患者早日下床活动,促进下肢静脉回流。同时嘱患者多饮水,降低血液黏稠度,预防下肢深静脉血栓形成。密切观察患者伤口情况,若有渗血渗液应立即告知医生处理。

2. 患者,女,18岁,患者有活动性头痛伴高血压1.5年,入院测得血压为240/120mmHg,遵医嘱服用硝苯地平缓释片、醋酸泼尼松、凯那。静脉给予生理盐水50ml+盐酸乌拉地尔200mg微泵推注降压治疗,依诺肝素钠0.4ml皮下注射。查体:满月脸。外院血管造影示:左肾动脉起始部80%以上的狭窄,右肾动脉起始部狭窄70%,胸主动脉节段性膨大缩窄。实验室检查:C反应蛋白5.16mg/L,红细胞沉降率8mm/h。试述该患者患有什么疾病?根据发病的部位属于哪一型?该患者术前专科护理评估有哪些内容?

答案: 该患者属于大动脉炎;根据发病部位属于肾动脉型。该患者术前专科护理评估:①评估生命体征,尤其是血压,患者应用降压药,观察用药后的反应。②有无过敏史。③心、肺、肝、肾功能及营养状况。④实验室检查,包括血、大小便常规检查,以及凝血指标及血型。⑤影像学检查,根据CT检查结果评估患者血管病变的位置。⑥评估患者的心理状况,是否存在焦虑和恐惧。⑦评估患者使用激素药后的不良反应,如满月脸、恶心、呕吐、伤口愈合不良、诱发精神症状等,同时评估患者C反应蛋白的变化。⑧评估下肢浅静脉,通过彩色超声检查结果评估双下肢浅静脉血流情况,观察管腔形态、管壁回声、管腔内血流充盈状况、有无血栓形成,并测量管腔内径及静脉管壁、瓣膜厚度。

(张 婷 支莹莹)

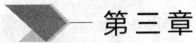

第三章

淋巴疾病

第一节 淋巴水肿

一、填空题

1. 淋巴系统由_____、_____和散在的_____构成。淋巴管道可分为_____、淋巴管、_____和_____。在淋巴管道内流动着无色透明的液体，称为_____。

答案：淋巴管道；淋巴器官；淋巴组织；毛细淋巴管；淋巴干；淋巴导管；淋巴液

解析：淋巴系统是脉管系统的重要组成部分，由淋巴管道、淋巴器官和散在的淋巴组织构成。淋巴管道可分为毛细淋巴管、淋巴管、淋巴干和淋巴导管。在淋巴管道内流动着无色透明的液体，称为淋巴液。

2. 原发性淋巴水肿是淋巴管先天发育致_____、_____、_____；一般可分为3个亚型：_____、_____和_____。

答案：淋巴管成型不全；淋巴管发育不良；淋巴管增生；先天性淋巴水肿；早发性淋巴水肿；迟发性淋巴水肿。

解析：原发性淋巴水肿是淋巴管先天发育异常所致，包括淋巴管成型不全、淋巴管发育不良、淋巴管增生；可分为3个亚型：先天性淋巴水肿：出生时或出生数月发病，占10%~25%；早发性淋巴水肿：35岁前即儿童或青春期发病，占65%~80%；迟发性淋巴水肿：35岁以后发病，占10%。

3. 淋巴液由_____、_____、_____和_____组成。

答案：蛋白质；水；细胞成分；脂肪酸

解析：淋巴液由蛋白质、水、细胞成分和脂肪酸组成。

4. 淋巴管主要以自主收缩输送淋巴液，_____、_____、_____都有助于淋巴液的输送。

答案：肌肉收缩；呼吸运动；动脉的搏动

解析：淋巴管主要以自主收缩输送淋巴液，肌肉收缩、呼吸运动和动脉的搏动都有助于淋巴液的输送。

5. 淋巴水肿患者使用弹力绷带应在_____进行包扎为好。包扎时应从肢体_____开始逐渐向_____缠绕，相邻两层绷带重叠_____为宜，包扎后的绷带应_____。

答案：清晨起床前；远心端；近心端；2/3；平整无皱褶

解析：淋巴水肿患者使用弹力绷带包扎前应使静脉排空，故以清晨起床前进行包扎为好。若患者已起床，则应重新卧床，抬高患肢使静脉排空。包扎时应从肢体远心端开始逐渐向近心端缠绕，直至所需高度，相邻两层绷带重叠 2/3 为宜，包扎后的绷带应平整无皱褶。包扎后以患者自我感觉舒适为度，尤其是关节部位包扎更应注意。包扎后每天观察肢体皮肤的色泽和肿胀情况以判断效果。皮肤有病变（溃疡、疖肿、皮炎）应避免使用弹力绷带包扎。

二、判断题

1. 严重车祸后易继发淋巴水肿。

答案：正确

解析：车祸易造成大面积的软组织撕裂伤和挫伤，由于受损组织范围广且较深，行走于肌筋膜表面的浅表集合淋巴管多数受损，淋巴管难以再生，可导致受伤远端淋巴回流受阻形成淋巴水肿。

2. 淋巴水肿早期呈凹陷性水肿，由肢体远端向近端发展，局部胀痛。

答案：正确

解析：淋巴水肿的临床特征：起病缓慢；早期呈凹陷性水肿。水肿起自肢体远端：足背、踝周、手背；多有蜂窝织炎发作，少有疼痛，有沉重感；皮肤改变：干燥、粗糙、生长乳头状瘤、皮肤糜烂，少有溃疡。

3. 下肢淋巴水肿是宫颈癌手术或放疗治疗后的常见并发症之一。

答案：正确

解析：宫颈癌治疗后下肢淋巴水肿发病的主要机制是由于手术或放疗损伤淋巴管，淋巴回流通路中断，大量淋巴液进入组织间隙，从而导致下肢水肿。

4. 淋巴水肿不属于致命性疾病，也不会影响患者的生活质量。

答案：错误

解析：继发性淋巴水肿是由于外科手术、放疗、外伤、感染、丝虫病、肿瘤等因素导致淋巴管狭窄、闭塞以及纤维化，使远端淋巴回流受阻所致，表现为凹陷或非凹陷性水肿、肢体周径及体积增大，皮肤粗糙，质地变硬，形成象皮肿。下肢继发性淋巴水肿进一步发展制约下肢关节，造成关节活动受限，功能丧失。因此，尽管淋巴水肿不属于致命性疾病，但会严重影响患者的生活质量。

5. 患者体检 Stemmer 征阴性即可排除淋巴水肿。

答案：错误

解析：Stemmer 皮肤皱褶试验：增厚的皮肤在第二趾和示指基部形成皱褶不能捏起，这样的结果为 Stemmer 征阳性，是淋巴水肿诊断的标准之一。但 Stemmer 征阴性并不能完全排除淋巴水肿。因为在淋巴水肿的分期中，0 期称为潜伏期或亚临床期，无明确的肢体肿胀证据。Ⅰ期：开始出现凹陷性水肿但患肢抬高后肢体肿胀消退。这两期的患者患肢水肿症状均不明显，Stemmer 征阴性，但是淋巴系统回流损坏是确实存在。故不能单凭 Stemmer 征阴性就完全排除淋巴水肿。

三、选择题

A1 型题(单选题)

1. 淋巴系统的主要功能不包括( )

　　A. 通过输送组织中的水分和大分子物质,维持机体细胞外内环境的稳定

　　B. 清除体内坏死组织和细胞碎片

　　C. 吸收脂肪

　　D. 运送红细胞

　　E. 清除外来微生物、输送抗原提呈细胞、产生淋巴细胞、调节淋巴循环、担负机体的免疫防御功能

答案:D

解析:淋巴系统是机体的第二套循环系统,浅表的淋巴系统包括皮肤和皮下的淋巴管,起始于纤细多孔的网状毛细管,位于组织间隙的结缔组织中。深部淋巴系统输送肌肉、关节、滑膜鞘、骨和神经的淋巴液。深部的淋巴干与动脉和静脉伴行,共同包在血管鞘内。内脏淋巴系统引流胸腹腔内脏的淋巴液,形态因脏器结构不同而各异。与动脉系统和静脉系统内的血液不同,淋巴管内的淋巴液不含有红细胞,是无色透明的。

2. 淋巴水肿诊断的金标准是( )

　　A. 同位素淋巴闪烁显影　　　B. 多普勒超声　　　　　　　C. MRI

　　D. 直接淋巴造影　　　　　　E. 间接淋巴造影

答案:A

解析:同位素淋巴闪烁显影:可显示患肢淋巴回流的减少程度与淋巴水肿的严重程度,具有操作简单、无创、重复性好等优点,诊断淋巴水肿的敏感度为 97%,特异性为 100%,是诊断评估淋巴水肿的"金标准"。

3. 下肢淋巴水肿患者,下肢周径测量常用的部位是( )

　　A. 趾根部后 5cm,外踝上缘 5cm,髌骨下缘 10cm,髌骨上缘 10cm

　　B. 趾根部后 5cm,外踝上缘 5cm,髌骨下缘 15cm,髌骨上缘 15cm

　　C. 趾根部后 5cm,外踝上缘 5cm,髌骨下缘 15cm,髌骨上缘 20cm

　　D. 趾根部后 5cm,外踝上缘 10cm,髌骨下缘 10cm,髌骨上缘 10cm

　　E. 趾根部后 5cm,外踝上缘 10cm,髌骨下缘 20cm,髌骨上缘 15cm

答案:C

解析:国内临床常用肢体周径测量法,测量时应相对固定时间、部位,测量部位应以肿胀最为明显处为宜,下肢淋巴水肿周径测量部位常为趾根部后 5cm,外踝上缘 5cm,髌骨下缘 15cm,髌骨上缘 20cm。

4. 早期淋巴水肿的治疗原则是( )

　　A. 控制感染　　　　　　　　B. 手术分流　　　　　　　　C. 切除病变组织

　　D. 防止淋巴积液再生　　　　E. 防止并发症

答案:D

解析:淋巴水肿根据病程早晚,治疗原则不同。早期以排出淤积滞留的淋巴液防止淋巴积液再生为目的;晚期则以手术切除不能复原的病变组织或以分流术治疗局限性淋巴管阻塞为目的。

5. 在淋巴水肿非手术治疗中,下列错误的是(   )

    A. 局部热敷   B. 弹力袖套或梯度压力袜   C. 皮肤护理

    D. 抬高患肢   E. 功能锻炼

答案:A

解析:淋巴水肿非手术治疗措施为:抬高患肢,手法按摩,局部压力治疗(弹力袖套或梯度压力袜),皮肤护理,适当功能锻炼。避免患肢直接受热,如热水浴、50℃以上的水泡脚和长时间日光浴。

6. 淋巴水肿患者预防并发症的必要措施是(   )

    A. 限制饮水:每日摄入量在1 500ml以内

    B. 每日检查皮肤感染征象并且当无法行走时抬高患肢

    C. 限制饮食中蛋白质的摄入,预防蛋白质进一步在皮下组织积聚

    D. 除洗浴和皮肤护理以外,全天24h穿戴弹性加压衣物

    E. 进行适当的功能锻炼

答案:B

解析:经常检查皮肤感染征象并且抬高患肢是预防蜂窝织炎和下肢肿胀并发症的重要措施。控制钠盐摄入,防止水钠潴留。加压支持衣物仅在日间穿戴,夜间平卧时可以去除。低弹性绷带加压包扎需全天24h进行,包括CDT(Complete Decongestive Therapy,综合消肿治疗)强化期以及夜间维持期。进行适当的功能锻炼,如太极拳、瑜伽、步行、自行车、游泳等。无论何种锻炼都应循序渐进,适度进行。

A2型题(单选题)

1. 患者,男,45岁,3年前出现右下肢丹毒,此后每年发作2次或3次,近半年来右下肢肿胀明显加重,近一周出现右下肢皮肤潮红、灼热,伴有发热,腹股沟淋巴结肿大。体格检查:舌红、苔黄腻、脉滑,右下肢外踝上缘和髌骨下缘处肢体周径均较左下肢粗4cm,皮色潮红,皮肤增厚,呈非凹陷性水肿。双下肢静脉彩色多普勒超声显示:双下肢静脉血流通畅。中医辨证为湿热下注证,遵医嘱予以中西医结合治疗,下列不建议使用的是(   )

    A. 静脉注射磺苄西林   B. 长期口服呋塞米片   C. 局部外敷中药

    D. 空气波压力治疗仪   E. 梯度压力袜

答案:B

解析:不建议长期使用利尿药,因为利尿药无法清除组织间隙中过多的蛋白质,因此集聚在皮下组织的淋巴液并不受其影响,且长期使用利尿药易出现电解质紊乱和血液高凝状态等副作用。

2. 患者,女,52岁,10年前因宫颈癌行放疗24次,2年前因膀胱上皮细胞癌行膀胱局部化疗后出现右下肢继发性淋巴水肿。淋巴治疗师在给患者进行CDT治疗前进行病史采集,随后取消手法淋巴引流(Manual Lymphatic Drainage,MLD)步骤,该患者可能合并(   )

    A. 高血压   B. 糖尿病   C. 冠心病

    D. 右下肢DVT   E. 肾功能不全

答案:D

解析:深静脉血栓形成患者慎用MLD,因为在按摩和挤压的过程中,容易导致血栓脱落而造成肺栓塞。

A3 型题(单选题)

患者,74 岁,男,患者在无明显诱因出现双下肢肿胀半年余,诉乏力、麻木,偶有酸胀感。既往史:双下肢大隐静脉剥脱术 25 年;冠心病;胃大部分切除术后 43 年。体格检查:脊柱后凸、侧弯,双小腿明显增粗,肿胀呈凹陷性,抬高患肢后未见明显缓解,Stemmer 征(+);左下肢有色素沉着,双侧踝部皮肤粗糙,毛孔粗大。辅助检查:下肢血管 B 超提示双下肢静脉瓣膜功能不全;MRI:双小腿皮下组织层显著增厚 / 淋巴管明显扩张呈蜂窝状结构;ABI:1.22;MBI:23.9。

(1)该患者的水肿类型是( )

　　A. 原发性淋巴水肿　　　　　　　　B. 继发性淋巴水肿

　　C. 心源性水肿　　　　　　　　　　D. 静脉性水肿

(2)该患者处于淋巴水肿的第几期( )

　　A. 0 期　　　　　　　　　　　　　B. Ⅰ 期

　　C. Ⅱ 期　　　　　　　　　　　　　D. Ⅲ 期

答案:(1)B (2)C

解析:

(1)原发性淋巴水肿:是淋巴管先天发育不全所致,包括淋巴管成型不全、淋巴管发育不良、淋巴管增生;可分为 3 个亚型:先天性淋巴水肿,出生时或出生数月发病,占 10%~25%;早发性淋巴水肿,35 岁前发病,占 65%~80%;迟发性淋巴水肿,35 岁以后发病,占 10%。

继发性淋巴水肿:可以明确找到淋巴水肿发生的原因,由于外科手术、放疗、外伤、感染、丝虫病、肿瘤等因素导致淋巴管狭窄、闭塞以及纤维化,使远端淋巴回流受阻所致。

心源性水肿:慢性心力衰竭常表现为双下肢水肿,程度与心功能有关,心功能越差,水肿越明显。

静脉性水肿:静脉瓣膜功能不全、静脉血栓或静脉炎症导致血流不畅、组织液渗出增加,淤积于局部形成肿胀症状。

该患者曾行双下肢大隐静脉剥脱术,导致淋巴管受损、淋巴回流不畅。临床症状、体征及MRI 均支持继发性淋巴水肿的诊断。

(2)根据国际淋巴学会(ISL)分期法,淋巴水肿分为四期:

0 期:又称潜伏期或亚临床期,无明确的肢体肿胀证据,但是存在淋巴回流障碍,可潜伏存在数月或数年不等。

Ⅰ期:富含蛋白的液体开始积聚在皮下软组织内,可出现凹陷性水肿。患肢抬高后肢体肿胀消退。

Ⅱ期:凹陷性水肿明显。患肢抬高后肿胀肢体几乎无消退。在Ⅱ期晚期时,凹陷性水肿由于纤维化和脂肪增生程度差异而可有、可无。

Ⅲ期:淋巴象皮肿。凹陷性水肿消失,同时出现皮肤营养状态改变如棘皮症、脂肪和纤维组织过度沉积,同时可伴有疣状赘生物形成。

A4 型题(多选题)

1. 淋巴水肿常分为( )

　　A. 先天性淋巴水肿　　　B. 原发性淋巴水肿　　　C. 继发性淋巴水肿

　　D. 混合性淋巴水肿　　　E. 医源性淋巴水肿

答案：BC

解析：根据病因不同，可以将淋巴水肿分为原发性淋巴水肿和继发性淋巴水肿。原发性淋巴水肿是淋巴管先天发育异常所致；继发性淋巴水肿是感染、损伤、恶性肿瘤、妊娠及其他全身性疾病所致。

2. 淋巴水肿会造成（　　）

    A. 致畸、致残　　　　　　　　B. 频发的淋巴管及周围组织炎症　　C. 慢性溃疡

    D. 恶性病变　　　　　　　　　E. 心力衰竭

答案：ABCD

解析：淋巴水肿的危害包括：

（1）患肢肿胀增粗，不断加重的组织纤维化和脂肪沉积，形成肢体或器官的畸形，晚期可致残。

（2）频发的淋巴管和周围组织炎症，不仅严重影响患者的生活质量，严重的感染还可能导致败血症，危及患者的生命。

（3）合并有静脉疾病的淋巴水肿肢体，晚期会形成难以治愈的慢性溃疡。

（4）晚期淋巴水肿还可能从良性病变转变成恶性病变，如淋巴管／血管内皮肉瘤。目前这类恶性病变治疗方法很少，患者生存期短。

3. 淋巴水肿的手术适应证包括（　　）

    A. 巨大象皮肿　　　　　　　　　　　B. 屡发丹毒，压力治疗无效

    C. 慢性溃疡久治不愈　　　　　　　　D. 淋巴液外漏

    E. 合并严重的心肾功能不全

答案：ABCD

解析：淋巴水肿的手术适应证包括：①巨大象皮肿。②屡发丹毒样炎症，非手术疗法无效者。③局部疣状增生严重，或伴慢性溃疡久治不愈者。④术后复发或淋巴液外漏者。

四、名词解释

1. 淋巴水肿

解析：淋巴水肿是由于淋巴液生成障碍或淋巴循环障碍导致的淋巴液在组织间隙滞留所引起，包括组织水肿、慢性炎症、组织纤维化及脂肪纤维化等一系列的病理改变。后期皮肤增厚、粗糙，坚硬如象皮，亦称"象皮肿"。多发生在机体的一个部位，最常处于肢体。也可发生在面部、颈部及外生殖器。

2. CDT

解析：CDT 即综合消肿治疗，是英文 Complete Decongestive Therapy 的缩写，CDT 通过多种治疗技术的结合，以增加或促进淋巴液和组织间液回流。其中包括皮肤照护、手法淋巴引流、压力治疗（多层绷带）、功能锻炼四个步骤。

五、问答题

1. 淋巴水肿综合消肿疗法（CDT）如何分期？

解析：淋巴水肿综合消肿治疗分为两期：治疗期（强化期）和维持期。强化期每日 1 次或 2 次按摩淋巴，持续 2~4 周，除洗浴和皮肤护理以外其余时间均应每天 24h 采用加压绷带包扎，指导患者抬高患肢，在包扎状态下进行运动。维持期包括皮肤护理、自我按摩、加压衣物

的应用(需终身夜间使用低弹力绷带)和适当运动。

2. 淋巴水肿患者为什么要长期使用弹力绷带或梯度压力袜?

解析:淋巴液的回流需要一定的压力,对于正常人来说,机体可以提供一定的压力,但是对于淋巴水肿的患者,因淋巴液和蛋白质的积聚,造成皮下组织的破坏,皮肤的弹力下降,机体提供的压力不足以保证淋巴的回流,严重的部位需要使用比平时大数十倍的压力促进淋巴回流。因此,需要持续、稳定地提供这种压力,而弹力绷带(梯度压力袜)可以起到这种作用。

六、案例分析

患者,22 岁,女,患者 9 年前左小腿肿胀,两年后右小腿肿胀,双下肢反复发作丹毒,期间使用抗生素治疗,压力绷带治疗两年(不规则);在麦当劳任收银员;既往无手术史及其他慢性病史;有一个兄弟,在 5 岁时因淋巴瘤去世。体格检查:双下肢凹陷型水肿,水肿部位皮肤韧性增加,抬高双足肿胀不能消退,双侧足靴处皮肤纤维化,双足背内侧真菌感染,右胫前有 1cm×2cm 瘢痕,Stemmer 征(+);实验室检查:B 超提示双下肢静脉瓣膜功能良好,深静脉无血栓形成;ABI:1.0;BMI:32kg/m^2。

该患者的诊断是什么? 建议使用何种方法进行治疗? 除了治疗方案以外,患者还需知晓和建立的健康行为有哪些?

解析:

(1)诊断为原发性淋巴水肿Ⅱ期(ISL)。该患者有淋巴疾病的家族史,发病在青春期;下肢体检符合淋巴水肿Ⅱ期纤维化组织形成、下肢抬高无法减轻肿胀的特征,Stemmer 征(+)。

(2)采用淋巴水肿综合消肿治疗(CDT):使用温和、中性或弱酸性清洗乳液进行皮肤护理,少量使用、轻柔按摩、使之充分吸收,避免使用含有大量香料的润肤产品,防止致敏危险;每日最少 1h 治疗时间进行手法淋巴引流,必要时每日 2 次;期间应配合使用低张力绷带包扎肢体,强化期持续 2~4 周,除洗浴和皮肤护理以外全天 24h 加压绷带包扎,在包扎的状态下进行运动,借助肌肉收缩的力量推动淋巴向中央循环移动。

(3)健康行为有:①避免久站久坐和长时间站立,坚持使用弹力绷带或梯度压力袜,休息时抬高患肢 30°,以减轻患肢肿胀;②控制体重,因为过多的脂肪组织会加重液体的潴留。指导患者进食低盐饮食,忌辛辣刺激食物;③注意保护患肢,防止蚊叮虫咬或外伤,避免患肢直接受热,如长时间热水泡脚、长时间日光浴等;④若出现皮肤发红、发热或肿胀加重,勿自行处理,应及时就医。

(龚文静)

第二节 淋巴管炎

一、填空题

1. 急性淋巴管炎分为网状淋巴管炎和_____。

答案:管状淋巴管炎

解析:急性淋巴管炎分为网状(毛细)淋巴管炎和管状淋巴管炎(淋巴管炎),而网状(毛细)淋巴管炎又称丹毒。

2. 下肢丹毒反复发作易导致淋巴水肿，常引起局部皮肤粗厚，肢体肿胀，甚至发展为_____。

答案：象皮肿

解析：下肢丹毒反复发作易导致淋巴水肿，在含高蛋白淋巴液的刺激下局部皮肤粗厚，肢体肿胀，甚至发展为象皮肿。

3. 急性淋巴管炎致病菌常以_____及金黄色葡萄球菌为主。

答案：乙型溶血性链球菌

解析：急性蜂窝织炎的致病菌多为乙型溶血性链球菌，少数为金黄色葡萄球菌或大肠埃希菌；丹毒的致病菌为乙型溶血性链球菌；急性淋巴管炎的致病菌多为乙型溶血性链球菌、金黄色葡萄球菌等。

二、判断题

1. 淋巴管炎应用抗生素治疗需 1~2 周，在症状、体征控制后停止使用。

答案：错误

解析：淋巴管炎应用抗生素治疗需 1~2 周，在症状、体征控制后再用 5~7d，以防复发。

2. 浅层急性淋巴管无表皮红线，但患肢有肿胀或深压痛。

答案：错误

解析：浅层急性淋巴管炎在表皮呈现红色条索，有轻度触痛。深层急性淋巴管炎无表皮红线，可能只有条形触痛区。

3. 急性淋巴管炎的全身反应，取决于病菌的毒性和感染程度，常与原发感染病变有密切关系。

答案：正确

解析：急性淋巴管炎是由皮肤或黏膜破损处或由原有的感染病灶细菌侵入淋巴管内，引起淋巴管及周围组织的急性感染。炎症加重时可向周围组织扩展，感染的毒性产物进入血流，可引起全身性炎症反应。而病菌可能来源于口咽炎症、足癣、皮肤损伤。

三、选择题

A1 型题（单选题）

1. 淋巴管炎治疗首选的抗生素是（　　）

　　A. 头孢菌素　　　　　　B. 青霉素　　　　　　C. 庆大霉素

　　D. 红霉素　　　　　　E. 卡那霉素

答案：B

解析：急性淋巴管炎常见致病菌为乙型溶血性链球菌、金黄色葡萄球菌等。治疗原则为积极治疗原发病灶，全身应用有效抗生素，首选青霉素。

2. 丹毒的常见致病菌是（　　）

　　A. 溶血性链球菌　　　　B. 金黄色葡萄球菌　　　C. 铜绿假单胞菌

　　D. 厌氧菌　　　　　　E. 大肠埃希菌

答案：A

解析：丹毒是皮肤淋巴管网的急性感染，为乙型溶血性链球菌侵袭所致。

3. 管状淋巴管炎好发部位是（　　）

A. 颈部　　　　　　　　B. 腋窝　　　　　　　　C. 四肢

D. 腹股沟　　　　　　　E. 肘内侧

答案: C

解析: 网状淋巴管炎病变多见于下肢;管状淋巴管炎多见于四肢,下肢最为常见。

4. 慢性淋巴管炎常继发于(　　)

A. 结核　　　　　　　　B. 丝虫性感染　　　　　C. 急性淋巴管炎

D. 外伤　　　　　　　　E. 手术

答案: C

解析: 慢性淋巴管炎常继发于急性淋巴管炎,由于急性淋巴管炎处理不彻底或有反复发生急性感染的病史,慢性感染病变也可形成慢性淋巴管炎。

5. 患者诊断为急性淋巴管炎时,以下血液检验的结果正确的是(　　)

A. 嗜酸性粒细胞升高　　B. 网织红细胞计数升高　　C. 淋巴细胞计数升高

D. 中幼粒细胞计数升高　　E. 中性粒细胞计数升高

答案: E

解析: 急性淋巴管炎患者血常规检查白细胞计数及中性粒细胞计数升高。

A2 型题(单选题)

1. 患者,女,34 岁,寒战,发热,右小腿内侧皮肤出现鲜红色片状疹,烧灼感疼痛,附近淋巴结肿大疼痛。错误的护理措施是(　　)

A. 遵医嘱给予抗生素　　B. 嘱患者勿抬高患肢　　C. 局部湿热敷

D. 给予物理降温　　　　E. 嘱患者卧床休息

答案: B

解析: 该患者诊断为急性淋巴管炎,应卧床休息,抬高患肢。局部可用 50% 硫酸镁湿热敷。全身应用抗菌药物,如青霉素静脉滴注等。

2. 患者,男,45 岁,不慎刺破足部,伤口处皮肤出现红线,并向近心端延伸,触诊时红线处发硬并有压痛,最可能的诊断是(　　)

A. 静脉炎　　　　　　　B. 急性蜂窝织炎　　　　C. 接触性皮炎

D. 浅层淋巴管炎　　　　E. 深层淋巴管炎

答案: D

解析: 浅层急性淋巴管炎在表皮呈现红色条索,有轻度触痛,红色条索向近心端延长。深层的淋巴管炎可无表皮红色条索,但有条形触痛区。静脉炎可出现皮下索条状触痛,沿静脉走行分布,常与血管内留置导管处理不当或输注刺激性药物有关。蜂窝织炎主要发生在皮下组织,红肿界限不清,中央部位红肿最明显,越向边缘则炎症越轻,颜色越淡,炎症浸润深,压痛明显。接触性皮炎是局限性红斑,界限清楚,有接触外界刺激物的病史,无全身症状,但有瘙痒。

3. 患者,女,25 岁,左下肢丹毒。查体见左小腿肿胀明显,局部给予湿敷的药液是(　　)

A. 0.2% 碘伏　　　　　B. 生理盐水　　　　　　C. 3% 过氧化氢

D. 50% 硫酸镁　　　　E. 10% 硝酸银溶液

答案: D

解析: 50% 硫酸镁具有消肿的功效,其机制主要是:它属于高渗性溶液,根据溶液的平衡原理,有利于肿胀组织内的液体流出,达到消肿的目的;其次可以对抗肿胀组织中的 Ca^{2+},减弱平滑肌收缩,减少组织液渗出。所以 50% 硫酸镁具有较好的消肿作用。

4. 患者,女,30 岁。诊断为软组织急性非化脓性炎症。在进行护理操作时,应使患者与下列哪种疾病进行接触性隔离( )

    A. 疖   B. 痈   C. 丹毒

    D. 蜂窝织炎   E. 急性淋巴结炎

答案: C

解析: 丹毒的致病菌是乙型溶血性链球菌,是链球菌属中的一种,具有致病性强的特点,如果接触丹毒患者,再接触皮损部位,就很容易出现感染。

A3 型题(单选题)

1. 患者,男,85 岁,患者主诉 2d 前突发左下肢肿胀,左小腿可见片状红疹,大小 5cm×5cm,皮肤表面红肿、发亮、皮温升高,伴有触痛感,全身不适。在当地医院就诊,体温 38℃,血常规示:白细胞 $6.83×10^9$/L,中性粒细胞 69.1%,C 反应蛋白 30.13mg/L。

(1)该患者最可能的诊断是( )

    A. 血栓性浅静脉炎   B. 蜂窝织炎

    C. 急性淋巴管炎   D. 结节性动脉周围炎

(2)该患者目前首要处理的问题是( )

    A. 确诊疾病   B. 全身和局部感染

    C. 血栓形成   D. 高热

(3)作为责任护士,你认为正确的操作是( )

    A. 按摩肿胀区域   B. 指导患者卧床休息,抬高患肢

    C. 红肿区域给予切开引流   D. 立即给予药物降温

答案:(1)C (2)B (3)B

解析:

(1)网状淋巴管炎表现为片状皮肤红疹,局部有烧灼样疼痛。血栓性浅静脉炎可有下肢肿痛,查体见下肢浅静脉曲张,肿痛沿静脉走行分布。蜂窝织炎病变主要在皮下组织,红肿界限不清,中央部位红肿最明显。结节性动脉周围炎的特点是沿动脉或其附近出现单个或多个皮下结节,皮肤表现为紫斑、瘀斑、多形红斑或结节性红斑。

(2)该患者全身症状明显,应该给予静脉补液,全身应用抗生素治疗。

(3)当急性淋巴管炎患者的全身症状明显时,应卧床休息,抬高患肢,限制患肢活动。急性淋巴管炎不是化脓性病变,不需要切开引流。体温 38℃,可先予以物理降温。

2. 患者,男,30 岁,左侧面部红、肿、热、痛 2d,体温最高达 38.5℃,血常规示:白细胞 $9.6×10^9$/L,中性粒细胞 78.1%。既往有扁桃体炎,诊断为"面部丹毒"。

(1)该患者最需要预防( )

    A. 颅内感染   B. 高热

    C. 脓毒血症   D. 皮下坏疽

(2)护理上指导患者何种体位最佳( )

    A. 头低脚高位   B. 斜坡卧位

    C. 平卧位   D. 右侧卧位

（3）面部丹毒护理与下肢丹毒护理不同点在于（　　）

  A. 积极治疗原发病
  B. 消毒隔离，避免交叉感染

  C. 体位摆放
  D. 做好皮肤清洁卫生

答案：（1）A　（2）B　（3）C

解析：

（1）面部"危险三角区"，这个区域内的血液供应特别丰富，而且与脑部直接沟通，当面部出现丹毒，尤其是感染时，就会播散到颅内，有导致颅内感染的可能。

（2）面部丹毒宜采取斜坡卧位，以防感染扩散到颅内。

（3）积极治疗原发病，保持皮肤清洁干燥，做好消毒隔离，避免交叉感染，这都是不同部位丹毒护理的共同要求。面部丹毒宜采取斜坡卧位，下肢丹毒应抬高患肢。

A4 型题（多选题）

1. 丹毒的好发部位是（　　）

  A. 腋窝
  B. 腹股沟
  C. 面部

  D. 上肢
  E. 下肢

答案：CE

解析：丹毒病变多见于面部和下肢。

2. 患网状淋巴管炎的患者常表现为（　　）

  A. 片状红疹
  B. 色鲜红
  C. 微隆起

  D. 边界模糊
  E. 局部灼热样疼痛

答案：ABCE

解析：丹毒即为网状淋巴管炎，表现为片状皮肤红疹、微隆起、色鲜红、中间稍淡、界限较清楚。局部有烧灼样疼痛。

3. 浅层淋巴管炎的临床表现有（　　）

  A. 触痛
  B. 可出现红色条索
  C. 发热

  D. 头痛
  E. 全身不适

答案：ABCDE

解析：浅层淋巴管炎在表皮下可见红色条索，病变部位有触痛。两种淋巴管炎都可以引起全身反应，如发热、畏寒、头痛、食欲减退和全身不适等。

4. 深层淋巴管炎的临床表现包括（　　）

  A. 肿胀
  B. 可出现红色条索
  C. 局部皮温高

  D. 深压痛
  E. 全身不适

答案：ADE

解析：深层淋巴管炎，一般局部不出现红线，局部温度升高也不明显，但患肢会有肿胀及深压痛。两种淋巴管炎都可以引起全身反应，如发热、畏寒、头痛、食欲减退和全身不适等。

四、名词解释

1. 淋巴管炎

答案：淋巴管炎是指病菌从皮肤、黏膜破损处或其他感染病灶处侵入人体，经组织的淋巴间隙进入淋巴管内，引起淋巴管及其周围组织的炎症。

2. 丹毒

答案: 丹毒是由 β- 溶血性链球菌从皮肤、黏膜的细小伤口侵入而引起的皮肤及其网状淋巴管急性炎症。

五、问答题

1. 急性淋巴管炎的临床表现有哪些?

答案: 急性淋巴管炎分为网状淋巴管炎和管状淋巴管炎。淋巴管炎使管内淋巴回流受阻,同时淋巴管周围组织有炎症变化。急性淋巴管炎一般肢体肿胀不明显,但活动时可感不适或局部疼痛加剧,一般全身症状也不明显,若感染范围大、细菌毒力强或体质衰弱时,可出现不适、畏寒、发热、头痛、食欲不振等全身症状,早期即有白细胞总数及中性多核粒细胞比率升高。

2. 丹毒的临床表现有哪些?

答案: 丹毒病变部位以下肢多见。病变部位的皮肤发红、呈斑块状,境界不清,压之可褪色,局部灼痛明显,患肢近侧淋巴结常增大且有压痛。疾病早期就可有畏寒、发热、头痛、全身不适等症状,严重者可出现脓毒症。丹毒反复发作可阻塞皮内网状淋巴管,引起皮内淋巴淤滞,导致皮肤增厚和肢体淋巴水肿。

六、案例分析

患者,男,65 岁,急性淋巴管炎。两天前劳动时,不慎刺破左𧿹趾后出现全身乏力、寒战、反复的高热,体温最高 39℃,入院时查体:T: 39.3℃,P: 102 次 /min。左小腿肿胀,皮温高,有触痛感,左𧿹指肿胀明显,触之有波动感。血常规:白细胞 11.59×10^9/L,中性粒细胞 75.1%,C 反应蛋白 45.13mg/L。作为责任护士,你认为该患者最有可能出现了什么并发症? 应该给予患者哪些护理措施?

答案: 该患者最有可能并发了脓毒血症。护理措施包括:

(1)首先左𧿹趾脓肿处,应该切开引流,并观察伤口处有无渗液、渗血,保持伤口敷料清洁干燥。

(2)密切观察患者生命体征变化;及时监测血常规变化及血培养结果,监测患者的体温变化,并详细记录。高热时,先给予物理降温,必要时给予药物降温。发现异常及时报告医生处理,并给予相应护理。

(3)指导患者卧床休息,抬高患肢。

(4)全身应用抗生素治疗。可先选用广谱抗生素,再根据细菌培养及药物敏感试验结果及时、合理使用抗生素。

(5)左小腿红肿处给予湿热敷。

（林 韦）

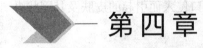

第四章

动静脉疾病

第一节　动　静　脉　瘘

一、填空题

1. 动静脉瘘是_____和_____之间存在的异常通道。

答案： 动脉；静脉

解析： 动静脉瘘是动脉和静脉之间存在异常通道，有先天性和后天性之分。典型的先天性动静脉瘘是多发性小病变，出生时就存在，常在 1~20 岁后出现症状。后天性动静脉瘘主要为外伤性动静脉瘘，是由于枪弹伤、刺伤同时伤及动脉及其伴行的静脉所引起，四肢最多见。

2. 瘘的直径越_____，位置离心脏越_____，越早出现_____。

答案： 粗；近；心力衰竭

解析： 生理情况时肢体动脉血流经末梢循环后再流向静脉，静脉内压力相对较低，血流量较小。而动静脉瘘是直接将动脉与静脉相连，大量血液经瘘孔迅速地流入静脉，静脉压增高，瘘的直径越粗、位置越接近心脏，回心血量增加越多，心脏负荷加重，引起心脏进行性扩大，可更早导致心力衰竭。

3. 动静脉瘘的表现有_____、_____、色素沉着、_____。

答案： 周围静脉曲张；局部皮温略高；溃疡形成

解析： 动静脉瘘促使大量侧支循环形成，静脉侧支循环甚至比动脉侧支循环更多，浅表静脉广泛曲张，患者表现为周围静脉曲张、局部皮温略高、色素沉着、溃疡形成。

4. 指压瘘口测定（Nicoladoni-Branham）即用手指压迫_____，心率显著_____。

答案： 瘘口；减慢

解析： 指压瘘口测定：用手指压迫瘘口阻断分流，瘘闭合后，迫使血液在正常毛细血管网流通，周围阻力因而增加。同时，瘘突然被阻断后，经瘘分流的血量被迫流入周身动脉系统，周围阻力的增加和动脉系统内突然增加额外的血量，使血压上升，相应刺激了主动脉减压神经和颈动脉窦内的神经末梢，使血管舒缩中枢起抑制作用，心率显著减慢。

5. 动静脉瘘若行_____治疗，可避免发生_____和并发症。

答案： 早期手术；严重血流动力学改变

解析： 动静脉瘘若早期手术治疗，可避免发生严重血流动力学改变和并发症。病理生理改变主要是动脉的血流没有经过肾实质而直接进入静脉返回心脏。肾实质的血流灌注相对减少引起远端局部缺血及肾素依赖性高血压。还因静脉回流增加,外周阻力减小,心排血量随之增加引起左心室增生、肥厚,最终导致心衰。

二、判断题

1. 先天性动静脉瘘是由外伤引起。

答案:错误

解析:先天性动静脉瘘是由胚胎的中胚层在发育演变过程中,动静脉之间残留的异常通道而引起。

2. 后天性动静脉瘘的囊壁,是由外伤感染造成局部脓肿进而形成囊壁。

答案:错误

解析:后天性动静脉瘘由各种外伤引起,局部形成血肿,机化后形成动静脉瘘的囊壁。

3. 动静脉瘘口处不可闻及血管杂音也无震颤感。

答案:错误

解析:瘘口处可闻及"机器样"血管杂音,或扪及震颤,在心脏收缩期增强,并沿着主干血管近侧和远端传导。

三、选择题

A1 型题(单选题)

1. 动静脉瘘的临床表现为周围静脉曲张、局部皮温(　　)、色素沉着、溃疡形成

    A. 冰冷　　　　　　　　　　B. 略低　　　　　　　　　　C. 略高

    D. 无温度　　　　　　　　　E. 发烫

答案:C

解析:只有当皮肤血管收缩,血流量减少,皮肤温度才会降低。动静脉瘘患者侧支循环增多,周围血流加大,表现为周围静脉曲张、局部皮温略高。

2. 动静脉瘘明确诊断的常见辅助检查是(　　)

    A. X 线片　　　　　　　　　B. 动脉造影术　　　　　　　C. B 超

    D. 心电图　　　　　　　　　E. CT

答案:B

解析:动脉造影术,可明确瘘口的部位、大小及其附近血管扩大和侧支循环情况。

3. 属于后天性动静脉瘘分型的是(　　)

    A. 动脉瘤型　　　　　　　　B. 夹层型　　　　　　　　　C. 开放型

    D. 混合型　　　　　　　　　E. 囊壁型

答案:A

解析:后天性动静脉瘘分为以下三种类型:交通导管型、动脉瘤型、裂孔型。

4. 创伤性动静脉瘘多由(　　)所致

    A. 静脉炎　　　　　　　　　B. 肺梗死　　　　　　　　　C. 刀或枪弹穿通人体

    D. 静脉曲张　　　　　　　　E. 烫伤

答案:C

解析:创伤性动静脉瘘多由锐器伤贯通所致。

5. 四肢动静脉瘘治疗前后,局部采用的防护措施是(　　)

A. 冷敷

B. 热敷

C. 穿刺

D. 弹力绷带加压包扎或穿医用梯度压力袜

E. 外涂药物

答案： D

解析： 四肢动静脉瘘治疗前后的防护措施是：局部采用压迫疗法，弹力绷带加压包扎或穿医用梯度压力袜。目的是缩小深静脉管径，加快血流速度，促进血液回流，减轻肢体的静脉压力。

A2 型题（单选题）

1. 患者，男，18 岁，因左腋下外伤半年后发现包块就诊。查体：左腋下有一个肿块，直径2.5cm，边界清，表面光滑，囊性感，无压痛，活动度差，随心跳搏动感明显。左上肢轻度肿胀，前臂可见大片色素沉着，应考虑为（　　）

A. 主动脉瘤　　　　　　　B. 皮质腺瘤　　　　　　　C. 动静脉瘘

D. 左上肢静脉曲张　　　　E. 血肿

答案： A

解析： 因左腋下外伤半年后发现包块，并能触及搏动感，左上肢轻度肿胀，前臂可见大片色素沉着，是动静脉瘘附近和远端的浅表静脉扩张、静脉功能不全的表现。

2. 患儿，女，6 岁，一年前发现左手掌鱼际静脉曲张，1 个月前发现左手腕关节处的静脉血管较右手明显凸出，且大拇指及接近腕关节的手掌颜色发红，可扪及搏动，温度较其他部位高，左侧胸骨旁可闻及杂音。血管造影证实为左手腕关节处动静脉瘘，应采取何种治疗措施（　　）

A. 保守治疗　　　　　　　B. 局部热敷　　　　　　　C. 尽早手术治疗

D. 局部冷敷　　　　　　　E. 加强局部功能锻炼

答案： C

解析： 先天性动静脉瘘（CAVF）是由于胚胎的中胚层在发育演变过程中动静脉残留有异常通道引起的。病变可发生于人体任何部位，一般多见于四肢，常累及许多细小动静脉分支，瘘口呈多发性，病变呈弥漫性。常累及邻近的组织和器官，无自愈倾向，冷热敷会加重病变，应尽早行动静脉瘘结扎手术治疗。

3. 患者，女，21 岁，左下肢无明显诱因肿胀 5d，无疼痛及跛行。患者于 2 年前因外伤导致左侧大腿皮肤撕裂伤及血管损伤，当时行清创及输血治疗。现左下肢明显肿胀，大腿局部有肿块隆起，可触及与心脏搏动节律一致的搏动感；局部皮温高，但无明显红肿；可闻及杂音。皮肤色素沉着，无活动障碍。超声检查：左侧髂外静脉明显扩张，搏动性肿物为五彩镶嵌血流，应考虑为（　　）

A. 左下肢血栓　　　　　　B. 静脉血肿　　　　　　　C. 动静脉瘘

D. 蜂窝织炎　　　　　　　E. 脂肪瘤

答案： C

解析： 患者 2 年前有左下肢外伤史，早期无明显症状，发展到中晚期，左下肢有较大的搏动性肿物，可闻及明显杂音，提示存在动静脉瘘。下肢血栓的临床表现为一侧肢体肿胀，可伴有胀痛、浅静脉曲张、皮炎、色素沉着、溃疡。

A3 型题（单选题）

1. 患者，女，45 岁，5 年前骑自行车不小心被撞倒后，左下肢撞伤，出现血肿，血肿消退后未进一步治疗。近年发现左下肢较对侧肥大，腘窝处有震颤和血管杂音，经常出现肢体乏力等症状。B 超提示左侧腘静脉与腘动脉间可见一条直径 3mm,长约 5.5mm 的管道相连通。拟行手术治疗。

（1）该患者可能患有（　）

  A. 心肌梗死　　　　　　　　　　B. 肺梗死

  C. 动静脉瘘　　　　　　　　　　D. 下肢静脉曲张

（2）为了确诊，该患者此时应做的检查是（　）

  A. 心电图　　　　　　　　　　　B. X 胸片

  C. 动脉造影　　　　　　　　　　D. 胃镜

（3）该患者首先采取何种措施（　）

  A. 抬高患肢,穿梯度压力袜　　　B. 大量喝水

  C. 剧烈活动　　　　　　　　　　D. 刺激饮食

（4）此患者行腘动静脉瘘人工血管置换术后责任护士指导其正确卧位（　）

  A. 半卧位　　　　　　　　　　　B. 抬高左下肢

  C. 平卧位　　　　　　　　　　　D. 头高脚低左侧位

（5）此患者应避免进食（　）

  A. 鸡鸭鱼肉　　　　　　　　　　B. 鸡蛋

  C. 苹果　　　　　　　　　　　　D. 芹菜

答案：（1）C　（2）C　（3）A　（4）B　（5）D

解析：

（1）后天性动静脉瘘主要由外伤引起,患者外伤后引起腘窝部位震颤和杂音为后天性动静脉瘘。

（2）动脉造影检查可清楚地将整个下肢动脉的主干及其分支的血管腔显示出来,可以了解血管的病变部位、范围、严重程度,能明确诊断,决定治疗方案。

（3）局部采用弹力绷带加压包扎或穿梯度压力袜是基础防护措施。

（4）责任护士应指导患者抬高左下肢,促进静脉回流,消除肿胀,促进愈合。

（5）芹菜含酸性降压成分,可使血管扩张,对抗烟碱、山梗菜碱引起的升压反应,使血压降低,造成循环血液供应不足,不利于肢体恢复。

2. 患儿,男,10 岁,左手背疼痛伴血管隆起近两年余,手背血管曲张,血管局部隆起明显,触诊可扪及搏动和震颤,与桡动脉搏动一致,抬高患肢曲张血管消失,听诊可闻及血管杂音,左桡动脉搏动正常,左手远端各指血运、感觉及运动均正常,诊断为先天性动静脉瘘。

（1）该患儿饮食可选择（　）

  A. 牛羊肉　　　　　　　　　　　B. 奶酪

  C. 冬瓜　　　　　　　　　　　　D. 巧克力糖

（2）可控制动静脉瘘发展的措施是（　）

  A. 给予镇痛药　　　　　　　　　B. 弹力护套绑压

  C. 按摩手部　　　　　　　　　　D. 热敷

答案：（1）C　（2）B

解析：

（1）首选新鲜蔬菜和适量水果。冬瓜清淡易消化，牛羊肉属大热之品，可促进血液循环，患者出现发热、牙痛、口舌生疮、黄痰等情况时都不宜食用。100g奶酪含热量328kcal；巧克力糖不同于巧克力，它含有大量的糖和脂肪，热量高，不属于健康食品。高脂肪、高热量饮食，可使血脂升高，血液黏稠度升高，诱发动静脉瘘血栓形成。

（2）使用弹力护套绑压，可以缩小静脉管径，促进血液回流，控制肢体动静脉瘘的继续发展。

A4型题（多选题）

1. 慢性动静脉瘘患者的症状有患肢肿胀、麻木、疼痛、乏力，在搏动性肿块局部有嗡嗡声。严重者可有胸闷、心悸、气急等心力衰竭表现。常见的症状有（　　）

    A. 瘘区有杂音和震颤　　　　　　　　B. 局部皮温升高

    C. 静脉功能不全、肢体远端缺血　　　D. 心脏扩大和心力衰竭

    E. 视物不清

答案：ABCD

解析：慢性动静脉瘘患者由于动脉血压力较高，通过瘘向低压的静脉分流，在瘘口部位产生持续震颤，听诊时有机器样杂音，动脉血分流入静脉后引起静脉高压，浅静脉随之扩张。瘘远侧足或手因动脉供血减少、静脉淤血可发生营养缺乏性变化，甚至因缺血而发生趾或指坏死。动静脉瘘近侧的皮肤温度明显升高，而远侧部位的皮温则降低。还因大量动脉血直接通过瘘进入静脉，引起回心血量增加，导致心力衰竭。

2. 慢性动静脉瘘手术治疗方式有（　　）

    A. 动静脉瘘结扎闭合术　　　　　　　B. 动静脉瘘切除，血管重建术

    C. 动脉内栓塞介入术　　　　　　　　D. 自体血管移植术

    E. 瘘旷置动脉人造血管移植术

答案：ABCDE

解析：慢性动静脉瘘手术治疗方式有：

（1）动静脉瘘结扎闭合术：用于非主干血管，具有一定疗效且安全。主干血管（肱动脉、股动脉、腘动脉）不宜采用此术式，进行闭合性手术可导致远端肢体，特别是下肢血供不佳和慢性营养障碍，出现间歇性跛行、缺血性疼痛、麻木、怕冷、水肿、溃疡和肌肉萎缩等症状。

（2）动静脉瘘切除，血管重建术：①经静脉切开瘘口修补；②瘘切除＋动脉和静脉口侧面缝合修补术；③瘘切除＋动脉对端吻合术；④瘘切除＋血管移植术：用于动脉缺损范围较长，可采用自体静脉＋人造血管移植术。

（3）动脉内栓塞介入术将瘘口栓塞。微创治疗，痛苦小，创伤小。

（4）瘘旷置动脉人造血管移植术：用于不易暴露解剖部位的动静脉瘘，或与邻近血管、神经紧密粘连，不能切除的动静脉瘘，可将瘘的动脉近、远端结扎，切断，同时在离开病变动脉的近远端作血管移植术，以保持肢体远端的血供。

四、名词解释

1. 创伤性动静脉瘘

答案：多由锐器伤所致，刀或枪弹穿通人体，同时损伤了邻近的动、静脉，使二者相通，高

压的动脉血直接流入静脉，形成动脉与静脉之间的直接交通。创伤性动静脉瘘，可在损伤后立即出现，也可在动、静脉破口之间的血肿机化、溶解后再发生动静脉瘘。

2. 干状动静脉瘘

答案：在动静脉主干间有一个或多个细小瘘口伴有浅静脉扩张，可出现杂音、震颤、静脉曲张和蜿蜒状动脉瘤为干状动静脉瘘，是一种先天性动静脉瘘。

五、问答题

1. 动静脉瘘与动静脉内瘘的区别有哪些？

答案：具体见下表：

	动静脉瘘	动静脉内瘘
形成	先天即存在或后天因外伤所致	人工动静脉手术吻合
部位	人体任何部位	多见于前臂、上臂，偶见于下肢
作用	动静脉"短路"无效循环	便于穿刺动脉直接供血
优点	无	透析安全、血流充分、感染少
目的	可造成组织缺血坏死	透析患者的生命线
损伤	对人体造成损伤，尽早手术	治疗所需可维持4~5年

2. 动静脉瘘为什么会引起患者出现心功能衰竭？

答案：由于动脉和静脉之间发生长期直接交通，形成"短路"，动脉血不经过毛细血管而直接进入静脉，"抄近路"回流至心脏，心脏的回流血量增加，导致心脏的负担日益加重，最终导致心脏体积代偿性增大、心功能衰竭。

六、案例分析

患者，男，38岁，两天前开摩托车与轿车相撞，左下肢撞伤严重，伤口大而深，损伤局部有血肿，在当地医院包扎后，已无大碍。1个月后，伤口处红肿异常，患侧下肢感觉麻木，乏力，听诊有血管杂音，触诊左下肢损伤部位有明显的持续震颤。

（1）该患者初步诊断是什么？

（2）首选的确诊检查是什么？

（3）确诊后该如何治疗？

（4）手术前后主要的护理措施有哪些？

答案：

（1）该患者的诊断为左下肢外伤性动静脉瘘。

（2）行左下肢动脉B超检查，对损伤血管进行定位、定性，观察血流，明确诊断，制定手术方案。

（3）此疾病需及早介入手术治疗。

（4）术前护理：做好手术前准备，左下肢制动、抬高，观察患者生命体征、患肢皮温等情况。注意有无心慌、气短等心力衰竭症状。饮食上注意要清淡，多食蔬菜、水果、少盐、少糖、低脂饮食，控制主食的摄入量，避免进食肥肉、油炸食品、高脂、高热量、高胆固醇的饮食。术后护理：手术后穿刺点的护理：穿刺点用弹性胶布加压包扎24h并用沙袋压穿刺点6h以上，防止穿刺点皮下出血和血肿。24h 后松弹性胶布并覆盖无菌纱布 2~3d,避免浸湿,绝对卧床休息 24h,穿刺肢体呈外展伸直位,24h 后方可逐渐离床活动。应严密观察穿刺部位敷料包扎情况,加强巡视,注意观察足背动脉搏动有无减弱或消失,皮肤颜色是否苍白及温度是否下降,毛细血管充盈时间是否延长,穿刺侧下肢有无疼痛和感觉障碍,以尽早发现股动脉血栓形成。

（张苏钰）

第二节　动静脉畸形

一、填空题

1. 根据 Humburg 分类法,先天性血管畸形可分为_____、_____、_____、_____四种。

答案:动脉为主型;静脉为主型;动静脉型;混合型

解析:根据 Humburg 分类法,先天性血管畸形可分为:动脉为主型、静脉为主型、动静脉型、混合型四种,它们又各分为中央型和周围型。

2. 典型的动静脉畸形由_____、_____、_____组成。

答案:供血动脉;畸形血管团;引流静脉

解析:典型的动静脉畸形由供血动脉、畸形血管团、引流静脉组成,在病变部分形成动静脉之间的"短路",导致一系列血流动力学紊乱。

3. _____是脑动静脉畸形最严重的并发症。

答案:颅内出血

解析:畸形血管团被栓塞后,脑灌注压上升,致使脑组织发生高灌注,导致颅内出血。颅内出血往往是脑动静脉畸形最首要且最严重的并发症。

二、判断题

1. 高阻力型供血动脉较低阻力型更容易导致畸形血管破裂出血。

答案:正确

解析:供血动脉阻力的大小被认为是动静脉畸形出血与否的关键因素之一。

2. 女性患者更易发生动静脉畸形。

答案:错误

解析:动静脉畸形发生率男性患者与女性患者的比例为 5∶1。

3. 动静脉畸形通常出现在人激素水平变化的时期。

答案:正确

解析:静脉畸形可以出现在从出生到成人的任何时期,毛细血管畸形通常在婴儿出生时就显现出来,淋巴管畸形经常在婴儿出生时或出生后第一年才显现出来,而动静脉畸形通常出现在激素水平变化的时期,如青春期或妊娠时。

4. 动脉畸形属于高流量血管畸形。

答案:正确

解析:高流量血管畸形包括动静脉畸形、动脉畸形、动静脉瘘;低流量血管畸形包括毛细血管畸形、静脉畸形及淋巴畸形,混合性血管畸形有 Sturge-Weber 综合征、Klippel-Trenaunay

综合征、Maffucci 综合征、Parkes-Weber 综合征。

三、选择题

A1 型题（单选题）

1. 先天性肾动静脉畸形的主要症状为（　　）

　　A. 血尿　　　　　　　　　　B. 肾区疼痛　　　　　　　　C. 肌酐升高

　　D. 高血压　　　　　　　　　E. 蛋白尿

答案： A

解析： 先天性肾动静脉畸形的首要临床表现为突发的无痛性全程肉眼血尿。

2. 畸形血管团（　　）的动静脉畸形被称为微小动静脉畸形

　　A. ≤ 0.5cm　　　　　　　　B. ≤ 1cm　　　　　　　　　C. ＜ 1.5cm

　　D. ＜ 2cm　　　　　　　　　E. ＜ 3cm

答案： B

解析： 1987 年 Yasargil 首先提出了 mAVMs（微小动静脉畸形）的概念，他将畸形血管团直径 ≤ 1cm 的动静脉畸形定义为微小动静脉畸形。

3. 肾动静脉畸形行动脉栓塞治疗后最主要的并发症是（　　）

　　A. 肾栓塞综合征　　　　　　B. 肾破裂　　　　　　　　　C. 出血

　　D. 肾盂肾炎　　　　　　　　E. 肾衰竭

答案： A

解析： 肾动静脉畸形行栓塞术可使非靶区发生梗死，从而造成肾栓塞综合征发生。

A2 型题（单选题）

1. 患者，男，43 岁，因"反复上腹痛 3 个月入院"，查体：上腹部压痛，无明显肌紧张，无恶心、呕吐症状，化验报告显示：血常规和肝肾功能未见异常，CA199：7.08U/ml，腹部增强 CT 示：胰头部富血供病变，病变周围血运异常丰富。该患者最有可能出现的是（　　）

　　A. 胰头癌　　　　　　　　　B. 胰腺动静脉畸形　　　　　C. 胰腺炎

　　D. 十二指肠溃疡　　　　　　E. 胰腺假性囊肿，囊内出血

答案： B

解析： 患者 CA199 正常，且 CT 未见低密度占位，暂时排除胰头癌。患者无恶心呕吐症状且血常规正常，排除胰腺炎。患者 CT 示胰头病变，排除十二指肠溃疡。患者有上腹部压痛但无肌紧张，排除囊内出血。

2. 患儿，男，12 岁，患肢异常粗大，左上肢静脉广泛曲张，静脉扩张部可触及明显震颤，听诊闻及连续性吹风样杂音，肢体远端皮肤坏死伴溃疡形成，应考虑为（　　）

　　A. 先天性动静脉瘘　　　　B. 淋巴管畸形　　　　　　　C. 毛细血管畸形

　　D. Sturge-Weber 综合征　　E. Maffucci 综合征

答案： A

解析： 先天性动静脉瘘是动静脉畸形的一种，在发育期可出现明显的临床表现，主要有：①由于动静脉血流量增加，刺激骨骺，致使患肢增长，软组织肥厚，伴有胀痛。因两侧下肢长短不一可出现跛行、骨盆倾斜及脊柱侧凸。②患肢皮温明显升高，多汗，可伴有皮肤红色斑块状血管瘤。③静脉高压导致浅静脉曲张，皮肤出现色素沉着、湿疹，甚至形成静脉性溃疡，或

因远端动脉缺血致组织坏死。

3. 患者,男,39岁,持续大量无痛性肉眼血尿 3d,行肾动静脉造影示肾动静脉畸形伴出血,遂行肾动静脉畸形血管栓塞治疗,现为术后第一天,患者出现患侧腰部酸痛、低热、腹胀、恶心、呕吐症状,无腰肌紧张和皮肤水肿,血肌酐:69μmol/L,该患者最可能发生了(　　)

　　A. 栓塞后综合征　　　　　B. 急性肾功能衰竭　　　　C. 肾盂肾炎

　　D. 肾周围脓肿　　　　　　E. 肾结石

答案: A

解析: 肾动脉栓塞术后最常见的并发症为栓塞后综合征,表现为腰痛、低热、腹胀及恶心、呕吐,该患者出现了典型的栓塞后综合征。患者肌酐正常,排除急性肾功能衰竭的可能。患者无高热,无发冷发抖,排除肾盂肾炎的可能。患者无腰肌紧张和皮肤水肿等腰大肌刺激征的表现,故排除肾周围脓肿。

A3 型题(单选题)

1. 患者,女,46岁,2年前无明显诱因出现右上肢皮肤肿块,肿块逐渐增大并伴有出血和破溃,为进一步治疗,门诊以"右上肢肿块"收入院,入院查体示:右上臂近肘关节处皮肤有一个红色肿块,有轻微搏动感,突起于皮肤,大小约 15mm × 8mm × 5mm,皮温正常,皮下组织无明显粘连,听诊有血管杂音。

(1)该患者最有可能患有(　　)

　　A. 动静脉畸形　　　　　　B. 皮下肿块

　　C. 纤维瘤　　　　　　　　D. 神经鞘瘤

(2)该患者目前应做的检查是(　　)

　　A. 血管彩超　　　　　　　B. CTA

　　C. DSA　　　　　　　　　D. MRI

答案:(1)A　(2)A

解析:

(1)患者肿块处听诊有血管杂音,考虑此肿块是动静脉畸形中的动静脉瘘。

(2)初步判断上肢动静脉畸形可行血管彩超,如需判断畸形血管有无影响肌肉等深部组织,可行 MRI。

2. 患者,女,44岁,夜间打麻将时突发头痛头晕,左侧额颞部剧烈胀痛,无神志不清、无抽搐、无口吐白沫、无恶心呕吐,休息后稍缓解,伴有左眼黑矇,视力下降。来院查 CTA 示:左颞顶动静脉畸形。

(1)脑动静脉畸形的常见临床表现不包括(　　)

　　A. 抽搐　　　　　　　　　B. 出血

　　C. 意识障碍　　　　　　　D. 进行性神经功能障碍

(2)术后患者进入 NICU 进行监护,您认为以下生命体征的观察,最重要的是(　　)

　　A. 血压情况　　　　　　　B. 瞳孔

　　C. 肢体活动　　　　　　　D. 体温情况

答案:(1)C　(2)A

解析:

(1)脑动静脉畸形的常见临床表现有:出血、抽搐、头痛及进行性神经功能障碍。

（2）脑动静脉畸形术后需严密监测及控制血压，可适当维持较低血压4~7d，以避免术后严重脑水肿或脑出血的情况发生。

A4型题（多选题）

肾动静脉畸形导致血尿的特点有（　　）

    A. 自发性血尿   B. 无痛性血尿   C. 全程肉眼血尿

    D. 终末血尿   E. 镜下血尿

答案： ABC

解析： 肾动静脉畸形血尿的特点为突发的无痛性全程肉眼血尿。

四、名词解释

动静脉畸形

答案： 动静脉畸形又称血管瘤，是先天性良性肿瘤或血管畸形，它起源于残余的成血管细胞，活跃的内皮样胚芽向邻近组织侵入，形成内皮样条索，经管化后与遗留下的血管相连而形成血管瘤，瘤内血管自成系统，不与周围血管相连。

五、问答题

动静脉畸形的分期

答案： 国际脉管性疾病研究协会（ISSVA）Schobinger分型将动静脉畸形在临床上分为Ⅳ期。各期临床症状如下：Ⅰ期即静止期，主要表现为皮肤红斑或色素沉着；Ⅱ期即临床扩展期，主要表现为皮温高，有搏动、杂音，质硬；Ⅲ期即组织破坏期，主要表现为疼痛、溃疡、出血、骨损害；Ⅳ期即失代偿期，主要表现为心功能衰竭。

六、案例分析

患者，男，32岁，因双侧腰腹部疼痛伴全程肉眼血尿2d，伴恶心、呕吐，外院对症治疗症状不缓解，并逐渐出现排尿困难转入血管外科。患者入院时即出现血压下降、晕厥、不能自主排尿、下腹部膨隆，表情痛苦。T 36.8℃，P 74次/min，R 16次/min，BP 85/53mmHg。入院后立即给予留置三腔导尿管，导出鲜红色尿液800ml，接生理盐水冲洗液持续膀胱冲洗；患者凝血功能、肾功能、电解质正常。患者留置导尿期间尿管反复被凝血块堵塞，经低压膀胱冲洗勉强通畅，稍后继续堵塞，拔出后患者依旧无法自主排尿。积极完善术前准备，行左肾动脉造影提示：左肾动静脉畸形破裂出血，即行畸形血管栓塞术，现患者手术结束返回病房，你作为责任护士，该实施哪些护理措施？患者出院时该如何进行宣教？

答案：

（1）护理措施

①生命体征的观察：患者回病房后给予心电监护、吸氧，尤其密切注意患者的呼吸情况，观察有无气急、呼吸困难、胸闷、胸痛、咯血等，预防急性肺栓塞的发生。若出现上述症状，及时通知医师并采取相应抢救措施。

②体位及穿刺点护理：栓塞术后绝对卧床24h，术肢制动，观察敷料有无渗血，皮下有无血肿，如出现足背动脉搏动减弱或消失，末梢皮温降低，感觉障碍，敷料有渗液等及时通知医生。

③栓塞手术围手术期护理:术后常有相关并发症发生,以栓塞后综合征最常见。主要症状为局部疼痛、发热及消化道反应,其中最重要的是疼痛,通常持续 3~5d,一方面向患者讲解疼痛的原因,取得理解和配合,避免疼痛引起患者烦躁,使身体过度活动造成血尿加重,同时患者疼痛时遵医嘱给予止痛镇静药。

④饮食护理:在病情允许的情况下,栓塞术后尽早进食高蛋白、高热量、高维生素易消化的食物,多吃香蕉等水果,保持大便通畅,用力排便会加重肾脏的损伤,鼓励患者适当多饮水促进排尿,使每天尿量 2 000ml 以上,达到自然冲洗尿路的目的,预防尿路感染和促使残余凝血块从膀胱排出。

(2)出院宣教:嘱患者多饮水,避免劳累,注意观察尿液防止栓塞后反复出血;自我监测血压,查看股动脉穿刺处愈合情况;定期复查,进行尿常规、肾功能、彩色多普勒、CT 扫描等检查。保持大便通畅,避免腹压升高;栓塞后 3 个月内避免剧烈活动和重体力活动。

(严玉茹)

第三节　动静脉损伤

一、填空题

1. 血管损伤按致伤因素可分为_____、_____。

答案:锐性损伤;钝性损伤

解析:任何外来直接或间接暴力侵袭血管,均可发生开放性或闭合性血管损伤。血管损伤的病因复杂,因而分类也不一致。按作用力情况而言,可分为直接损伤和间接损伤;按致伤因素可分为锐性损伤和钝性损伤;按损伤血管的连续性可分为完全断裂、部分断裂、血管挫伤;按血管损伤的程度可分为轻度、中度、重度损伤。

2. 肢体静脉损伤中以_____损伤最为常见。

答案:股浅静脉

解析:肢体静脉损伤中最常见的是股浅静脉(42%),其次是腘静脉(23%)和股总静脉(14%)。

3. 胸部大血管损伤常见的临床表现有_____、_____、_____、_____。

答案:休克;血胸;呼吸困难;胸痛

解析:胸部大血管损伤常见的临床表现有休克、血胸、呼吸困难、胸痛。

休克为失血性休克,大出血如不及时救治,则迅速进入休克抑制期导致死亡。胸主动脉损伤后大量血液流入胸腔,产生血胸,开放性损伤可出现血气胸表现,患者出现呼吸困难。

二、判断题

1. 血管造影是诊断血管损伤的金标准。

答案:正确

解析:血管造影由于其高度的敏感性和特异性被认为是诊断血管损伤的金标准。它不仅能对血管损伤做出定性和定位的诊断,而且可作为潜在性血管损伤的筛选检查。

2. 对于有血管损伤合并其他多发伤的患者,应先处理危及生命或影响重要器官功能的损伤。

答案:正确

解析： 血管损伤的处理原则为首先止血、复苏并进行危及生命损伤的救治,然后尽快恢复血循环,再处理其他损伤。

三、选择题

A1 型题(单选题)

1. 血管损伤最常见的部位是( )

    A. 头部   B. 颈部   C. 胸部

    D. 腹部   E. 四肢

答案： E

解析： 在血管损伤中,四肢血管损伤多于颈部、胸部和腹部大血管损伤,约占全部血管损伤的 70%,下肢损伤多于上肢,四肢血管损伤若不及时处理,致残率极高,尤其是腘动脉的损伤。

2. 急性血管损伤应尽量在( )h 内进行血管修复重建术

    A. 6   B. 8   C. 12

    D. 24   E. 48

答案： A

解析： 急性血管损伤应尽量在 6h 内进行血管修复重建术,超过 24h 后修复者,截肢率达 80%。

3. 颈部血管损伤因素中,最多见的是( )

    A. 钝性损伤   B. 开放性损伤   C. 医源性损伤

    D. 颈部肿瘤   E. 颈部血管退行性病变

答案： B

解析： 颈部血管损伤主要由开放性损伤、钝性损伤、医源性损伤引起,其中开放性损伤占 90%,主要由枪弹伤和刀刺伤引起,钝性损伤则常由交通事故引起,医源性损伤较少见,可由中心静脉导管穿刺等引起。

4. 腹部大血管损伤患者常见的临床表现不包括( )

    A. 失血性休克   B. 呼吸困难   C. 腹腔积血

    D. 腹膜刺激征   E. 合并其他脏器损伤相应的临床表现

答案： B

解析： 腹部大血管损伤患者常有严重失血性休克、腹腔积血、腹膜刺激征以及合并其他脏器损伤相应的临床表现,而呼吸困难则是胸部大血管损伤常见的临床表现。

5. 血管损伤的首要处理原则是( )

    A. 恢复血循环   B. 抗感染

    C. 止血、复苏并进行危及生命的救治   D. 纠正水、电解质紊乱

    E. 抗休克

答案： C

解析： 血管损伤的处理原则为首先止血、复苏并进行危及生命的救治,然后尽快恢复血循环,再处理其他损伤。

A2 型题(单选题)

1. 患者,男,50 岁,车祸后 12h,双下肢腘动静脉同时受损,表现为疼痛剧烈、肌肉收缩、

关节僵硬、皮肤非凹陷性水肿,应考虑该患者发生了( )

    A. 动静脉瘘   B. 筋膜间隔综合征   C. 感染

    D. 血栓   E. 动脉栓塞

答案:B

解析:四肢血管损伤后出现筋膜间隔综合征的主要原因为创伤与血管重建的间隔大于6~8h,休克时间偏长,软组织广泛损伤,主干动静脉同时受损。治疗时,尽量缩短缺血时间是关键。患肢表现为疼痛、肌肉收缩、关节僵硬、皮肤非凹陷性水肿,应立即行筋膜切开减压术。

    2. 患者,男,34 岁,外伤致左小腿腘静脉损伤住院,3d 后发现左下肢肿胀较对侧明显,皮肤温度明显升高伴疼痛,实验室检查发现 D- 二聚体偏高。作为医务人员,应考虑该患者出现了( )

    A. 左下肢深静脉血栓形成   B. 感染   C. 出血

    D. 动静脉瘘   E. 筋膜间隔综合征

答案:A

解析:下肢深静脉血栓形成的典型临床表现为患肢肿胀、疼痛、皮温升高,常见发病原因为血流淤滞、血管壁损伤、血液高凝状态,且下肢深静脉血栓形成的患者,其 D- 二聚体往往会升高,因此选 A。

A3 型题(单选题)

1. 患者,男,53 岁,动脉造影术后 24h 出现右侧腹股沟区大片瘀青,可触及搏动性肿块,血红蛋白持续下降。测血压为 82/50mmHg,心率 110 次 /min。

(1)该患者首选的辅助检查是( )

    A. B 超检查   B. 钡餐检查

    C. 血管造影   D. CT

(2)该患者的首要处理原则是( )

    A. 立即手术探查   B. 外敷消肿

    C. 出现休克时手术探查   D. 局部加压包扎

答案:(1)A (2)D

解析:

(1)CT 因费用和检查场所等特殊要求不作为首选的辅助检查措施,可排除;钡餐检查对出血诊断无指导意义,可排除;血管造影具有高度的敏感性和特异性,被认为是诊断血管损伤的金标准,但作为一项有创性检查,不建议作为首选检查;而 B 超简单易行,操作方便,故选 A。

(2)穿刺处伤口出血者的处理流程为:先局部加压包扎,给予补液扩容,严密观察出血情况及生命体征变化,若无改善,再进一步行手术探查,故选 D。

    2. 患者,男,18 岁,在马路上行走时不慎被一块高空坠落的玻璃刺伤,出现面色苍白、四肢湿冷,于当地医院诊断为"左颈部动静脉损伤"住院。入院后查体示:心率 112 次 /min,血压80/50mmHg,氧饱和度 92%。左颈部可见搏动性出血。

(1)该患者的动静脉损伤属于( )

    A. 医源性损伤   B. 挤压伤

    C. 挫伤   D. 切割伤

（2）对于患者目前情况紧急救助中抗休克首选的措施是（　）
  A. 立即输血
  B. 伤口填油纱布加压包扎
  C. 立即用手指压迫颈总动脉近段或损伤部位
  D. 血管收缩药物的应用

（3）患者入院后应首先给予的处理方法是（　）
  A. 立即行手术探查   B. 给予输血补液
  C. 先行颈部彩超明确诊断   D. 行 CT 检查

答案：（1）D　（2）C　（3）A

解析：

（1）该患者并非医院内发生的损伤，医源性损伤可直接排除；挤压伤和挫伤属于钝性损伤，可排除；玻璃割伤属于锐性损伤中的切割伤，故选 D。

（2）颈部血管损伤的急救措施中，止血应该作为首要步骤。对于急性大出血，应立即用手指压迫颈总动脉近端或损伤部位控制出血。

（3）对于有颈部损伤病史，有明确相关体征的患者，应立即行手术探查，无需行诊断性辅助检查。这些体征包括：①损伤部位搏动性出血；②进行性扩大性血肿致气管压迫及移位；③颈动脉搏动消失伴神经系统症状；④休克。故选 A。

A4 型题（多选题）

1. 血管创伤的主要体征有（　）
  A. 可观察到搏动性出血   B. 触及震颤
  C. 可见扩大的血肿   D. 连续性杂音
  E. "6P"征：疼痛、苍白、无脉、感觉异常、运动障碍、温度改变

答案：ABCDE

解析：血管创伤的主要体征包括：①可观察到搏动性出血；②触及震颤；③可见扩大的血肿；④连续性杂音；⑤"6P"征（疼痛、苍白、无脉、感觉异常、运动障碍、温度改变）。

2. 血管创伤的危险因素有（　）
  A. 消瘦导致腹股沟穿刺点难以确定适当的止血压力
  B. 高龄
  C. 严重的动脉粥样硬化
  D. 同时进行抗凝治疗
  E. 既往血管手术史

答案：BCDE

解析：肥胖会导致腹股沟穿刺点难以确定适当的止血压力，而不是消瘦；故不选 A；其余四项均是导致血管创伤的危险因素。

四、名词解释

动静脉损伤

答案：动静脉损伤是一种创伤性机械因素引起的人体组织或器官破坏，以血管断裂或不全断裂为主，除战伤外主要见于交通事故。常见于四肢血管，四肢血管损伤中以腘动静脉损

伤最多见,特别是由于膝关节脱位、股骨下端骨折或胫骨平台骨折而造成的腘动静脉损伤更为严重,多需行静脉移植修复,动脉重建。

五、问答题

动静脉损伤的临床表现有哪些?

答案: 出血、休克、伤口血肿或远端肢体缺血为血管损伤的早期临床表现。病情进展迅速且危重。病变后期主要为外伤性动脉瘤和动静脉瘘。若合并其他脏器或组织损伤还将出现相应的症状。

(1)出血:锐性损伤可表现为自伤口处流出新鲜血液,如果从伤口处呈喷射性或搏动性流出鲜红色血液常提示动脉损伤,若从伤口处流出暗红色血液则提示静脉损伤。

(2)休克:由于出血、创伤及疼痛,一般患者均可发生不同程度的创伤性或失血性休克。

(3)血肿:血管损伤后出血的途径除流向体表或体腔外,还可以流向组织间隙形成血肿。

(4)组织缺血表现:肢体动脉断裂或内膜损伤所致的血栓可使肢体远端发生明显的缺血现象,即所谓的"6P"表现:①远端肢体缺血疼痛;②皮肤血流减少发生苍白;③动脉搏动减弱或消失;④肢体感觉神经功能障碍而出现感觉异常;⑤肢体运动神经失去功能出现肌肉麻痹;⑥皮温降低。

(5)震颤和杂音:当受伤部位出现交通性血肿以及动脉损伤部位有狭窄者,听诊可闻及收缩期杂音,触诊时感到震颤。在外伤性动静脉瘘时可闻及连续性杂音。

(6)合并脏器或神经组织损伤的症状:血管损伤的同时常合并其他脏器(如肺、肝、脑、肾等)或神经组织损伤,出现的症状是多种多样的。

六、案例分析

患者,女,50岁,车祸致腘动脉损伤,就诊于当地医院,入院查体示:体温37℃,心率110次/min,血压86/50mmHg,氧饱和度92%,右下肢远端动脉搏动消失,皮肤温度降低明显。患者出现面色苍白、四肢厥冷。辅助检查:CT显示右下肢腘动脉及其主要分支血流中断。

(1)作为责任护士,你认为该患者出现了什么情况?该患者为何出现血压下降、面色苍白等症状?

(2)应怎样妥善护理该患者?

答案:

(1)该患者右下肢腘动脉损伤导致大量出血,出现血压下降、脉搏加快、面色苍白、四肢厥冷等失血性休克的表现,应积极进行抗休克处理,并做好急救护理。

(2)护理措施

①将患者安置在重症监护病房进行监护,注意保暖,予以休克体位(头抬高20°~30°,下肢抬高15°~30°)。

②局部伤口压迫止血,弹力绷带加压包扎24h,注意观察伤口周围是否出现红肿、渗液、不适等,注意无菌操作。

③迅速建立2条静脉通路,先快速输入晶体液,以增加回心血量及心输出量;后输入胶体液,以提高血浆胶体渗透压,减少晶体液外渗。

④持续心电监护,每15~30min测量体温、脉搏、呼吸、血压1次,观察患者的意识、瞳孔,以及肢端皮肤颜色、温度变化。

⑤留置尿管,动态监测尿量变化,准确记录 24h 出入量。若尿量＞ 30ml/h,提示休克好转。

⑥改善组织灌注,遵医嘱使用血管活性药物,根据血压调整药物输注速度与药物剂量。

⑦保持呼吸道通畅,给予氧气吸入 6~8L/min,监测动脉血气,病情允许时可指导患者进行深呼吸及有效咳嗽训练,呼吸严重困难者进行气管切开或气管插管,配合使用呼吸机辅助呼吸。昏迷患者头偏向一侧,舌根后坠者用口咽通气道,及时清除口鼻腔分泌物,防止窒息。

⑧防止感染,遵医嘱使用有效抗生素,协助患者翻身、拍背、排痰。

（喻　英）

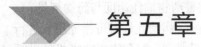

第五章

腹膜后肿瘤

一、填空题

1. 腹膜后肿瘤主要来自_____、_____、_____、_____、血管、神经、淋巴组织及胚胎残留组织。

答案:腹膜后间隙的脂肪;疏松结缔组织;筋膜;肌肉

解析:腹膜后肿瘤指起源于腹膜后间隙的脂肪、疏松结缔组织、筋膜、肌肉、血管、神经、淋巴组织及胚胎残留组织的肿瘤,约80%是恶性的,缺乏典型临床表现。

2. 腹膜后肿瘤的肿瘤类型:以_____最为常见,其次为_____,其他为多形性未分化肉瘤、副神经节瘤和恶性间皮瘤等。

答案:脂肪肉瘤;平滑肌肉瘤

解析:腹膜后肿瘤的肿瘤类型:发生于腹膜后的软组织肿瘤以脂肪肉瘤最为常见,其次为平滑肌肉瘤,其他一些较为常见的肿瘤包括多形性未分化肉瘤(旧称恶性纤维组织细胞瘤)、副神经节瘤(嗜铬细胞瘤)和恶性间皮瘤等。

3. 腹膜后肿瘤临床表现:早期无明显症状和体征,当出现腹部胀满或者摸到腹部包块时,肿物往往已经巨大。如肿瘤压迫肠管可导致_____。

答案:消化道梗阻

解析:由于腹膜后肿瘤本身缺少特异的临床表现,因此很少能够早期发现。到了后期,患者表现出的临床症状也不典型,如压迫肠管导致的消化道梗阻,可引起患者腹胀、恶心及呕吐,患者无法进食导致的消瘦或恶病质等情况,与其他恶性肿瘤的晚期表现并无本质区别。

4. 腹膜后肿瘤患者肿瘤定位检查有_____、_____、_____。

答案:多普勒超声;CT;MRI

解析:

(1)多普勒超声:扫描范围广,多用于筛查。

(2)CT:对肾上腺内嗜铬细胞瘤检出率100%。

(3)MRI:无放射线,有助于鉴别嗜铬细胞瘤和肾上腺外肿瘤。

二、判断题

1. 腹膜后肿瘤来自不同组织,种类繁多,同一类肿瘤不同患者的临床表现相同。

答案:错误

解析:腹膜后肿瘤来自不同组织,种类繁多,同一类肿瘤不同患者在临床表现多种多样。

2. 腹膜后肿瘤患者,初期绝大多数会有压迫症状,常伴有腹痛。

答案:错误

解析:腹膜后肿瘤的位置较深,绝大多数腹膜后肿瘤早期无症状。随着肿瘤逐渐长大会产生压迫症状,最常见的症状是腹痛,其他还有相应脏器受压迫和受到刺激所产生的症状。

3. 腹膜后肿瘤患者获得潜在治愈机会的最佳手段是外科手术切除肿瘤,其次还包括放射治疗、介入治疗、全身治疗、多学科会诊。

答案:正确

解析:

(1)腹膜后肿瘤的外科治疗方式主要是手术切除,它是患者获得治愈机会的最佳手段,尽可能行规范的根治切除(R$_0$切除)。更多的学者主张对腹膜后恶性肿瘤行间室切除(Compartment Resection),以达到更好的根治效果。

(2)放射治疗:术前、术中乃至术后放疗,虽然看到了一些希望,但远未达成共识。

(3)介入治疗:介入治疗不仅能在手术前帮助了解肿瘤的血液供应,还可行选择性供血动脉栓塞治疗,减少术中出血风险。

(4)全身治疗:除淋巴瘤等少数腹膜后肿瘤对化疗敏感外,多数腹膜后肿瘤对化疗药物不敏感。

(5)多学科会诊。

三、选择题

A1 型题(单选题)

1. 当腹膜后肿瘤逐渐长大,直肠受压时,可出现的症状有( )

    A. 恶心、呕吐及饱胀感   B. 大便次数增多及肛门部坠胀感

    C. 尿频、尿急、排尿困难或血尿   D. 下肢水肿

    E. 压痛、反跳痛、肌紧张

答案:B

解析:腹膜后肿瘤位置较深,绝大多数腹膜后肿瘤起初时无症状。当肿瘤逐渐长大,产生压迫症状,最常见的症状是腹痛,其他为相应脏器受压迫和刺激所产生的症状。当胃肠道受压时,可有恶心、呕吐及饱胀感;直肠受压时可有大便次数增多及肛门部胀感,甚至大便变形及排便困难;泌尿系统受压常见症状为:尿频、尿急、排尿困难或血尿;输尿管受压可致肾盂积水;下腔静脉受压则下肢水肿。

2. ( )副神经节瘤(嗜铬细胞瘤)源于肾上腺之外的嗜铬组织

    A. 50%~60%   B. 40%~45%   C. 35%~40%

    D. 10%~14%   E. 60%~70%

答案:D

解析:10%~14% 嗜铬细胞瘤起源于肾上腺之外的嗜铬组织,常见部位是腹主动脉旁区、纵隔脊柱旁区和膀胱壁。

3. 腹膜后肿瘤放射治疗中调强放射治疗(IMRT)及立体定向放疗( )的应用,使腹膜后肿瘤有了更精确的治疗靶区,降低了组织损伤

    A. SBRT   B. TACE   C. DSA

    D. PTCD   E. ERCP

答案：A

解析：随着放疗设备和技术的不断进展，特别是调强放射治疗（intensity modulated radiation therapy，IMRT）及立体定向放疗（stereotactic body radiotherapy，SBRT）的应用，使位于身体深处、周围有很多重要器官的腹膜后肿瘤有了更精确的治疗靶区，从而提高了疗效，降低了组织损伤。

A2 型题（单选题）

1. 患者，男，40 岁，诊断为副神经节瘤（嗜铬细胞瘤）。既往无心脏病病史，今晨早饭后如厕小便后，突发头痛、心悸、发汗伴面色苍白，该患者最有可能发生了（　　）

　　A. 低血糖　　　　　　　　B. 阵发性高血压　　　　　　C. 心梗

　　D. 直立性低血压　　　　　E. 低血钾

答案：B

解析：患者是早饭后如厕，发生低血糖的概率不大，可排除；患者进早餐时为坐位，后如厕小便为站位，排除直立性低血压可能性；患者 40 岁，尚属中年，既往无心脏病病史，发生心梗可能性也较低；高血压为嗜铬细胞瘤的主要特征性表现，可呈间歇性或持续性发作。典型的阵发性发作常表现为血压突然升高，可达 200~300/130~180mmHg，在阵发性高血压发作的患者中，约 3/4 患者伴有搏动性头痛、心悸、多汗的三联症状。主要原因为大量儿茶酚胺突然释放入血导致该患者突发过度高血压，所以会出现突发头痛、心悸、发汗伴面色苍白。

2. 患者，女，诊断为腹膜后肿瘤，术中发现肿瘤侵犯小肠，手术方式为全麻下行腹膜后肿瘤切除、部分小肠切除加肠 - 肠吻合术，术后第 3d 肛门排气，改禁食为流质，腹腔引流管引流出淡黄色腹腔积液 200ml，稍有异味；术后第 4d 改为半流质饮食，当日腹腔引流管引流出黄褐色混浊并混有菜叶渣样的腹腔积液 200ml，带有恶臭味，查腹腔积液淀粉酶为：36U/L，该患者可能发生了（　　）

　　A. 胰瘘　　　　　　　　　B. 胆瘘　　　　　　　　　　C. 肠瘘

　　D. 出血　　　　　　　　　E. 感染

答案：C

解析：胰瘘：术后 ≥ 3d，任意量的引流液中淀粉酶浓度高于正常血清淀粉酶浓度上限 3 倍以上，同时必须有相应临床表现。胆瘘：切口处或引流管内有黄绿色胆汁样引流物，或有腹膜刺激征。肠瘘：引流管内有未消化的食物或含粪便样内容物流出，有粪臭味。术后第 3d 患者开始进食流质，第 4d 改进食半流质，因肠内压力增加及食物对吻合口的摩擦，导致肠 - 肠吻合口瘘，食物从未完全长好的肠 - 肠吻合口流入腹腔，漏出液经腹腔负压引流管引流至体外。因食物中混有消化酶且已发酵，出现了异味和恶臭味。所以本题正确答案是该患者发生了肠瘘。

A3 型题（单选题）

1. 患者，女，诊断为腹膜后肿瘤，入院基础血压为 120/60mmHg，心率 70 次 /min，经术前准备，入院第 3d 在全麻下行腹膜后肿瘤切除、部分小肠切除加肠 - 肠吻合术，术中出血 500ml，输全血 1 000ml。术后安全返回病房，带回胃管一根接胃肠减压、左右腹腔引流管各一根接负压引流袋，引流管均在位、通畅。患者术后第 1d 生命体征平稳，术后第 2d，9：00 血压 128/60mmHg，10：00 血压 140/90mmHg，11：00 血压突然下降至 80/50mmHg，心率上升至 130 次 /min，腹腔负压引流管 1h 内引出鲜红色温热腹腔积液 250ml，患者主诉腹痛、腹胀，有便意、口渴、心慌,急查血常规,血红蛋白由前一日的 100g/L 下降至 60g/L。

(1)该患者最有可能出现( )

    A. 心衰　　　　　　　　　　　　B. 直立性低血压

    C. 活动性出血　　　　　　　　　D. 发热

(2)护士应首先( )

    A. 立即报告医生并呼叫同伴援助,送抢救车及仪器

    B. 升高血压、降低心率

    C. 密切关注生命体征

    D. 建立两条有效的静脉通道,止血治疗

(3)该患者经抢救止血治疗,病情暂时稳定后,为明确出血的部位及为患者提供是否需要手术止血的依据,患者可在医生、护士的陪同下做( )检查

    A. 胸片　　　　　　　　　　　　B. CT

    C. 彩超　　　　　　　　　　　　D. 心电图

(4)作为责任护士,下列操作不正确的是( )

    A. 吸氧　　　　　　　　　　　　B. 心电监护

    C. 根据病情加快补液　　　　　　D. 患者口渴即给患者喝温开水

答案:(1)C (2)A (3)B (4)D

解析:

(1)引流管内或切口有大量鲜红血液且 > 100ml/h 时,即可诊断为活动性出血。早期患者血压或升高,但随着血管破裂,血压会突然下降,若出血发生在消化道外,则表现为腹痛、腹胀;若消化道内出血则患者会有便意,甚至出现呕血、便血。

(2)当出血发生后,应立即报告医生,护士应在医生未到时建立好两路有效的静脉通道扩容,遵医嘱备血、输血、升高血压,腹部压迫止血,做好急诊手术止血准备或做好 DSA 检查准备,并安慰患者,密切关注其生命体征变化。

(3)当患者病情稳定后,可以行 CT 进一步确诊出血的部位。

(4)患者有突发活动性出血,护士应立即报告医生并呼叫同伴援助,送抢救车及仪器,建立两条有效的静脉通道,止血治疗,升高血压、降低心率,密切关注生命体征。患者大量出血,血容量欠佳,在静脉通道建立后,遵医嘱进行输血、止血、扩容治疗后,口渴症状会得到改善;盲目给予患者饮用温开水,反而会加重出血。再者,患者随时可能行急诊手术,也不可饮水。

2. 患者,女,68 岁,明日行腹膜后肿瘤切除术,嘱患者晚饭进食稀粥,晚间 20:00 之后禁食,22:00 之后禁水,术前肠道准备:遵医嘱给予 50% 硫酸镁溶液 100ml+5%GNS 1 500ml 16:00 口服。患者晚饭后喝下该溶液,排大便 5 次后,再次在家属陪同下如厕,在起身时出现头晕眼花、无力,家属及时扶住,未出现跌倒。

(1)该患者最可能发生了( )

    A. 药物过敏　　　　　　　　　　B. 低血压或低血糖

    C. 高血压　　　　　　　　　　　D. 高血压或高血糖

(2)护士目前首要处理的是( )

    A. 评估患者意识、大动脉搏动　　B. 心肺复苏

    C. 测血压、测血糖　　　　　　　D. 安慰家属

答案:(1)B (2)A

解析：

（1）口服硫酸镁导致的过敏反应大多会出现恶寒、发热、头痛、头晕、呼吸困难与四肢乏力；该患者只出现了头晕、无力，应考虑是患者如厕采用蹲位或坐位时，被动体位时间过长，血液聚集在下肢，突然站立，引起直立性低血压，导致患者头晕眼花。因第 2d 手术，患者晚饭进食稀粥，摄入比较少，晚间 20:00 之后禁食，又因口服泻药，排大便 5 次，易引起低血糖反应；加之大量排泄，体液丢失过多，也是导致患者头晕、无力甚至易跌倒的原因。

（2）当患者出现突发情况时，护士应立即评估患者的意识和大动脉搏动，若大动脉搏动消失，则进行心肺复苏术，同时测血压、测血糖，给予相应的扩容、纠正水、电解质紊乱的处理；若发生跌倒，则应查看患者有无身体损伤，完成必要的影像检查。同时要安慰患者及家属并完善护理记录。

A4 型题（多选题）

1. 决定腹膜后肿瘤预后的定性诊断需依靠（　　）并据此制定下一步治疗策略
  A. 临床症状和体征   B. 增强 CT 或 MRI   C. 穿刺后病理诊断
  D. 手术后病理诊断   E. 临床表现

答案：CD

解析：腹膜后肿瘤仅依靠临床症状和体征很难明确诊断，由于瘤体较大，根据增强 CT 或 MRI 做出定位诊断并不难。很难通过术前临床检查和影像学表现做出决定预后的定性诊断。作为金标准的病理诊断往往在手术后或者穿刺后才能获得，并据此制定下一步治疗策略。

2. 腹膜后肿瘤患者，术中发现肿瘤侵犯静脉血管，医生术中切除肿瘤并行静脉修补术，患者术后依从性差，术后第 4d 才开始下床活动，术后第 6d 患者发生左下肢水肿，左下肢温度升高，颜色呈青紫色，血浆 D- 二聚体 16μg/ml，以下护理措施正确的是（　　）。
  A. 抬高患肢   B. 热敷肿胀肢体   C. 禁止按摩肿胀肢体
  D. 遵医嘱使用抗凝药物 E. 冰敷肿胀肢体

答案：ACD

解析：腹膜后肿瘤患者手术创伤大，该患者术中曾行静脉修补术，有静脉损伤，患者术后第 4d 才下床活动，导致血液流动缓慢，术后第 6d 左下肢水肿，左下肢温度升高，颜色呈青紫色，血浆 D- 二聚体 16μg/ml，考虑患者出现了下肢深静脉血栓形成，应行血管彩超检查，进一步明确血栓的基本情况。护士应遵医嘱抗凝、祛聚治疗，如静脉滴注低分子右旋糖酐，皮下注射低分子肝素钠；注意监测 PT、APTT、血小板、血浆 D- 二聚体变化，以调整用药剂量，当血栓相关检验指标趋于正常时，逐渐减少用量；护士应做好患者下肢保护，防止压疮和破损，定时进行腿围监测并记录，做好患者及家属心理护理，避免患者过度紧张，同时应使患肢制动并抬高患肢，促进血液回流；禁拍背、禁热敷、禁按摩，防止栓子脱落。

四、名词解释

双 J 管（单 J 管）

答案：双 J 管又称双猪尾管，因两端卷曲，每端形似猪尾而得名，放置在输尿管中，其具有内引流和内支架的双重作用，可以替代肾造瘘，减少术后感染及漏尿的发生，解除上尿路梗阻以保护肾脏，主要应用于肾盂、输尿管和膀胱手术后，也常用在腹膜后肿瘤手术患者，一般在术前放置双 J 管,也可放单 J 管。主要是防止术中探查肿瘤周围时误伤尿道以及防止术后输尿管狭窄。

五、问答题

1. 腹膜后肿瘤患者,因肿瘤侵犯胰腺尾部,术中探查发现肿瘤同时侵犯血管,行肿瘤切除 + 胰体尾切除术 + 人造血管置换术,术后应怎样护理?

答案:

(1)按全麻术后常规护理。护士应该了解手术切除范围。①严密监测生命体征;②做好引流管护理,记录引流液的颜色、性质、量;③观察腹腔积液中淀粉酶的变化,必要时遵医嘱使用生长抑素。

(2)因患者术中切除了被肿瘤侵犯的血管,并使用人造血管替代,故术后应避免剧烈活动、猛烈翻身和叩背等动作,严格执行交接班制度;因使用了人造血管,术后部分患者会皮下注射抗凝剂,护士应经常更换注射部位,避免同一位置反复注射;同时关注血液化验指标中的血红蛋白、出凝血时间、血小板、血浆 D- 二聚体变化,防止发生出血。

(3)观察患者精神心理状况,做好患者的心理护理,做好安全告知,防止不良事件发生;做好患者生活护理,防止出现压疮;做好功能锻炼,防止深静脉血栓形成;做好切口管理,及时通知医生换药,防止切口感染。

2. 腹膜后肿瘤患者,术前提示肿瘤压迫左输尿管,术前准备时使用膀胱镜在左输尿管内放置单 J 管,第 2d 在全麻下行腹膜后肿瘤切除 + 部分左肾切除术,术后单 J 管应该怎样护理?

答案:

(1)术后护士应知晓患者身体内有单 J 管,并严密交班,告知每班护士严禁进行膀胱功能训练(尿管夹管训练)。

(2)告知患者及家属,带管期间不能做剧烈活动,避免上举及下蹲动作,不提重物,以免单 J 管移位。指导患者增加饮水量,以增加尿量,形成体内冲洗,防止尿路感染。

(3)留置单 J 管可引起患侧腰部不适,术后早期多有腰痛,主要是插管引起的输尿管黏膜充血、水肿以及放置单 J 管后输尿管反流所致。患者应卧床休息,健侧卧位或半卧位,有利于尿液引流,同时观察尿液颜色、性质和量。

(4)患者出现膀胱刺激症状,可适当使用解痉药物,对于轻度尿路刺激症状,嘱患者不要紧张,可通过自行调整体位,观察症状是否减轻或消失,必要时可通过膀胱镜调整单 J 管的位置。

(5)术前放置单 J 管的患者,术后 1 个月左右在膀胱镜下取出单 J 管,也可根据患者实际情况适当调整取出时间。

(6)拔除尿管时动作轻柔,勿带出单 J 管,拔除尿管后严密观察患者有无漏尿现象。

六、案例分析

患者,男,70 岁,诊断:腹膜后巨大占位,入院完善各项检查后,经充分术前准备,患者在全麻下行腹膜后肿瘤切除 + 胰体尾切除术,术后第 5d,血清降钙素原(PCT):2.23ng/ml(正常值为 0~0.5ng/ml),白细胞计数:12.59×10^9/L,中性粒细胞比例为 94.1%(正常值为 50%~70%)。患者突发寒战、发冷、发抖、四肢湿冷、面色苍白,予以心电监护,测血压 86/50mmHg,心率

110 次 /min，血氧饱和度 90%，作为责任护士，你判断该患者出现了什么并发症？此时应如何处理？

答案：该患者出现了感染性休克。处理原则包括：

（1）立即报告医生，遵医嘱抽血培养，查血常规、血清降钙素原（PCT）、C 反应蛋白（CRP）等炎性指标，观察变化。

（2）遵医嘱使用抗生素及胶体扩容药物。

（3）吸氧、心电监护，严密监测各项生命体征变化。

（4）寒战期间可使用毛巾垫，防止患者舌咬伤，注意给予患者保暖，监测体温变化，高热患者 4h 测量体温 1 次，在测体温的同时注意观察患者面色、脉搏、呼吸及出汗、尿量等情况，若有异常应及时报告医生。

（5）发热期间遵医嘱降低体温，物理降温无效时，应采用药物降温，30min 后及时复测体温，并做好记录和交班。

（6）维持水、电解质平衡。高热时呼吸加快，皮肤水分蒸发增加，使水分大量流失。若患者能饮水，鼓励其多饮水，水分摄入应保持在每天 2 500~3 000ml；若是禁食患者，可遵医嘱静脉输液补充电解质。

（7）做好引流管护理，护士应妥善固定导管，防止导管受压、打折、脱落，保持引流通畅。若引流液的量突然增多，应警惕病情发生变化，譬如出血时，腹腔引流液会突然增多，颜色偏红；若患者出现胰瘘时，腹腔积液会增多，颜色为米泔水样；若引流液量突然减少，应考虑导管是否堵塞或移位。护士应观察引流液的颜色、性质和量；定期更换引流袋，严格无菌操作。注意负压引流的压力不可过大，防止压力过大引起出血或吻合口瘘。做好患者安全告知，防止发生非计划拔管。

（8）执行各项操作时，严格遵守无菌原则。

（9）增进患者舒适度，及时更换床单被套、衣物，保持清洁干燥，并做好患者及家属心理护理。

（柴会荣）

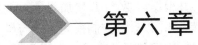

第六章

血管相关疾病

第一节　高　血　压　病

一、填空题

1. 目前，我国诊断高血压的标准为收缩压≥_____和/或舒张压≥_____。

答案: 140mmHg; 90mmHg

解析:《2018年中国高血压防治指南修订版（征求意见稿）》指出，高血压定义为在未使用降压药物的情况下，诊室收缩压≥140mmHg和/或舒张压≥90mmHg。

2. 高血压患者按心血管风险水平分为_____、_____、_____、_____4个层级。

答案: 低危; 中危; 高危; 很高危

解析: 高血压患者根据血压分级、结合危险因素、靶器官损害以及并存的临床情况等影响预后的因素确定风险水平，可分为低危、中危、高危、很高危4个层级。

3. 妊娠时出现高血压，血压以_____或_____时测量的血压为准，舒张压以Korotkoff（柯氏音）第Ⅴ时相为准。

答案: 坐位; 左侧斜躺位

解析: 妊娠时血压以坐位或左侧斜躺位时进行测量以及舒张压以Korotkoff（柯氏音）第Ⅴ时相为准，柯氏音分5个时相，在大多数情况下最终消失音（柯氏音第Ⅴ时相）时水银柱所指示的数值为舒张压。

4. 目前常用的降压药物有五大类，即_____、_____、_____、_____、_____。

答案: 钙通道阻滞剂（CCB）; 利尿剂; β受体阻滞剂; 血管紧张素转换酶抑制剂（ACEI）; 血管紧张素Ⅱ受体阻滞剂（ARB）

解析: 目前常用的降压药物有五大类，即钙通道阻滞剂（CCB）、利尿剂、β受体阻滞剂、血管紧张素转换酶抑制剂（ACEI）、血管紧张素Ⅱ受体阻滞剂（ARB）。

5. 原发性高血压合并糖尿病肾病的患者，选择最佳类别降压药为_____或_____。

答案: 血管紧张素转换酶抑制剂（ACEI）; 血管紧张素Ⅱ受体阻滞剂（ARB）

解析: 血管紧张素转换酶抑制剂（ACEI）或血管紧张素Ⅱ受体阻滞剂（ARB）可以降低尿白蛋白，延缓糖尿病肾病的进展，而且具有一定程度的改善糖代谢的作用。

6. 降压药应用的基本原则:_____、_____、_____、_____。

答案: 小剂量开始; 长效; 联合用药; 个体化长期服药

解析：降压药应用的原则包括：

（1）小剂量初始治疗时通常应采用较小的有效治疗剂量，并根据需要，逐步增加剂量。

（2）尽量应用长效制剂，尽可能一天一次给药，药效持续24h，以有效控制夜间血压与晨峰血压，更有效地预防心脑血管并发症。若使用中、短效制剂，则需每天2次或3次用药，以平稳控制血压。

（3）可联合用药以增加降压效果，同时又不增加不良反应。在低剂量单药治疗疗效不满意时，可采用两种或多种降压药物联合治疗。事实上，2级以上高血压为达到目标血压常需联合治疗。

（4）个体化即根据患者的具体情况、耐受性、个人意愿、长期承受能力，选择适合患者的降压药物。

7. 测量血压时袖带太宽血压值_____，袖带太窄血压值_____。

答案：偏低；偏高

解析：测血压时袖带太宽，导致血管壁受力面积大，压力小，所以测得血压低，反之，袖带太窄，受力比较集中，对血管壁造成的侧压力大，所以测得血压高。

二、判断题

1. 原发性高血压是由单侧肾脏病变、肾脏肿瘤、肾动脉狭窄、主动脉狭窄等疾病引起的高血压。

答案：错误

解析：高血压分为原发性和继发性高血压。原发性高血压是一种以血压升高为主要临床表现而病因尚未明确的独立疾病，占所有高血压的90%~95%。继发性高血压又称为症状性高血压，在这类疾病中病因明确，高血压仅是某一种疾病的临床表现之一，血压可暂时性或持久性升高，如单侧肾脏病变、肾脏肿瘤、肾动脉狭窄、主动脉狭窄等疾病引起的高血压，可通过治疗基础疾病来达到控制血压的目的。

2. 目前可采取24h动态血压诊断高血压，其诊断标准包括：白天血压≥135/85mmHg、夜间血压≥120/70mmHg、24h平均血压≥130/80mmHg。

答案：正确

解析：欧洲心脏病协会（ESC）以及中国的高血压指南显示根据24h动态血压诊断高血压，其标准包括：白天血压≥135/85mmHg、夜间血压≥120/70mmHg、24h平均血压≥130/80mmHg。家庭血压≥138/85mmHg也可以诊断高血压。

3. 口服血管紧张素转换酶抑制剂可能会出现干咳的副作用。

答案：正确

解析：血管紧张素转换酶抑制剂的代表药有卡托普利、依那普利、福辛普利等，该类药作用机制是抑制血管紧张素Ⅰ转化为血管紧张素Ⅱ，同时，又能抑制缓激肽的降解，缓激肽在肺内浓度过高可引起干咳。此外，该类药副作用还有头晕、乏力、肾功能损伤以及血管神经性水肿等。

4. 患者以"左锁骨下动脉狭窄"入院，测血压：左上肢110/68mmHg，右上肢140/80mmHg，以后测血压以左上肢血压为准。

答案：错误

解析：测量双上肢血压，通常以读数较高的一侧为准，若双侧血压相差20mmHg或以上，常提示一侧上肢血供不足，可诊断为该侧上肢缺血。

5. 高血压患者需要限制钠盐的摄入，每天食盐量应低于 6g。

答案：正确

解析：2018 版《中国高血压防治指南修订版》中强调生活方式的改变，高血压患者限制钠盐摄入低于 6g/d，可减少水钠潴留，减轻心脏负荷，降低外周阻力，达到降低血压、改善心功能的目的。如果合并严重心力衰竭，钠盐摄入应低于 2g/d。

6. 肥胖者或臂围大者，应使用大规格气囊袖带，气囊长大于 26cm。

答案：错误

解析：在使用标准规格袖带测血压时，气囊长 22~26cm、宽 12cm，但是肥胖或臂围大者，使用气囊袖带长度应＞ 32cm。

7. 首次测量血压，患者无其他病史的情况下，右上肢血压比左上肢高。

答案：正确

解析：从人体左右肱动脉解剖特点：右手肱动脉来自于头臂干的分支，左手肱动脉来自左锁骨下动脉，头臂干和左锁骨下动脉都来自主动脉，而头臂干是主动脉的较大的分支，左锁骨下动脉分支小，导致通常情况下测得右手手臂血压较左手约高 5~10mmHg。

三、选择题

A1 型题（单选题）

1. 硝苯地平的副作用不包括（　　）

　　A. 脚踝肿胀　　　　　　B. 脸红　　　　　　　　C. 头痛

　　D. 高钾血症　　　　　　E. 胃肠不适

答案：D

解析：硝苯地平是属于钙通道阻滞剂，其作用是阻滞钙离子通道，降低血管平滑肌细胞内的游离钙浓度，扩张血管，降低心肌收缩力，由于血管扩张，会引起头痛、面部潮红以及下肢水肿，由于抑制肠道蠕动，会导致便秘、胃肠不适，但不影响电解质平衡，所以不会引起高钾血症。

2. 高血压的并发症不包括（　　）

　　A. 短暂性脑缺血发作、脑出血、脑血栓

　　B. 右心室后负荷加重，腹水

　　C. 视神经小动脉早期痉挛，视神经动脉狭窄

　　D. 肾小球肥大、硬化，造成肾小管损伤，导致肾衰竭

　　E. 下肢动脉粥样硬化

答案：B

解析：人体循环包括体循环和肺循环，平常说的高血压其实是指体循环的血压升高，因此不会出现肺循环压力升高的并发症，如右心衰竭、腹水等。高血压并发症包括：

（1）脑血管病：包括短暂性脑缺血发作、脑出血、脑血栓、腔隙性脑梗死。

（2）心力衰竭：左心室后负荷加重，心肌肥厚及扩大，可出现心力衰竭。长期高血压可导致动脉粥样硬化甚至冠心病。

（3）高血压危象：在高血压早期和晚期均可发生，主要表现为头痛、烦躁、眩晕、心悸，同时可伴有动脉痉挛；累及靶器官时，会出现靶器官缺血的症状。

（4）高血压脑病：重症高血压患者易发生高血压脑病，临床表现以脑部症状和体征为特

点,如严重头痛、呕吐、意识障碍等。

（5）肾衰竭:肾小球毛细血管压力升高,引起肾小球肥大、硬化、通透性增高,造成肾小管损伤,最终导致肾衰竭。

（6）视网膜改变:视网膜小动脉早期出现痉挛,随病情发展出现硬化、视网膜动脉狭窄、渗出与出血。

3. 高血压危象首选药物（　　）

　　A. 呋塞米　　　　　　　　B. 甘露醇　　　　　　　　C. 硝普钠

　　D. 美托洛尔　　　　　　　E. 硝酸甘油

答案:C

解析:硝普钠是高血压危象的首选药,为短效静脉降压药,可同时扩张动脉和静脉。

4. 原发性高血压主要病理改变是（　　）

　　A. 大动脉钙化　　　　　　B. 全身细小动脉硬化　　　C. 大动脉硬化

　　D. 中等动脉痉挛　　　　　E. 中、小动脉炎症

答案:B

解析:原发性高血压包括良性高血压与恶性高血压,良性高血压的病理改变是全身细小动脉硬化（主要）、肌型小动脉硬化与大动脉硬化,恶性高血压的病理改变是增生性小动脉硬化与坏死性细动脉炎。

5. 高血压伴有低钾血症首先考虑（　　）

　　A. 原发性醛固酮增多症　　B. 主动脉缩窄　　　　　　C. 肾动脉狭窄

　　D. 嗜铬细胞瘤　　　　　　E. 心动过缓

答案:A

解析:患者罹患原发性醛固酮增多症时,因肾上腺皮质球状带分泌大量醛固酮,临床表现为高血压、低钾血症、乏力、快速心律失常等症状。

6. 原发性高血压的病因不包括（　　）

　　A. 遗传　　　　　　　　　B. 长期精神紧张　　　　　C. 运动

　　D. 年龄　　　　　　　　　E. 肥胖

答案:C

解析:原发性高血压病因包括:体重超重、肥胖、摄入盐量过高、遗传、社会心理应激因素、年龄、吸烟、喝酒、缺乏锻炼等。适当的运动可以治疗高血压。

7. 测量血压时,袖带的摆放位置是（　　）

　　A. 袖带的下缘距肘窝的上方 2~3cm　　　B. 袖带的下缘距肘窝的下方 2~3cm

　　C. 袖带的上缘距肘窝的下方 2~3cm　　　D. 袖带的下缘正中位置

　　E. 袖带的上缘肘窝处

答案:A

解析:血压计测量时,袖带的正确位置是袖带的下缘距肘窝的上方 2~3cm,否则会影响血压的准确性。此时,听诊器的体件应放置在肘窝上,而不是塞在袖带下。

8. 最容易受到高血压影响的靶器官是（　　）

　　A. 心　　　　　　　　　　B. 脑　　　　　　　　　　C. 肾

　　D. 眼　　　　　　　　　　E. 血管

答案:B

解析： 大脑是最易受高血压影响的靶器官，高血压合并症以脑合并症最多见，占高血压合并症的 50%~70%。高血压通过损伤脑血管（包括功能和结构）和血压本身的作用对大脑产生影响。中国高血压的防治重点是预防脑卒中。

9. 高血压脑病最常见的并发症是（　　）

    A. 脑缺血　　　　　　　　　B. 脑出血　　　　　　　　　C. 头晕、头痛

    D. 偏瘫　　　　　　　　　　E. 失语

答案： B

解析： 高血压易破坏已经硬化的动脉血管内膜，促进血浆中的脂质通过破损处进入血管内膜下，使动脉壁发生脂肪玻璃样变或纤维素样坏死，增加了血管壁的脆性。当患者出现情绪激动、精神紧张、劳累、用力排便或降压药物使用不当时，可造成血压进一步升高，易引起血管破裂，发生脑出血。

10. （　　）患者严禁使用噻嗪类药物

    A. 低钾血症　　　　　　　　B. 慢性心功能不全　　　　　C. 原发性高血压

    D. 高尿钙症　　　　　　　　E. 高氯血症

答案： A

解析： 噻嗪类利尿药为中效利尿剂，作用持续时间长。主要作用于髓袢升支皮质部和远曲小管，抑制这些部位对 K^+、Cl^- 主动重吸收、Na^+ 的被动重吸收，尿中 Na^+ 和水的排泄量增加。长期或大量使用噻嗪类利尿剂可引起低钾血症。

A2 型题（单选题）

1. 患者，女，65 岁，卧床 7d，今晨下床突发头晕、黑矇、视物模糊，血压为 80/55mmHg；患者休息后血压为 130/70mmHg，症状缓解。请患者可能发生了（　　）

    A. 直立性低血压　　　　　　B. 脑缺血　　　　　　　　　C. 高血压伴心力衰竭

    D. 高血压伴糖尿病　　　　　E. 高血压脑病

答案： A

解析： 直立性低血压是指患者从卧位到坐位或直立位时或长时间站立出现血压突然下降，收缩压下降 > 20mmHg 或舒张压 > 10mmHg，而心率保持不变，同时伴有低灌注的症状，包括头晕、视物模糊、乏力、恶心等。

2. 患者，男，60 岁，高血压史 20 年，3 年前患急性心肌梗死，门诊测量血压为 160/90mmHg，心率为 112 次/min，患者最佳治疗药物是（　　）

    A. 硝苯地平　　　　　　　　B. 氯沙坦　　　　　　　　　C. 美托洛尔

    D. 螺内酯　　　　　　　　　E. 拜瑞妥

答案： C

解析： β 受体阻滞药有减慢心率和降低心肌耗氧量的作用，β 受体阻滞药代表药有美托洛尔、卡维地洛等。

3. 患者，男，35 岁，高血压 4 年，血压最高 209/100mmHg，蛋白尿 ++，血肌酐 382μmol/L，最可能诊断为（　　）

    A. 高血压脑病　　　　　　　B. 嗜铬细胞瘤　　　　　　　C. 肾性高血压

    D. 急性高血压　　　　　　　E. 原发性高血压

答案： C

解析：肾性高血压患者的评估包括尿液分析，血尿素氮，血清肌酐，尿蛋白，而临床嗜铬细胞瘤会有血压升高的情况，但嗜铬细胞瘤是肾上腺嗜铬细胞分泌儿茶酚胺肿瘤，无蛋白尿。

A3 型题（单选题）

患者，男，30 岁，高血压 12 年，患者突发胸背部剧烈、撕裂样疼痛，胸部 X 线发现：心影增宽，左侧桡动脉搏动弱，测量另一侧肢体血压 210/120mmHg，脉搏 89 次 /min。

（1）该患者目前最有可能的诊断是（　　）

    A. 急性肺水肿　　　　　　　　　　B. 急性主动脉夹层

    C. 高血压脑病　　　　　　　　　　D. 急性心肌梗死

（2）该患者目前最重要的处理措施是（　　）

    A. 降低血压、控制疼痛　　　　　　B. 确诊病情

    C. 防止心力衰竭　　　　　　　　　D. 做好生活护理

（3）该患者测量血压，最好选择（　　）

    A. 左上肢　　　　　　　　　　　　B. 右上肢

    C. 左下肢　　　　　　　　　　　　D. 右下肢

（4）该患者理想的收缩压应控制在（　　）

    A. 100~120mmHg　　　　　　　　B. 120~140mmHg

    C. 130~150mmHg　　　　　　　　D. 140~160mmHg

答案：（1）B　（2）A　（3）B　（4）A

解析：

（1）该患者突发剧烈胸背部撕裂样疼痛，应怀疑是主动脉夹层，患者左侧桡动脉搏动减弱，说明夹层已经累及左侧锁骨下动脉。

（2）该患者目前优先处理措施是降低血压、控制疼痛，防止血压升高引起动脉夹层破裂。

（3）该患者左侧桡动脉搏动减弱，说明夹层已经累积左侧锁骨下动脉，所以应选择右侧肢体测量血压，且优先选择测量上肢血压。

（4）《2014 美国心脏病学会基金会（ACCF）/ 美国心脏协会（AHA）指南》建议静脉内应用 β 受体阻滞药，收缩压控制目标是 100~120mmHg。

A4 型题（多选题）

1. 测量血压"四定"分别为（　　）

    A. 定时间　　　　　B. 定体位　　　　　C. 定部位

    D. 定血压计　　　　E. 定专人管理

答案：ABCD

解析：测量血压"四定"包括：

（1）定时间：血压夜间最低，晨起缓慢上升，所以应在固定时间段测血压。

（2）定体位：血压计与右心房保持在同一水平。

（3）定部位：相同条件下，右臂血压比左臂血压约高 10mmHg，无其他疾病情况下，应选择右臂测量。

（4）定血压计：每个血压计都存在一定误差，对同一个患者应使用同一个血压计测量血压。

2. 高血压的"三高"是指(　　)

    A. 发病率高　　　　　　B. 致残率高　　　　　　C. 死亡率高

    D. 并发症高　　　　　　E. 治愈率高

答案： ABC

解析： 高血压"三高"即发病率高、致残率高、死亡率高，高血压发病率可达92%，疾病特征是动脉压力升高。出现心脏、脑血管、肾脏等多种器官功能性或器质性改变，高血压的死亡率高。

3. 高血压可能影响的靶器官包括(　　)

    A. 脑　　　　　　　　　B. 肾　　　　　　　　　C. 心

    D. 肝　　　　　　　　　E. 血管

答案： ABCE

解析： 高血压可以引起多种严重的并发症，主要靶器官包括心脏、大脑、肾脏以及血管。心脏是人体的"发动机"，高血压对心脏的损害主要是导致心脏负荷增加，进而导致心脏增大、心力衰竭；高血压可造成脑动脉硬化、狭窄、破裂，导致脑出血或脑梗死；高血压可导致肾纤维化、肾功能衰竭；高血压可导致全身动脉硬化、动脉瘤、动脉夹层等。

4. 下列属于降压药物的是(　　)

    A. 氯沙坦钾　　　　　　B. 利伐沙班　　　　　　C. 硝苯地平

    D. 卡托普利　　　　　　E. 利福平

答案： ACD

解析： 氯沙坦钾是血管紧张素Ⅱ受体阻滞剂，可降低血压；硝苯地平是二氢吡啶类钙通道阻滞剂，可选择性抑制钙离子进入心肌细胞和平滑肌，舒张心肌，使血压降低；卡托普利是血管紧张素转换酶抑制剂，可使血管紧张素Ⅰ不能转换为血管紧张素Ⅱ，从而降低外周血管阻力，使血压降低。利伐沙班是抗凝药物，而利福平是抗结核药。

5. 家庭监测血压的最新方法是在早上(　　)和(　　)时间段测量2次血压，间隔1min，取平均值。

    A. 服药前　　　　　　　B. 服药后　　　　　　　C. 晚餐前

    D. 晚餐后　　　　　　　E. 午餐后

答案： AC

解析： 血压测量方法是在早上服药前和晚餐前测量2次血压，中间间隔1min，取2次血压的平均值。

四、名词解释

1. 库欣综合征

答案： 库欣综合征(Cushing syndrome, CS)又称皮质醇增多症(hypercortisolism)。过高的皮质醇血症可导致多种合并症，引起以向心性肥胖、高血压、糖代谢异常、低钾血症和骨质疏松为典型表现的综合征。

2. 高血压危象

答案： 高血压危象(hypertension crisis)包括高血压急症及亚急症，是指原发性或继发性高血压患者疾病发展过程中，在一些诱因的作用下血压显著升高，病情急剧恶化，同时伴有进行性心、脑、肾、视网膜等重要的靶器官功能不全的表现。

3. 高血压脑病

答案:高血压脑病是指当血压突然升高超过脑血流自动调节的阈值(中心动脉压＞130mmHg)时,脑血流出现高灌注,毛细血管压力过高,渗透性增强,导致脑水肿和颅内压升高,甚至出现脑疝,引起的一系列暂时性脑循环功能障碍的临床表现。

五、问答题

1. 高血压危象的临床表现有哪些?

答案:高血压危象的临床表现有:

(1)血压:血压突然升高。

(2)眼底视网膜病变:出血、渗出或/和视神经盘水肿。

(3)神经系统表现:头晕、嗜睡、抽搐、昏迷。

(4)心脏:心脏增大、可出现急性左心衰竭。

(5)肾脏:少尿、氮质血症、尿毒症。

(6)胃肠道:有恶心、呕吐等表现。

2. 高血压患者应采取哪些生活干预措施?

答案:生活干预的措施包括:

(1)每人每天食盐摄入逐步降至少于6g,增加钾摄入。

(2)合理膳食,平衡膳食。

(3)控制体重,使BMI＜24kg/m^2。腰围:男性＜90cm;女性＜85cm。

(4)戒烟。

(5)不饮酒或限制饮酒。

(6)增加运动,中等强度;每周4~7次。

(7)减轻精神压力,保持心理平衡。

3. 常见降压药的副作用有哪些?(至少写出4类降压药)

答案:

(1)钙通道阻滞剂可能出现脸红、头痛、下肢水肿、牙龈肿痛等。

(2)血管紧张素转换酶抑制剂/血管紧张素Ⅱ受体阻滞剂。血管紧张素转换酶抑制剂的副作用除干咳外,可能会引起血肌酐升高、血钾升高、肝功能异常、血管神经性水肿及影响胎儿发育。血管紧张素Ⅱ受体阻滞剂除很少引起干咳外,其他副作用与血管紧张素转换酶抑制剂类似。

(3)利尿剂的副作用有尿酸升高、糖、脂质代谢紊乱、电解质紊乱等,糖尿病、痛风患者不推荐使用利尿剂。

(4)β受体阻滞剂常见的不良反应有:嗜睡、四肢感觉冷、乏力、心动过缓,突然停药可出现心率明显增快的反跳现象,部分β受体阻滞剂可使支气管痉挛,诱发或加重呼吸困难,故支气管哮喘和慢性阻塞性肺气肿患者禁用。

六、案例分析

患者,男,70岁,发现高血压5年,糖尿病6年,患者最近血压波动在160~170/100~109mmHg之间,伴双下肢脚踝肿胀,否认痛风史。患者因血压正常,自行停服,后因头晕再次服用降压药,目前服用的药物是硝苯地平控释片20mg,每日1次。

（1）该患者目前是高血压几级？

（2）作为责任护士如何对该患者进行宣教？

回答：

（1）患者血压波动在160~170/100~109mmHg之间，根据高血压分级，该患者为2级高血压。

（2）对患者进行宣教

①该患者血压控制不佳，只服用了钙通道阻滞药，建议患者到医院重新调整用药种类或者剂量。

②饮食指导：低盐、低脂、低胆固醇饮食，限盐6g/d。少吃含糖多的食物和水果。建议患者少食多餐，随身携带糖果，防止突发低血糖。

③控制体重，坚持有氧运动，1周活动3次或4次，每次活动30~40min。

④患者脚踝肿胀，而硝苯地平控释片的不良反应包括下肢肿胀。指导患者卧位休息时抬高下肢。因肿胀皮肤张力高，需要保护好下肢皮肤，防止皮肤破溃。必要时更换硝苯地平控释片。

⑤保持乐观情绪，注意休息，如果夜间睡眠不好，可遵医嘱服用安眠药。

（文亚妮）

第二节　冠　心　病

一、填空题

1. ACS包括_____、_____、_____。

答案：不稳定型心绞痛；非ST段抬高型心肌梗死；ST段抬高型心肌梗死

解析：ACS（acute coronary syndrome）是急性冠脉综合征的缩写，包括不稳定型心绞痛、非ST段抬高型心肌梗死、ST段抬高型心肌梗死。

2. 泵衰竭的严重阶段是_____。

答案：心源性休克

解析：急性心肌梗死引起的心力衰竭称为泵衰竭，按Killip分级法可分为：Ⅰ级尚无明显心力衰竭；Ⅱ级有左心衰竭，肺部啰音＜50%肺野；Ⅲ级有急性肺水肿，全肺大、小、干、湿啰音；Ⅳ级有心源性休克等不同程度或阶段的血流动力学变化。

3. 冠心病的临床分型为_____、_____、_____、_____、_____。

答案：无症状型心肌缺血；心绞痛；心肌梗死；缺血性心肌病；猝死

解析：1979年WHO将冠心病分为5型：隐匿型或无症状型、心绞痛型、心肌梗死型、缺血性心肌病型、猝死型。

4. 心肌梗死诊断最具敏感性和特异性的生化指标为_____。

答案：肌钙蛋白I或T

解析：肌红蛋白在起病后2h内升高，12h达高峰，24~48h内恢复正常，但特异性不高。肌钙蛋白I（cTnI）或肌钙蛋白T（cTnT）在起病3~4h后升高，cTnI 11~24h达高峰，7~10d恢复正常，cTnT于24~48h达高峰，10~14d恢复正常。临床推荐使用肌钙蛋白I或T。

5. 心肌耗氧的指标为_____×_____。

答案：心率；收缩压

解析： 心肌耗氧的多少主要由心肌张力、心肌收缩强度和心率所决定，常用"心率 × 收缩压"（即二重乘积）作为估计心肌耗氧的指标。

二、判断题

1. 运动负荷阳性是指运动中出现典型心绞痛表现，心电图 ST 段压低 ≥ 0.2mV，持续 5min。

答案： 错误

解析： 运动负荷试验阳性是指在检查者运动过程中出现的典型心绞痛表现，心电图 ST 段压低 ≥ 0.1mV，持续 2min。

2. 冠心病患者应进食低脂、低胆固醇、低盐、高热量、高纤维素易消化饮食。

答案： 错误

解析： 冠心病患者应进食低脂、低胆固醇、低盐、低热量、高纤维素易消化饮食。

3. 临床上将稳定型劳力性心绞痛以外的缺血性胸痛统称为不稳定型心绞痛。

答案： 正确

解析： 不稳定型心绞痛的三种临床表现是静息型心绞痛、初发型心绞痛、恶化型心绞痛。

4. 梗死部位的心肌在冠状动脉闭塞后 1~2h 即有坏死，6h 后大部分心肌呈凝固性坏死。

答案： 错误

解析： 梗死部位的心肌在冠状动脉闭塞后 20~30min 即有坏死，1~2h 后大部分心肌呈凝固性坏死。

5. 房室传导阻滞是心肌梗死患者 24h 内死亡的主要原因。

答案： 错误

解析： 心室颤动是心肌梗死患者 24h 内死亡的主要原因。

三、选择题

A1 型题（单选题）

1. 主动脉瓣听诊区的部位（ ）

　　A. 位于胸骨左缘第 4、5 肋间　　　　B. 位于胸骨左缘第 2 肋间

　　C. 位于胸骨左缘第 3 肋间　　　　　　D. 位于胸骨右缘第 2 肋间

　　E. 位于左锁骨中线内侧第 5 肋间处

答案： D

解析： 心脏瓣膜听诊区通常有 5 个：①二尖瓣区，位于左锁骨中线内侧第 5 肋间处，心尖搏动最强点，又称心尖区；②肺动脉瓣区，在胸骨左缘第 2 肋间；③主动脉瓣区，位于胸骨右缘第 2 肋间；④主动脉瓣第二听诊区，在胸骨左缘第 3 肋间；⑤三尖瓣区，在胸骨下端左缘，即胸骨左缘第 4、5 肋间。

2. 冠状动脉粥样硬化最重要的危险因素是（ ）

　　A. 吸烟　　　　　　B. 血脂异常　　　　　　C. 高血压

　　D. 肥胖　　　　　　E. 家族遗传

答案： B

解析： 依据《冠心病合理用药指南（第 2 版）》内容，冠心病主要的危险因素包括高血压、血脂异常、糖尿病、肥胖和超重、吸烟、不良饮食习惯、性别、心理社会因素、遗传因素等，而血脂异常是导致动脉粥样硬化的重要原因，已经被大量的人群研究及动物实验所证实，故应

该选 B。

3. 最常用于判断心肌缺血、诊断心绞痛的检查方法是(　　)
　　A. 心脏 X 线　　　　　B. 心电图　　　　　C. 心脏超声
　　D. 放射性核素检查　　E. 冠状动脉造影

答案：B

解析：心电图是诊断心肌缺血简便、快速、有效且相对经济的检查方法,因此获得广泛应用。绝大多数心绞痛患者可出现暂时性心肌缺血引起的 ST 段移位。因心内膜下心肌更容易缺血,故心内膜下心肌缺血对应的导联出现 ST 段压低(≥ 0.1mV)。

4. 心肌梗死患者 24h 内死亡的主要原因是(　　)
　　A. 室颤　　　　　B. 房颤　　　　　C. 心力衰竭
　　D. 肺栓塞　　　　E. 脑梗死

答案：A

解析：75%~95% 的心肌梗死患者有心律失常,而且多发生在起病 1~2d 内,而以 24h 内最多见,而其中又以室颤最凶险,因此也成为导致急性心肌梗死患者早期(24h 内)死亡的主要原因。

5. 以下对于心绞痛发作的患者,疼痛特点不正确的是(　　)
　　A. 疼痛部位主要在心前区或胸骨后　　B. 疼痛性质多为压迫样针刺样或刀扎痛
　　C. 劳累是诱发因素　　　　　　　　　D. 持续时间在 3~5min
　　E. 服用硝酸甘油后无效

答案：E

解析：心绞痛疼痛部位主要在胸骨体中、下段之后或心前区,界限不清楚,常放射至左肩、左臂尺侧达环指和小指,或至颈、咽、下颌部。性质多为压迫样、憋闷感或紧缩感,也可有灼烧感,偶伴有濒死感。多发生于劳动或激动、饱餐、寒冷、吸烟时。疼痛出现后常逐渐加重,持续 3~5min,休息或含服硝酸甘油可迅速缓解,可数天或数周发作 1 次,亦可 1d 内发作多次。

6. 镁极化液(G-I-K-M)具体组成是指(　　)
　　A. 10% 氯化钾 10ml+10% 硫酸镁 10ml+ 胰岛素 10U+10% 葡萄糖液 500ml
　　B. 10% 浓氯化钠 10ml+10% 硫酸镁 10ml+ 胰岛素 8U+5% 葡萄糖液 500ml
　　C. 10% 浓氯化钠 10ml+10% 硫酸镁 10ml+ 胰岛素 8U+10% 葡萄糖液 500ml
　　D. 10% 氯化钾 10ml+10% 硫酸镁 10ml+ 胰岛素 4U+0.9% 氯化钠 500ml
　　E. 10% 氯化钾 10ml+10% 硫酸镁 10ml+ 胰岛素 8U+10% 葡萄糖液 500ml

答案：A

解析：极化液能使病态的心肌细胞恢复细胞膜的极化状态,对保护缺血损伤的心肌、改善窦房和房室传导、心肌收缩功能,减少心律失常、使心电图上抬高的 ST 段回到等电位线等有益。有常规极化液、镁极化液、强化极化液、高浓度极化液几种。镁极化液的具体组成为：10% 氯化钾 10ml+10% 硫酸镁 10~20ml+ 胰岛素 10U+10% 葡萄糖液 500ml。极化方案为每日 1 次,7~14d 为 1 个疗程。

7. 确诊冠心病的金标准是(　　)
　　A. 心电图　　　　　B. 冠状动脉造影　　　　C. 运动负荷实验
　　D. 放射性核素检查　E. 以上都不是

答案：B

解析：能直接观察冠状动脉形态的检查方法包括冠脉 CTA 和冠脉造影。相对于冠脉 CTA，冠脉造影更准确，是诊断冠心病的金标准。

8. 心绞痛患者发作时烦躁不安，疼痛剧烈者除用硝酸酯制剂外还可加用（　　）

    A. 吗啡　　　　　　　　　　B. 654-2　　　　　　　　　　C. 芬太尼

    D. 阿司匹林　　　　　　　　E. 安定

答案：A

解析：烦躁不安、疼痛剧烈者，可考虑应用镇静药如吗啡 3~5mg 静脉或皮下注射；硝酸甘油微量泵输注，以 10μg/min 开始，每 3~5min 增加 10μg/min 直至症状缓解或出现血压下降。

9. 不能准确反映心肌坏死范围的指标是（　　）

    A. 肌红蛋白　　　　　　　　B. cTnI　　　　　　　　　　C. cTnT

    D. CK-MB　　　　　　　　　E. high-sensitivity troponin

答案：A

解析：CK-MB、cTnI、cTnT、high-sensitivity troponin 都属于心肌特异的标志物，都能反映心肌坏死的范围。而肌红蛋白特异性差，包括骨骼肌、横纹肌也含有该蛋白，因此不能准确反映心肌坏死的范围。

10. 高侧壁心肌梗死的心电图导联定位是（　　）

    A. V_1、V_2、V_3　　　　　　B. V_5、V_6、V_7、aVL、I　　　C. aVF、II、III

    D. V_1、V_2、V_3、aVF、II、III　E. aVL、I

答案：E

解析：心肌梗死心电图定位具体见下表

心肌梗死心电图定位	
部位	导联
前间壁	V_1、V_2、V_3
局限前壁	V_3、V_4、V_5
前侧壁	V_5、V_6、V_7+ I 、aVL
广泛前壁	V_1、V_2、V_3、V_4、V_5
下间壁	V_1、V_2、V_3+ II 、III 、aVF
下侧壁	V_5、V_6、V_7+ II 、III 、aVF
正后壁	V_7、V_8、V_9
高侧壁	I 、aVL

A2 型题（单选题）

1. 男，58 岁，平路散步 300m 后常会有阵发性胸闷及胸骨后疼痛等症状。根据其情况判断心功能分级为（　　）

    A. 心功能 0 级　　　　　　　B. 心功能 I 级　　　　　　　C. 心功能 II 级

    D. 心功能 III 级　　　　　　　E. 心功能 IV 级

答案：D

解析：①心功能 I 级：一般体力活动不受限制，仅在强体力、长时间劳力时发生心绞痛；

②心功能Ⅱ级：一般体力活动轻度受限，快步走、登楼梯、饱餐后、寒冷、精神应激发生心绞痛；③心功能Ⅲ级：一般体力活动明显受限，步行一段路或登楼梯一层即可发生心绞痛；④心功能Ⅳ级：一切体力活动均能引起不适，静息时也可发生心绞痛。

2. 男，62 岁，清晨安静时突发胸骨后疼痛，向下腹部放射，伴咳嗽、恶心、呕吐。3h 后未缓解，持续加重来院就诊，实验室检查：甘油三酯 2.87mmol/L，胆固醇 7.15mmol/L，cTnI 21ng/ml，CK-MB 44U/L。目前患者拟诊为（　　）

    A. 高脂血症   B. 急性胃炎   C. 急性心肌梗死

    D. 心绞痛   E. 急性支气管炎

答案：C

解析：急性心肌梗死的疼痛特点是多发生于清晨安静时，诱因多不明显，疼痛性质和部位与心绞痛相似，但程度较重，持续时间可长达数小时或数天。部分患者疼痛可向上腹部、下颌、颈部、背部放射而被误诊，同时可伴有胃肠道等症状。血中心肌坏死标记物升高：肌钙蛋白Ⅰ（cTnI）在起病 3~4h 后升高，11~24h 达高峰，是心肌梗死诊断最具敏感性和特异性的生化指标；肌酸激酶同工酶（CK-MB）在起病 4h 内升高，16~24h 达高峰，3~4d 恢复正常，反映心肌坏死的范围。

3. 女，54 岁，患者拟诊"陈旧性心肌梗死"收入院，入院后 24h 动态心电图检查发现伴有三度房室传导阻滞。应建议患者选择的治疗是（　　）

    A. 利多卡因   B. 溶栓治疗   C. PCI

    D. CABG   E. 植入人工心脏起搏器

答案：E

解析：三度房室传导阻滞与二度Ⅱ型房室传导阻滞属于致命性心律失常，可引起晕厥或猝死，对这类患者推荐植入人工心脏起搏器。

A3 型题（单选题）

1. 患者，男，64 岁，有高脂血症 5 年，突感左后背部疼痛，出冷汗 1h，服用硝酸甘油后未缓解，血压 105/58mmHg，脉搏 98 次 /min。体检：心电图检查 V_6、V_7、V_8 ST 段弓背样抬高，宽而深的 Q 波。来院就诊 3h 后突发室颤，立即投入抢救。

（1）依据患者早期心电图表现，最有可能的诊断为（　　）

    A. 急性广泛前壁心肌梗死   B. 急性前间壁心肌梗死

    C. 急性高侧壁心肌梗死   D. 急性后壁心肌梗死

（2）急性心肌梗死发生心室颤动的先兆是（　　）

    A. 室性期前收缩频发、成对出现   B. 房性期前收缩

    C. 室上性阵发性心动过速   D. 偶发室性期前收缩

（3）治疗心室颤动最有效的措施是（　　）

    A. 静脉注射奎尼丁   B. 非同步电击复律

    C. 静脉注射利多卡因   D. 同步电击复律

答案：（1）D　（2）A　（3）B

解析：

（1）急性心肌梗死心电图特点：①ST 段抬高呈弓背向上型，在面向坏死区周围心肌损伤区导联出现。②宽而深的 Q 波（病理性 Q 波），在面向透壁心肌梗死的导联上出现。③T 波导

致,在面向损伤区周围心肌缺血区的导联出现。

（2）急性心肌梗死患者容易出现各种心律失常,尤其是室性期前收缩,如室性期前收缩频发、成对出现或呈短阵室性心动过速或 R-on-T 现象(落在前一心搏的易损期时),常为心室颤动的先兆。

（3）直流非同步电复律和除颤为治疗室扑和室颤的首选措施。

2. 患者,男,51岁,与朋友聚餐后出现胸痛,部位在胸骨柄中下段偏左侧,原地站立休息 2~3min 后缓解。入院诊断为冠心病。于今日在局麻下行冠状动脉造影 +PTCA+ 内支架植入术。

（1）下列护理措施不当的是( )

　　A. 每30min 观察1次穿刺处伤口出血情况

　　B. 鼓励患者多饮水1 000~2 000ml

　　C. 术侧肢体低于心脏水平

　　D. 及时心电监护

（2）该患者进食过量的严重后果是( )

　　A. 胃胀、膈肌抬高、影响呼吸　　　　B. 诱发心律失常

　　C. 血压升高　　　　　　　　　　　D. 加重心肌供血不足

答案:（1）C　（2）D

解析:

（1）冠状动脉造影术后术侧肢体抬高,高于心脏水平,同时手指做握拳、放拳活动,每 30min 观察一次穿刺侧桡动脉搏动、手的温度及颜色、有无疼痛等情况。

（2）由于冠心病患者本身存在管腔狭窄和心肌供血不足,在大量进食后,血脂升高,血液黏稠度升高,血流缓慢,血小板容易聚集在一起并贴在血管壁上,此时胃肠道需氧量增加,在这种情况下,冠状动脉很容易出现严重缺血,发生心肌梗死,严重者会导致猝死。

3. 患者,女,68岁,诊断为冠心病。入院前 2h 出现胸痛剧烈,持续至今,自行含服硝酸甘油无明显效果。心电图示:急性前壁心肌梗死,CK-MB: 84U/L,值班医师给予尿激酶治疗。

（1）应用尿激酶的目的在于( )

　　A. 调节离子代谢　　　　　　　　　B. 营养心肌

　　C. 溶解冠状动脉内粥样硬化斑块　　D. 溶解冠状动脉内的血栓

（2）溶栓疗法最佳的应用时间是( )

　　A. 6h 内　　　　　　　　　　　　B. 8h 内

　　C. 10h 内　　　　　　　　　　　　D. 12h 内

答案:（1）D　（2）A

解析:

（1）在急性心肌梗死窗口期(6h)内,应用尿激酶的目的是溶解血栓,缓解心肌缺血缺氧,使病情得到康复。

（2）溶栓疗法:在起病 6h 内使用纤溶酶激活剂激活纤溶酶原,使其转变为纤溶酶,溶解冠脉内的血栓,使闭塞的冠状动脉再通,心肌得到再灌注,濒临坏死的心肌可能得以存活或使坏死范围缩小,从而改善预后。

A4 型题(多选题)

1. 急性心肌梗死常见的并发症( )

　　A. 心室壁瘤　　　　　　B. 心包炎　　　　　　　C. 乳头肌功能失调

　　D. 肺栓塞　　　　　　　E. 肺水肿

答案：ABCD

解析：急性心肌梗死常见的并发症有乳头肌功能失调或断裂、心室壁瘤、肺栓塞、心脏破裂、心肌梗死后遗症（表现为心包炎、胸膜炎、肺炎等症状）。

2. 溶栓疗法的禁忌证包括（　　）

　　A. 1年内发生过缺血性脑卒中或脑血管事件

　　B. 1个月内有活动性出血或有创伤史

　　C. 有慢性严重高血压病史或发病时严重高血压未控制（＞180/110mmHg）

　　D. 2周内试行过不能压迫部位的大血管穿刺术

　　E. 3周内试行外科大手术

答案：ABCDE

解析：溶栓疗法的禁忌证有：①1年内发生过缺血性脑卒中或脑血管事件；②1个月内有活动性出血或有创伤史；③有慢性严重高血压病史或发病时严重高血压未控制（＞180/110mmHg）；④3周内试行过外科大手术；⑤2周内试行过不能压迫部位的大血管穿刺术；⑥已知有出血倾或发病前正在进行抗凝治疗；⑦可疑为主动脉夹层等。

3. 冠心病患者缓解期药物治疗，常用的药物有（　　）

　　A. 硝酸异山梨酯　　　　B. 美托洛尔　　　　　　C. 阿司匹林

　　D. 维拉帕米　　　　　　E. 洛贝林

答案：ABCD

解析：冠心病患者缓解期药物治疗可使用作用持久的抗心绞痛药物，可单独选用、交替应用或联合应用，包括硝酸酯制剂、β受体阻滞剂、钙通道阻滞剂、抑制血小板聚集药物等，而洛贝林属于呼吸兴奋剂。

4. 非ST段抬高型心肌梗死的心电图表现（　　）

　　A. T波高尖　　　　　　　　　　B. 仅有T波倒置

　　C. P波消失　　　　　　　　　　D. ST段压低且无病理性Q波

　　E. P-R间期延长

答案：BD

解析：非ST段抬高型心肌梗死的心电图表现为：①ST段压低且无病理性Q波；②无ST段抬高也无病理性Q波，仅有T波倒置。

5. 急性心肌梗死的运动指导（　　）

　　A. 24h绝对卧床休息，如果病情平稳，24h后可进行关节被动运动

　　B. 病情平稳的话，3d后开始床边活动

　　C. 1周后室内活动，在他人帮助下洗澡、上厕所，试着上下层楼梯

　　D. 出院后康复训练，心梗6周后患者可以根据具体情况，参加散步、快走、太极拳、骑车等

　　E. 2~4个月后，患者可以参加部分工作或轻度工作

答案：ABCDE

解析：由于现在冠脉溶栓以及PCI技术的应用，心梗患者心脏的康复较以前有了很大的进步，因此提倡早期运动，促进心脏康复。

四、名词解释

1. 冠心病

答案: 冠心病是指冠状动脉粥样硬化使血管腔狭窄或阻塞,或/和因冠状动脉功能性改变(痉挛)导致心肌缺血、缺氧或坏死而引起的心脏病。

2. ACS

答案: 急性冠状动脉综合征(ACS, acute coronary syndrome)是以冠状动脉粥样硬化斑块破裂或侵袭,继发完全或不完全闭塞性血栓形成为病理基础的一组临床综合征,包括急性 ST 段抬高型心肌梗死、急性非 ST 段抬高型心肌梗死和不稳定型心绞痛。

五、问答题

对冠心病患者进行溶栓治疗时,如何判断溶栓是否成功?

答案: ①胸痛 2h 内基本消失;②心电图抬高的 ST 段于 2h 内回落>50%;③2h 内出现再灌注性心律失常;④血清 CK-MB 酶峰值提前出现(14h 以内),或根据冠状动脉造影直接判断冠脉是否再通。以上 4 项指征中达到 2 项以上即可判断为冠脉再通,但仅有①、③不能判定为冠脉再通。

解析: 溶栓再通的判断标准,根据冠状动脉造影观察血管再通情况直接判断,或根据:①抬高的 ST 段回落≥50%;②胸痛症状缓解或消失;③出现再灌注性心律失常,例如加速性室性自主心律、室性心动过速甚至心室颤动、房室传导阻滞、束支传导阻滞突然改善或消失,或下壁心肌梗死患者出现一过性窦性心动过缓、窦房传导阻滞,伴或不伴低血压。其中最有价值的是加速性室性自主心律,但其敏感度和特异度并不高;④心肌坏死标志物峰值提前,例如心肌肌钙蛋白峰值提前至发病后 12h 以内,肌酸激酶同工酶峰值提前至 14h 以内。上述指标需要回顾性判断,并不能用于早期判断。典型的溶栓治疗成功表现是在抬高的 ST 段回落≥50% 的基础上,加上胸痛症状明显缓解和/或出现再灌注性心律失常。

六、案例分析

患者,女,70 岁,发作性胸骨后疼痛伴恶心、呕吐 3h。患者 3h 前因饱餐后出现胸骨后压榨性疼痛,自服硝酸甘油不能缓解,并伴有恶心、呕吐等不适。半小时前出现头晕、面色苍白、冷汗淋漓,遂来院就诊。患者近 15 年来,有反复发作性胸闷、心悸史,有冠心病及高血压家族史。护理体检:体温 36.6℃,脉搏 105 次/min,呼吸 27 次/min,血压 75/52mmHg。患者烦躁不安,口唇微绀,四肢湿冷。心脏听诊:心律不规则,可闻及期前收缩 9~11 次/min,心前区第一心音低钝。心电图特征:Ⅱ导联第 4、9 个 QRS 波群明显宽大畸形,其前无 P 波,其后有完全性代偿间歇,ST 段与 T 波的方向与 QRS 主波方向相反;Ⅲ导联第 3 个窦性搏动后连续提前出现两个宽大畸形的 QRS 波群,其前无 P 波,第 2 个畸形 QRS 波群的 ST 段可见窦性 P 波;V3 导联第 3、6 个 QRS 波群提前出现,形态各异,配对间期不等。请根据以上提供的资料回答下列问题:

(1)该病例的初步医疗诊断是什么?

(2)为明确诊断,需补充哪些辅助检查?

(3)作为一名责任护士,你需要采取哪些护理措施?

答案:

（1）该病例的初步诊断：冠心病、急性心肌梗死、心律失常、频发室性期前收缩、心源性休克、心功能Ⅳ级（Killip）。诊断依据为：病史、查体、辅助检查结果得出以上初步诊断。同时服用硝酸甘油片剂后疼痛不能缓解且有头晕、面色苍白、大汗淋漓等，所以首先考虑急性心肌梗死，再结合心电图结果为室性期前收缩以及患者血压低、情绪烦躁等情况，故诊断为心源性休克。

（2）为明确诊断，需要补充以下辅助检查：肝肾功能、电解质、心电图、心肌损伤标志物。

（3）作为一名责任护士需要提供以下护理措施：

1）休息：发病后 1~3d 内应绝对卧床休息，减少心肌耗氧量，防止病情加重。对于那些心肌梗死发作时疼痛并不剧烈的患者更应强调卧床休息的重要性。2 周后，指导在床上活动，动作要缓慢，防止直立性低血压。3 周后，可离床站立和室内缓步走动，病重或有并发症者，需延长卧床时间。

2）镇痛：遵医嘱给予哌替啶或吗啡镇痛，定时给予硝酸甘油或硝酸异山梨酯，注意及时询问患者疼痛的变化情况。给予 2~4L/min 持续氧气吸入。

3）保持情绪稳定。

4）饮食护理：最初 2~3d 以流质饮食为主，随病情缓解逐渐过渡至半流食、软食和普通饮食。食物应低脂、易消化，宜少量多餐。

5）心电监护：在冠心病监护病房连续监测心电图、血压、呼吸 3~5d，若发现频发室性早搏（＞5 个 /min）、多源室性早搏，R-on-T 现象或严重房室传导阻滞时应警惕发生室颤或心搏骤停，需立即通知医生。

6）排便护理：嘱患者排便时严禁用力以免增加心脏负担，可遵医嘱给予患者缓泻剂。

7）溶栓护理：心肌梗死发生不足 6h 的患者，可遵医嘱给予溶栓治疗，根据以下指标判断是否溶栓成功：①胸痛 2h 内基本消失；②心电图 ST 段在 2h 内回落 50%；③ 2h 内出现再灌注性心律失常；④血清 CK-MB 酶峰提前出现（14h 以内），或根据冠状动脉造影直接判断冠脉是否再通。使用溶栓药物期间要严格控制给药速度，并密切观察有无出血及并发症的发生。

（赵春艳）

第三节　高脂血症

一、填空题

1. 高脂血症的诊断标准：成年人空腹血清中总胆固醇超过_____mmol/L，甘油三酯超过_____mmol/L，可诊断为高脂血症。

答案：5.72；1.70

解析：成年人空腹血清中总胆固醇超过 5.72mmol/L，甘油三酯超过 1.70mmol/L，可诊断为高脂血症，而总胆固醇在 5.2~5.7mmol/L 者称为边缘性升高。

2. 高脂血症主要有_____、_____、_____、_____四种类型。

答案：高胆固醇血症；高甘油三酯血症；混合型高脂血症；低高密度脂蛋白血症

解析：高脂血症主要有四种形式：

（1）高胆固醇血症：血清总胆固醇含量升高，超过 5.72mmol/L，而甘油三酯含量正常，即甘油三酯＜1.70mmol/L。

（2）高甘油三酯血症：血清甘油三酯含量升高，超过 1.70mmol/L，而总胆固醇含量正常，即总胆固醇 < 5.72mmol/L。

（3）混合型高脂血症：血清总胆固醇和甘油三酯含量均升高，即总胆固醇超过 5.72mmol/L，甘油三酯超过 1.70mmol/L。

（4）低高密度脂蛋白血症：血清高密度脂蛋白 - 胆固醇（HDL- 胆固醇）含量降低，< 0.9mmol/L。

3. 血脂是血浆中的中性脂肪和类脂的总称，包括_____、_____、_____和_____。

答案：胆固醇；三酰甘油酯；磷脂；游离脂肪酸

解析：血脂是血浆中的中性脂肪和类脂的总称，包括胆固醇（CH）、三酰甘油酯（TG）、磷脂（PL）和游离脂肪酸（FFA）。

4. 体内胆固醇 70%~80% 由_____合成，10% 由_____合成。

答案：肝脏；小肠

解析：肝脏是合成胆固醇的主要场所，体内胆固醇 70%~80% 由肝脏合成，10% 由小肠合成。

二、判断题

1.《中国居民膳食指南》建议每日摄入的膳食胆固醇不宜超过 500mg。如果是高脂血症者，则应严格限制，每日摄入量应不超过 300mg。

答案：错误

解析：《中国居民膳食指南》建议每日摄入的膳食胆固醇不宜超过 300mg，如果是高脂血症者，则应严格限制，每日摄入量应不超过 200mg。

2. 降低血液中的高密度脂蛋白胆固醇或红细胞，可预防冠心病。

答案：错误

解析：血液中的胆固醇、低密度脂蛋白胆固醇是对身体有害的胆固醇，高密度脂蛋白胆固醇是对身体有益的胆固醇。降低血液中的低密度脂蛋白胆固醇或胆固醇，升高血液中的高密度脂蛋白胆固醇，可降低发生冠心病和脑卒中等致死、致残性疾病的风险。

3. 定期检查红细胞是防治心血管病的重要措施。

答案：错误

解析：定期检查血脂是防治心血管病的重要措施。

三、选择题

A1 型题（单选题）

1. 高脂血症的诊断依据是（　　）

　　A. 白细胞

　　B. 红细胞

　　C. 转氨酶

　　D. 血清总胆固醇、甘油三酯和高密度脂蛋白 - 胆固醇的测定结果

　　E. 嗜碱性粒细胞

答案：D

解析：高脂血症的诊断依据是：血清总胆固醇、甘油三酯和高密度脂蛋白 - 胆固醇的测定结果。

2. 血脂与下列何种物质相结合，形成脂蛋白溶于血浆进行转运与代谢（　　）
    A. 血小板　　　　　　　　B. 载脂蛋白　　　　　　　C. 中性粒细胞
    D. 淋巴细胞　　　　　　　E. 白细胞

答案：B

解析：血脂是脂溶性，血液是水溶性，两者不相溶怎么办？如果把血液比作一条河，血脂就是乘客，载脂蛋白就是一条船。载脂蛋白携带着血脂航行在血液中。血脂与载脂蛋白相结合，形成脂蛋白溶于血浆进行转运与代谢。

3. 混合型高脂血症是指血清总胆固醇和（　　）含量均升高
    A. 甘油三酯　　　　　　　B. 载脂蛋白　　　　　　　C. 单核细胞
    D. 血小板　　　　　　　　E. 嗜酸性粒细胞

答案：A

解析：混合型高脂血症的特点是血清总胆固醇和甘油三酯含量均升高。

4. 高脂血症多表现为头晕、胸闷、心悸、气短、肢体麻木，与（　　）息息相关
    A. 运动　　　　　　　　　B. 饮水　　　　　　　　　C. 休息
    D. 肥胖　　　　　　　　　E. 身高

答案：D

解析：肥胖的人不仅体内脂肪组织增加，而且血液中脂质也明显增加，尤其是甘油三酯、游离脂肪酸和胆固醇多高出正常水平，头晕为血液黏稠度升高导致脑缺血、缺氧眩晕。脂肪覆盖在血管内壁导致血管硬化，导致出现胸闷、心悸、气短等心脏病及周围动脉硬化疾病的临床表现。胆固醇积聚在腿部肌肉中表现为肢体麻木、小腿抽筋。控制体重，应适当进行有氧锻炼，如慢跑、骑自行车、游泳、跳绳等，建立健康的生活方式。

5. 高脂血症患者进食宜（　　）
    A. 高脂饮食　　　　　　　B. 一天三餐　　　　　　　C. 少食多餐、低脂饮食
    D. 高热量饮食　　　　　　E. 甜食

答案：C

解析：少食多餐、低脂饮食对人体代谢益处更大，可防止食物中释放的脂肪酸在体内大量堆积，减少血管内脂肪物质沉积，防止胆固醇水平过高。少食多餐、低脂饮食也可避免体内脂肪酸水平骤然上升，使机体能更有效地处理摄入食物。饮食宜清淡，宜进高维生素、高纤维素饮食，食用植物油，少吃油炸食物、动物脑髓、内脏、肥肉。限制含糖高的食物，忌烟酒，忌饮过量的咖啡，每天食盐摄入量在6g以下。

A2 型题（单选题）

1. 患者，男，45 岁，喜食动物肝脏二十年，早晨起床后感觉头脑不清醒，早餐后可改善，午后极易犯困，夜晚很清醒。此种情况最易引发（　　）
    A. 高脂血症　　　　　　　B. 急性胆囊炎　　　　　　C. 骨质疏松
    D. 坏死性肠梗阻　　　　　E. 脑梗

答案：A

解析：动物内脏是高热量、高脂肪的食物，易引起脑动脉硬化，导致血液黏稠度升高，出

现脑缺血、缺氧，患者早晨起床后感觉头脑不清醒，早餐后因血液被稀释，故症状可暂时缓解。当患者出现午后极易犯困但夜晚很清醒时，说明已经存在高脂血症。

2. 患者，男，55岁，教师。患者6年前在例行体检时发现血压升高，最高达170/110mmHg，无头晕、头痛及心悸，一直规律服用氨氯地平及美托洛尔治疗，血压控制在130/80mmHg左右。喜吃红烧肉，近一年来身体不适，出现乏力，头晕目眩，偶有四肢发麻。1个月前抽血检查，提示血清总胆固醇6.25mmol/L，甘油三酯4.8mmol/L，低密度脂蛋白胆固醇4.53mmol/L。医院检查诊断为高脂血症。应当给予的饮食是(　　)

A. 增加高热量食物　　　　　　　　B. 给予低糖、低脂饮食，增加运动量

C. 少吃蔬菜，水果　　　　　　　　D. 减少运动

E. 少吃动物内脏，多吃鸡蛋、肉及乳制品等

答案：B

解析：控制高脂血症，饮食和运动非常重要。运动降低血脂，饮食结构可直接影响血脂水平的高低。血浆胆固醇水平易受饮食中胆固醇摄入量的影响，进食大量的饱和脂肪酸也可增加胆固醇的合成。通常，肉食、蛋及乳制品等食物(特别是蛋黄和动物内脏)中的胆固醇与饱和脂肪酸含量较多，应限量进食。增加不饱和脂肪酸摄入，食用油应以植物油为主，每人每天用量以25~30g为宜，多吃水果蔬菜，谷类粗细搭配。家族性高胆固醇血症患者应严格限制食物中的胆固醇和脂肪酸摄入。

A3型题(单选题)

1. 患者，男，45岁，身高165cm，体重90kg，喜欢吃腊肉，运动少，近日感觉胸部闷痛，频发头晕，耳鸣，自觉目涩，口干咽燥，心烦易怒，肢倦乏力，眼圈有多个芝麻大小的黄色斑。该患者诊断为高脂血症，脂肪肝。

(1)能确诊高脂血症的实验室检查是(　　)

A. 空腹血糖　　　　　　　　　　　B. 白细胞升高

C. 血清中的胆固醇和甘油三酯　　　D. 血清中血肌酐、尿素升高

(2)患者应口服的药物是(　　)

A. 氨基糖苷类　　　　　　　　　　B. 他汀类药物

C. 维生素类　　　　　　　　　　　D. 甲状腺素类

(3)患者血脂正常后，眼圈多个芝麻大小的黄色斑消除，患者可以(　　)

A. 停药　　　　　　　　　　　　　B. 继续原剂量口服

C. 继续大剂量口服　　　　　　　　D. 在医生的指导下寻找合适剂量

答案：(1)C　(2)B　(3)D

解析：

(1)检查血清中无论是胆固醇含量升高，还是甘油三酯的含量升高，或是两者皆升高，统称为高脂血症。高血脂与脂肪肝这两种疾病经常同时存在，形成恶性循环，对患者的肝功能会产生影响，甚至会导致比较严重的肝病。

(2)他汀类药物是抑制胆固醇合成最强的药物，他汀类药物能够阻断胆固醇合成，可以使LDL-C降低。显著降低冠心病或脑卒中的风险。

(3)降脂药也需要坚持服用，一旦停药，血脂又会回升，影响治疗效果。眼周出现黄斑，是血脂增高征象，一旦血脂下降，此斑亦可消失。没有冠心病或脑卒中等疾病的患者，可在医

生的指导下逐渐减少服用剂量,找到最低有效剂量后长期服用,可以减少副作用。

2. 患者,女,50岁,身高168cm,体重70kg,平时喜欢喝大量葡萄柚汁,近日体检查出高脂血症,偶有头晕,医生建议服用洛伐他汀药物治疗,并且避免服药前后饮用大量的葡萄柚汁。

（1）服用洛伐他汀药物在每天什么时间最好(　　)

　　A. 清晨　　　　　　　　　　　B. 午间

　　C. 晚上　　　　　　　　　　　D. 凌晨

（2）除避免饮用葡萄柚汁外,还应避免食用的水果是(　　)

　　A. 橘子、橙子　　　　　　　　B. 苹果

　　C. 梨　　　　　　　　　　　　D. 西瓜

（3）服用他汀类药物应定期复查(　　)

　　A. 心功能　　　　　　　　　　B. 肝功能

　　C. 肺功能　　　　　　　　　　D. 造血系统

答案:（1）C　（2）A　（3）B

解析:

（1）常用的7种他汀类药物服用时间为:

①辛伐他汀、洛伐他汀(短效亲脂)体内作用时间较短,建议在晚餐时服用。第一,夜间是人体肝脏胆固醇合成最活跃的时段,晚间服用后,夜间休息时正好达到血药浓度高峰,起到最佳的血脂调节效果;第二,进餐时服用亲脂性的他汀类药物,可以增加药物在体内的吸收,药物吸收程度高,降血脂效果更好。

②普伐他汀、氟伐他汀亲脂性较小,药物体内吸收受进餐的影响也较小,建议睡前服用,保证了药物在夜间胆固醇合成最活跃时段的起效。

③阿托伐他汀、瑞舒伐他汀、匹伐他汀(长效)是新型的长效他汀类药物,每日服用一次,可以在一天内持续发挥抑制胆固醇合成的药效,在服药时间上没有要求,每天选择固定时间服用即可。

（2）注意用清水服用,服药期间应避免大量食用葡萄柚(胡柚)、橘子、橙皮、佛手等食物,葡萄柚汁含有呋喃香豆素,饮用240ml的葡萄柚汁,可使血药浓度增加37%,过量的药物会留在体内,增加肝脏和肌肉损伤的风险,从而导致肾衰竭。因此应避免服药前后饮用葡萄柚汁,还应避免食用橘子和橙子。

（3）他汀类药物的不良反应主要是肝毒性与肌肉毒性作用(横纹肌溶解)。

①肝毒性:他汀类药物在经肝代谢过程中,可引起胆汁淤积(胆道阻塞性黄疸)和转氨酶升高,这是该类药物肝毒性的主要表现。

②肌肉毒性作用(横纹肌溶解):横纹肌溶解是他汀类药物的一种罕见而严重的肌肉毒副作用,主要表现为急性、严重的肌肉组织破坏,伴有肌红蛋白尿和可能出现的肾功能衰竭。通常情况下他汀类药物的肌肉毒性作用很微弱。

3. 患者,男,62岁,年轻时身体很强壮,一年到头从未感冒生病。步入老年后,体重增加。60岁以后常感头晕、神疲乏力、失眠健忘、肢体麻木、胸闷、心悸等。行血液检查,血清总胆固醇为6.64mmol/L,血清低密度脂蛋白为5.12mmol/L。

（1）血液检查提示该患者最有可能患有(　　)

　　A. 心脏病　　　　　　　　　　B. 肺梗死

　　C. 高脂血症　　　　　　　　　D. 气胸

（2）与此疾病关系密切的指标是（　）

    A. 低密度脂蛋白胆固醇　　　　　　B. 尿素氮

    C. 血肌酐　　　　　　　　　　　　D. 心肌酶

答案：（1）C　（2）A

解析：

（1）血液检查时发现血脂增高，患有高脂血症。

（2）低密度脂蛋白胆固醇可以渗入动脉血管壁中，开启动脉粥状硬化过程，进而引发各种心脑血管疾病，因此，低密度脂蛋白胆固醇又称"坏"胆固醇。

4. 患者，男，65岁，烟龄已有十几年，进食蔬菜较少，经常便秘。近来体检血脂异常。

（1）吸烟对血脂的影响包括（　）

    A. 加重血脂异常　　　　　　　　　B. 不损伤血管内皮

    C. 高血糖　　　　　　　　　　　　D. 血脂降低

（2）缺少纤维素的饮食会导致（　）

    A. 颅内血管压力剧降　　　　　　　B. 血脂增高

    C. 静脉曲张　　　　　　　　　　　D. 肠梗阻

答案：（1）A　（2）B

解析：

（1）吸烟会加重血脂异常，低密度脂蛋白胆固醇会损伤血管内皮，加速动脉粥样硬化。

（2）老年人容易便秘，饮食多较精细，缺少纤维素。纤维素能降低血清胆固醇，有利于胆盐和脂肪从粪便中排出。饮食中若缺少纤维素，会导致患者便秘，血脂也会升高，易出现高脂血症。

5. 患者，男，45岁，身高175cm，体重100kg，经常与朋友吃烧烤类夜宵，嗜烟酒，诊断高脂血症1年。近来常感头晕、胸闷，休息不好，睡前口服安定15mg，更觉全身乏力，自感症状加重。

（1）患者应先复查（　）

    A. 胸片　　　　　　　　　　　　　B. 血液指标

    C. 头部磁共振　　　　　　　　　　D. ECT

（2）患者睡前应禁止（　）

    A. 喝水　　　　　　　　　　　　　B. 运动

    C. 口服安定15mg　　　　　　　　　D. 枕头过低

（3）患者睡前应养成的良好习惯是（　）

    A. 睡时用高枕头　　　　　　　　　B. 睡前饱餐

    C. 睡时用低枕头　　　　　　　　　D. 睡前抽烟喝酒

答案：（1）B　（2）C　（3）C

解析：

（1）高脂血症患者复查应先查血脂水平。

（2）睡前服用大剂量安眠药，会减缓血流，使血液黏稠度升高，易引起大脑灌注障碍，导致缺血性脑卒中。

（3）睡前五忌

1）忌枕头过高。头部铺垫过高，颈部肌肉和韧带过度牵拉，会挤压颈部血管，阻断血流，造成供血不足,易导致脑梗死。

2)忌睡前吃得过饱。饱餐后会造成血液集中在胃肠道,心、脑的血液相对减少,易引起脑梗死、心绞痛甚至心肌梗死。

3)忌睡前服用大剂量安眠药、较强的降压药或血管扩张剂。这些药物会减缓血流,使血液黏稠度升高,易引起大脑灌注障碍,导致缺血性脑卒中。

4)忌睡前酗酒。酗酒后,血浆及尿中儿茶酚胺含量迅速增加,而儿茶酚胺是升高血压的"元凶",加之高脂血症易合并动脉粥样硬化和高血压,血压迅速升高,可能导致脑卒中和猝死。

5)忌睡前抽烟。抽烟可使血管痉挛收缩、血压升高,使血小板聚集形成栓塞,会引起冠心病甚至心肌梗死。

A4 型题(多选题)

1. 人体内血浆脂蛋白有下列几种代谢途径( )

　　A. 外源性代谢途径　　　　B. 内源性代谢途径　　　　C. 胆固醇逆转运途径

　　D. 中间代谢途径　　　　　E. 旁路代谢途径

答案: ABC

解析: 人体内血浆脂蛋白代谢可分为外源性代谢途径和内源性代谢途径。外源性代谢途径是指饮食摄入的胆固醇和甘油三酯在小肠中合成乳糜微粒(CM)及其代谢的过程;而内源性代谢途径则是指由肝脏合成极低密度脂蛋白(VLDL),后者转变为中间密度脂蛋白(IDL)和低密度脂蛋白(LDL),LDL 被肝脏或其他器官代谢的过程。此外,还有一个胆固醇逆转运途径,即高密度脂蛋白(HDL)的代谢。

2. 高脂血症患者降低血液中的( ),可预防冠心病和脑卒中等致死、致残性疾病的风险

　　A. 高密度脂蛋白胆固醇　　B. 低密度脂蛋白胆固醇　　C. 总胆固醇

　　D. 甘油三酯　　　　　　　E. 中性粒细胞

答案: BCD

解析: 以低密度脂蛋白胆固醇(LDL-C)或胆固醇、甘油三酯升高为特点的血脂异常,均是动脉粥样硬化性心血管疾病重要的危险因素,需要严格控制其在血中含量。

3. 高脂血症患者要在运动锻炼过程中定期监测哪三者的协调问题( )

　　A. 喝酒、睡眠　　　　　　B. 血脂　　　　　　　　　C. 运动

　　D. 饮食和药物　　　　　　E. 工作、学习、运动

答案: BCD

解析: 患者要在运动锻炼过程中定期监测血脂、运动、饮食和药物三者的协调问题。既要控制饮食,又不能缺乏营养,保证足够的身体需要,同时也要注意及时调整药物剂量,尽量以最小剂量和最大的生理性剂量达到最有效的治疗效果。同时还要注意有些降脂药物兼具降压、降心率的作用,在制定运动处方时尤需注意。

四、名词解释

内源性高甘油三酯血症

答案: 甘油三酯分为内源性甘油三酯与外源性甘油三酯。外源性甘油三酯来自食物,消化吸收后成为乳糜微粒的成分。内源性甘油三酯主要在小肠和肝合成,生成脂蛋白后进入血

浆。任何甘油三酯来源过多(包括进食和自身合成)或分解代谢障碍或两者兼有均可引起高脂血症。

五、问答题

日常生活中高脂血症形成的原因有哪些?

答案:血脂升高不仅和超热量的饮食摄入有关,也与自身基因变异后体内生成过多有关,更多时候也与我们平时过少的体力活动消耗有关。因此,我们治疗高脂血症需要从这三方面着手,控制饮食摄入+运动锻炼增加消耗+药物治疗,减少吸收或合成。

六、案例分析

患者,34岁,身高173cm,体重85kg,公司文职人员。每天坐位活动(开会、计算机和电视前、开车)长达10~12h,基本不运动,也不控制膳食。去年在体检中发现:血甘油三酯、胆固醇超过正常值,有中度脂肪肝,体脂占体重30%。诊断如下:轻度肥胖、体脂超标、Ⅳ型高脂血症、脂肪肝,有患冠心病的高危因素。

(1)该患者为什么会出现上述症状?

(2)作为责任护士应当怎样对患者进行护理指导?

答案:

(1)出现上述症状与基本不运动、膳食不合理、轻度肥胖、体脂超标有关。

(2)作为责任护士给予护理指导有:①患者应在医护指导下执行健康促进计划。目标是减体重(减脂肪),降体脂和血脂,增强心肺功能,提高最大吸氧量。②建立终身体育锻炼和科学配餐的基本理念,方法是采用中、低强度有氧运动锻炼,同时控制总热能摄入。③以低强度运动为主。以微微发热、运动中能连续说话、不感觉疲劳为度。每周3次至4次,每次所消耗的热量大约在300~400kcal。④摄入热量减少,改变膳食结构。每天摄入肉类的量应减少50~100克,炒菜时植物油减少10~20g。不食用动物内脏与奶油。⑤饮低脂奶,所有膳食中须无糖,低糖饮食。保证优质蛋白摄入,宜食用瘦肉、鸡鸭、鱼类(河鱼)。养成好的习惯,控制体重,多运动锻炼,戒烟,调整饮食结构。

(张苏钰)

第四节　糖　尿　病

一、填空题

1. 1型糖尿病发病的主要因素是_____。

答案:胰岛素分泌绝对不足

解析:1型糖尿病病因有遗传、病毒感染、自身免疫系统缺陷等,其中主要因素是自身免疫系统缺陷即胰岛素分泌绝对不足。

2. 根据病因分类,可将糖尿病分为_____、_____、_____、_____四个主要类型。

答案:1型糖尿病;2型糖尿病;特殊类型糖尿病;妊娠期糖尿病

解析:WHO(1999年)的糖尿病病因学分型体系指出,根据病因学证据将糖尿病分为4大类,即1型糖尿病、2型糖尿病、特殊类型糖尿病和妊娠期糖尿病。

3. 空腹血糖值正常范围是_____mmol/L。

答案: 3.9~6.0

解析: 按照目前通用的 WHO(1999年)标准规定,空腹血糖值正常范围是3.9~6.0mmol/L。

4. 空腹血糖是至少空腹_____h没有进食而测得的血糖。

答案: 8

解析: 空腹血糖是指在隔夜空腹(至少8h未进任何食物,饮水除外)后,早餐前采集的血标本所检定的血糖值,为糖尿病最常用的检测指标,可反映胰岛 β 细胞的功能,一般代表基础胰岛素的分泌功能。

5. 低血糖的诊断标准是血糖≤_____mmol/L。

答案: 2.8

解析: 低血糖的诊断标准为成年人空腹血糖浓度 ≤ 2.8mmol/L,糖尿病患者血糖 ≤ 3.9mmol/L就属于低血糖范畴,但因个体差异,有的患者血糖不低于此值也会出现低血糖症状。

6. _____可反映过去2~3个月血糖平均水平,是判断糖尿病治疗效果的金标准。

答案: 糖化血红蛋白

解析:《亚太糖尿病防治指南》明确规定,糖化血红蛋白是国际公认的糖尿病监控的"金标准"。它可反映过去2~3个月血糖的平均水平,帮助医生和患者了解抽血前较长一段时间内糖尿病病情控制情况,为医生提供诊疗与合理用药的可靠指标。

二、判断题

1. 注射长效胰岛素,最易发生低血糖反应的时间为注射后半小时。

答案: 错误

解析: 注射长效胰岛素易产生夜间低血糖。

2. 糖尿病引起的慢性并发症有冠心病、脑血管病、肾动脉硬化、肢体动脉硬化。

答案: 正确

解析: 糖尿病慢性并发症主要为大血管病变(心脏病、高血压、脑血管意外及下肢血管病变)、微血管病变(糖尿病视网膜病变、糖尿病肾病)和神经病变。这些疾病以累及心、脑、肾等生命器官和危害严重为特点,是糖尿病防治的重点与难点。

3. 口服降糖药是治疗糖尿病最基础的措施。

答案: 错误

解析: 治疗糖尿病最基础的措施是控制饮食。

4. 糖尿病患者运动治疗的最佳时间是餐后1h。

答案: 正确

解析: 适当的运动有助于减轻体重,提高胰岛素的敏感性,改善血糖和血脂代谢紊乱。糖尿病患者运动治疗的最佳时间是餐后1h(以进食开始计时)。

5. 2型糖尿病的主要死亡原因是糖尿病肾病。

答案: 错误

解析: 2型糖尿病的死亡原因按病理生理机制可分为心血管并发症、脑血管意外、肾衰竭、感染、高渗性昏迷等。2型糖尿病的主要死亡原因是冠状动脉和脑血管动脉粥样硬化。糖尿病肾病是1型糖尿病的主要死亡原因。

三、选择题

A1型题（单选题）

1. 胰岛素的生理功能是（　　）

    A. 促进糖原分解和糖异生，使血糖降低

    B. 促进葡萄糖利用和转化，使血糖降低，促进蛋白质合成

    C. 促进蛋白质合成，维持男性第二性征

    D. 调节胃肠平滑肌运动

    E. 刺激骨髓红细胞生成

答案： B

解析： 胰岛素是由胰腺内的胰岛 β 细胞受内源性或外源性物质，如葡萄糖、乳糖、核糖、精氨酸、胰高血糖素等刺激而分泌的一种蛋白质激素。胰岛素是机体内唯一可以降低血糖的激素，同时可以促进糖原、脂肪、蛋白质的合成。

2. 1型糖尿病的发病特点，下列不妥的是（　　）

    A. 多发生于青少年　　　　B. 起病较急　　　　　　C. 症状重

    D. 起病缓慢　　　　　　　E. 常以酮症酸中毒为首发症状

答案： D

解析： 1 型糖尿病，原名为胰岛素依赖型糖尿病，多发生在儿童和青少年，也可发生于各种年龄。起病比较急剧，体内胰岛素绝对不足，容易发生酮症酸中毒，必须用胰岛素治疗才能获得满意治疗，否则将危及生命。

3. 糖尿病患者消瘦的原因是（　　）

    A. 口渴多饮　　　　　　　　　　　　B. 脂肪合成增多

    C. 无氧糖酵解增加　　　　　　　　　D. 蛋白质和脂肪分解增多及失水

    E. 促进肌肉组织摄取葡萄糖

答案： D

解析： 消瘦是糖尿病"三多一少"的典型症状之一。这是由于患者体内没有足够的胰岛素，无法充分利用血液中的葡萄糖，只有通过消耗蛋白质和脂肪供能，所以导致消瘦。

4. 糖尿病的主要死亡原因为（　　）

    A. 下肢动脉血栓形成　　B. 酮症酸中毒　　　　C. 高渗性非酮症昏迷

    D. 冠心病、脑血管疾病　　E. 糖尿病性肾病

答案： D

解析： 在胰岛素及抗生素用于临床之前，糖尿病酮症酸中毒及感染是糖尿病的主要死亡原因。自 1921 年胰岛素应用于临床，糖尿病高渗性昏迷及感染所致的死亡急剧减少，糖尿病动脉硬化及微血管病变产生的慢性并发症，成为影响糖尿病预后的主要因素，糖尿病慢性并发症致残、致死率逐渐增加，其中糖尿病性心脏病（主要是缺血性心脏病）、脑血管病是糖尿病的主要死亡原因。

5. 在吃第一口饭时服用效果最好的降糖药是（　　）

    A. 二甲双胍　　　　　　　B. 磺脲类　　　　　　　C. 阿卡波糖类

    D. 胰岛素增敏剂　　　　　E. DPP-4 酶抑制剂

答案： C

解析：目前临床上使用最多的口服降糖药有四类，不同类的降糖药服药时间有不同要求：二甲双胍在餐后服用；磺脲类药物一般要求在餐前 20min 服用；阿卡波糖类药物要求在吃第一口饭时嚼烂吞服；胰岛素增敏剂一般在餐前半小时左右服用。如今，有新的一类降糖药如 DPP-4 酶抑制剂，它们在 24h 内任何时间都可以服用，但是患者应自己选择相对固定的时间服用比较好。

6. 糖尿病患者控制饮食的目的是（　　）

　　A. 减轻体重，防止肥胖　　B. 减慢肠蠕动　　C. 延缓消化吸收
　　D. 减少胰液分泌　　　　　E. 减轻胰岛 β 细胞的负担

答案：E

解析：糖尿病患者控制饮食的主要目的是减轻胰岛负担，使血糖、尿糖、血脂达到或接近正常，以防止或延缓心血管等并发症的发生和发展。

7. 糖尿病患者体育锻炼时应注意（　　）

　　A. 运动量不宜过大　　B. 在胰岛素注射前进行　　C. 运动量不宜过小
　　D. 每 1 个月运动一次　　E. 持续时间要长

答案：A

解析：糖尿病患者运动治疗的原则是适量化、经常性和个体化。锻炼时运动量不宜过大，体育锻炼前最好准备一些食物，如巧克力、果汁等，作为低血糖反应时的应急食品，但不宜多吃。宜在饭后 30~40min 运动，运动前应先做 5~10min 的准备活动，然后再运动，慢慢增加运动强度，运动快结束时缓慢减低运动强度。

8. 低血糖反应的临床表现不包括（　　）

　　A. 昏迷　　　　B. 高热　　　　C. 心悸
　　D. 出汗　　　　E. 面色苍白

答案：B

解析：低血糖的临床表现为出汗、心慌、颤抖、面色苍白，严重者还可出现精神不集中、躁动、易怒甚至昏迷等。

9. 糖尿病酮症酸中毒是糖尿病的急性并发症之一，下列概念错误的是（　　）

　　A. 需用皮下注射小剂量胰岛素治疗
　　B. 1 型糖尿病及 2 型糖尿病均可发生糖尿病酮症酸中毒
　　C. 感染是常见的诱因
　　D. 需持续静脉注射小剂量胰岛素治疗
　　E. 输液是抢救糖尿病酮症酸中毒的首要措施

答案：A

解析：糖尿病酮症酸中毒是血糖急剧升高引起胰岛素严重不足激发的酸中毒。常见的诱因有感染、胰岛素治疗中断或不适当减量、饮食不当、手术等。输液是抢救糖尿病酮症酸中毒的首要关键措施，可持续静脉小剂量胰岛素治疗，也可采用间歇静脉注射或间歇肌内注射，但不宜皮下注射。

10. 判断糖尿病治疗效果的指标不包括（　　）

　　A. 餐后血糖　　　　B. 空腹血糖　　　　C. 尿糖
　　D. 胰岛素释放试验　　E. 糖化血红蛋白

答案：D

解析: 胰岛素释放试验用于判断胰岛 β 细胞的功能,其他项可用于判断糖尿病治疗效果。其中空腹和餐后血糖仅能判断取血当时的血糖情况;尿糖受肾糖阈等因素的影响,对治疗效果的评判较粗略,也不能发现低血糖;糖化血红蛋白反映过去 2~3 个月血糖的平均水平,被认为是评价糖尿病治疗效果的金标准。

A2 型题(单选题)

1. 患者,男,65 岁,糖尿病 8 年,注射普通胰岛素 2h 后进餐,此时患者出现头昏、心悸、多汗、饥饿感,护士应警惕患者并发(　　)

    A. 胰岛素过敏　　　　　　B. 冠心病心绞痛　　　　　　C. 低血糖反应

    D. 酮症酸中毒早期　　　　E. 高渗性昏迷先兆

答案: C

解析: 普通胰岛素应在餐前 0.5h 给药,该案例患者给药后 2h 才进餐,临床表现符合低血糖的特点。

2. 患儿,男,10 岁。多饮,多食,多尿。消瘦 2 个月。空腹血糖 13mmol/L,尿糖(++),尿酮(+)。患者患此疾病的主要机制是(　　)

    A. 胰岛素绝对缺乏　　　　B. 胰岛素相对缺乏　　　　　C. 胰岛素受体缺乏

    D. 胰岛素亲和力下降　　　E. 胰岛素受体抗体产生

答案: A

解析: 患儿具有糖尿病典型"三多一少"症状,空腹血糖明显升高,尿糖及尿酮体阳性,诊断为 1 型糖尿病。1 型糖尿病的全称是胰岛素依赖型糖尿病,多发生在儿童和青少年,起病比较急剧,发病机制是胰岛 β 细胞被破坏,导致胰岛素绝对缺乏,容易发生酮症酸中毒,必须用胰岛素治疗才能获得满意疗效,否则将危及生命。

3. 患者,男,20 岁,被诊断为糖尿病。胰岛素治疗期间突然心悸、饥饿、出汗,随即意识模糊,首要处理的措施为(　　)

    A. 加大胰岛素剂量　　　　B. 加用格列本脲　　　　　　C. 静脉注射 50% 葡萄糖

    D. 静脉滴注碳酸氢钠　　　E. 应用呼吸兴奋剂

答案: C

解析: 患者在胰岛素治疗期间出现心悸、饥饿等症状,提示低血糖反应,随即意识模糊,可能并发低血糖休克,故须急查末梢血糖明确诊断,静注 50% 葡萄糖液。

4. 患者,女,55 岁。散步时发生昏迷,由路人送来急诊,无法询问病史,但患者呼吸有烂苹果味,可初步诊断为(　　)

    A. 酒醉　　　　　　　　　B. 有机磷农药中毒　　　　　C. 糖尿病酮症酸中毒

    D. 蛛网膜下腔出血　　　　E. 癔症

答案: C

解析: 糖尿病酮症酸中毒患者呼出的气体中有烂苹果气味,是由丙酮引起的。

5. 患者,女,60 岁。患 2 型糖尿病多年,体态肥胖,"三多一少"症状不明显,血糖偏高。饮食控制、口服降糖药效果均不理想。护士应指导患者(　　)

    A. 减少主食量　　　　　　B. 运动疗法　　　　　　　　C. 静脉注射胰岛素

    D. 测血酮和尿酮　　　　　E. 增加降糖药剂量

答案: B

解析：糖尿病运动疗法的适应证为病情稳定的 2 型糖尿病、体重超重的 2 型糖尿病（最佳适应证）、病情稳定的 1 型糖尿病、稳定期的妊娠糖尿病。患者为肥胖的 2 型糖尿病患者，故答案选 B。

A3 型题（单选题）

1. 患者，女，65 岁。患糖尿病 15 年，多次因血糖控制不佳住院治疗，目前经过胰岛素治疗后，血糖稳定，准备出院。

（1）该患者的健康教育的首要内容是（　　）

　　A. 合理控制饮食

　　B. 掌握尿糖定性试验测定的方法

　　C. 胰岛素注射方法、常见不良反应的处理

　　D. 观察低血糖反应与酮症酸中毒

（2）护士向患者解释皮下注射胰岛素经常更换部位的目的是为了避免（　　）

　　A. 胰岛素吸收不良　　　　　　　B. 胰岛素过敏反应

　　C. 局部皮肤肿胀　　　　　　　　D. 脂肪萎缩

（3）胰岛素注射优先选择的部位是（　　）

　　A. 腹部　　　　　　　　　　　　B. 上臂外侧

　　C. 臀部　　　　　　　　　　　　D. 腿部

答案：（1）C　（2）A　（3）A

解析：

（1）患者需要注射胰岛素进行治疗，故胰岛素注射方法、常见不良反应的处理是首要的健康教育内容。

（2）注射胰岛素时，若有局部硬结或脂肪萎缩，则胰岛素不易被吸收，应尽量避开这些部位。胰岛素是一种生长因子，反复在同一部位注射会导致皮下硬结，使局部皮下组织吸收能力下降，影响胰岛素的吸收和利用，因此皮下注射胰岛素的部位要经常更换。

（3）腹部是胰岛素注射优先选择的部位，因为腹部的皮下组织较厚，减少注射至肌层的风险，而且吸收胰岛素最快，便于自我注射时捏起皮肤。

2. 患者，男，57 岁。有 2 型糖尿病病史 12 年，经饮食控制、运动、口服降糖治疗效果不理想，今日开始加用胰岛素治疗。

（1）开始治疗时，胰岛素给药方式正确的是（　　）

　　A. 胰岛素从大剂量开始　　　　　B. 胰岛素从小剂量开始

　　C. 胰岛素与鱼精蛋白锌胰岛素联合应用　D. 鱼精蛋白锌胰岛素从大剂量开始

（2）目前最主要的护理诊断及合作性问题是（　　）

　　A. 营养失调：高于机体需要量　　　B. 有感染的危险

　　C. 执行治疗方案无效　　　　　　　D. 潜在并发症：酮症酸中毒

（3）进行健康教育时，不正确的指导是（　　）

　　A. 掌握并坚持饮食计划　　　　　　B. 多吃新鲜水果

　　C. 学会胰岛素注射技术　　　　　　D. 适当运动以减轻症状

答案：（1）B　（2）C　（3）B

解析：

（1）胰岛素治疗需严格个体化，初始选用速效制剂，小剂量开始，逐渐增量。

（2）题目中患者多种治疗方法没有效果。

（3）虽然新鲜水果对人体健康起着不可缺少的促进作用，但水果中含葡萄糖和果糖，这类单糖物质吸收快，但多食会使血糖升高。因此，病情重、血糖控制不稳定的糖尿病患者要选择含糖分少的水果食用，并避免多食。

A4 型题（多选题）

1. 糖尿病多饮、多尿、多食的原因是（　　）

  A. 由于血糖升高，葡萄糖不能被利用，携带大量水分从肾脏排出形成多尿

  B. 由于多尿失水而出现口渴、多饮

  C. 葡萄糖代谢紊乱

  D. 胰岛素不足，体内不能利用糖，患者常多食易饥

  E. 蛋白质、脂肪消耗增多

答案： ABCD

解析： 糖尿病患者血糖高，血浆渗透压高，导致尿液的渗透压也高，肾小管重吸收水分减少，尿液增多。由于多尿，水分丢失过多，发生细胞内脱水，刺激口渴中枢，患者感口渴而多饮。血糖高但不能氧化产生能量，易产生饥饿感而多食。

2. 糖尿病急性并发症包括（　　）

  A. 酮症酸中毒　　　　　　　　　B. 视网膜病变

  C. 高渗性非酮症糖尿病昏迷　　　D. 多发性周围神经病变

  E. 脑血管病

答案： AC

解析： 糖尿病是一组由遗传、环境、免疫等因素引起的胰岛素分泌缺陷及 / 或其生物学作用障碍导致的以高血糖为特征的代谢性疾病。其急性并发症是指糖尿病急性代谢紊乱，包括糖尿病酮症酸中毒、高渗性非酮症糖尿病昏迷，以及在糖尿病降糖治疗过程中出现的乳酸性酸中毒及低血糖昏迷。

3. 胰岛素的不良反应包括（　　）

  A. 低血糖反应　　　　　　　　　B. 胰岛素过敏反应

  C. 注射部位脂肪营养不良（脂肪萎缩）　　D. 胃肠道反应

  E. 诱发乳酸性酸中毒

答案： ABC

解析： 胰岛素不良反应有低血糖反应、过敏反应、皮下脂肪萎缩或增生、胰岛素抵抗等。

4. 糖尿病口服降糖药的分类包括（　　）

  A. 磺酰脲类　　　　　　B. 格列奈类　　　　　　C. 双胍类

  D. 胰岛素增敏剂　　　　E. α- 葡萄糖苷酶抑制剂

答案： ABCDE

解析： 糖尿病口服降糖药包括促胰岛素分泌药（磺酰脲类和格列奈类）、双胍类、胰岛素增敏剂，以及 α- 葡萄糖苷酶抑制剂。

5. 糖尿病足溃疡的危险因素有（　　）

  A. 既往有溃疡史   B. 有神经病变的症状或体征 C. 严重的足畸形

  D. 脊柱关节炎   E. 长期血糖控制不良

答案： ABCDE

解析： 糖尿病足溃疡的危险因素有很多，其中无痛性神经病变是引起溃疡最重要的原因；既往有溃疡史者，再次发生溃疡的危险性是无溃疡史患者的 13 倍；足畸形和关节活动受限如脊柱关节炎患者行走时会增强足部的压力，从而容易发生足部溃疡；血糖过高是高凝状态出现的诱发因素之一，进而使患者下肢动脉粥样硬化，引发糖尿病足。

6. 糖尿病酮症酸中毒的治疗要点（　　）

  A. 大量补液   B. 小剂量胰岛素治疗

  C. 纠正电解质酸碱平衡失调 D. 治疗诱因及并发症

  E. 强心、利尿

答案： ABCD

解析： 糖尿病酮症酸中毒治疗原则：快速补充足量液体，恢复有效循环血量，胰岛素治疗。补充钾及碱性药物：酮症酸中毒时常合并低钾血症，故最初可同时补钾。感染常是本症的主要诱因，而酸中毒又常并发感染，即使找不到感染灶，只要患者体温升高、白细胞增多，即可给予抗生素治疗。

7. 糖尿病是一组由（　　）相互作用而引起的临床综合征

  A. 感染   B. 劳累   C. 遗传

  D. 环境   E. 精神

答案： CD

解析： 糖尿病是由遗传和环境因素相互作用而引起的一组以慢性高血糖为特征的代谢异常综合征。

8. 酮症酸中毒的诱发因素是（　　）

  A. 感染   B. 饮食不当   C. 妊娠

  D. 创伤   E. 胰岛素治疗突然中断

答案： ABCDE

解析： 糖尿病酮症酸中毒的主要诱因为感染、饮食或治疗不当及各种应激因素。具体如下：①急性感染是糖尿病酮症酸中毒的重要诱因，包括呼吸系统、泌尿系统及皮肤感染，且以冬春季发病率较高；②治疗不当，如中断药物治疗（尤其是胰岛素）、药量不足及抗药性产生等；③饮食失控和 / 或胃肠道疾病，如饮食过量、过甜（含糖过多）或不足、酗酒、呕吐、腹泻等，均可加重代谢紊乱而诱发糖尿病酮症酸中毒；④其他应激反应，如严重外伤、麻醉、手术、妊娠、分娩、精神刺激以及心肌梗死或脑血管意外等情况。

9. 糖尿病运动疗法的重要性在于（　　）

  A. 促进营养素的利用 B. 增强胰岛素的作用 C. 改善 β 细胞的贮备功能

  D. 避免低血糖反应发生 E. 有利于肥胖患者体重减轻

答案： ABCE

解析： 运动疗法不能避免低血糖反应的发生。

10. 糖尿病的饮食要求是（　　）

  A. 不得随意吃甜食   B. 告知患者家属饮食与糖尿病的关系

  C. 患者饥饿时稍增加饭量 D. 肥胖者需酌增总热量

　　E. 禁吃水果

答案：ABC

解析：糖尿病患者应控制饮食，特别注意甜食的摄人要控制，适当食用含糖分少的水果。

四、名词解释

1. 糖尿病酮症酸中毒

答案：糖尿病酮症酸中毒是由于体内胰岛素活性重度缺乏及升血糖激素不适当升高，引起糖、脂肪和蛋白质代谢紊乱，导致水、电解质和酸碱平衡失调，出现高血糖、酮症、代谢性酸中毒和脱水为主要表现的临床综合征。

2. 1 型糖尿病

答案：1 型糖尿病也称胰岛素依赖性糖尿病，多发生在儿童和青少年，也可发生于各种年龄。起病急剧，体内胰岛素绝对不足容易发生酮症酸中毒，必须用胰岛素治疗才能获得满意疗效，否则将危及生命。

3. 糖尿病治疗的"五驾马车"

答案：饮食疗法、运动疗法、药物疗法、血糖监测及糖尿病教育被称为糖尿病治疗的"五驾马车"。

五、问答题

1. 简述糖尿病足溃疡的危险因素。

答案：糖尿病足溃疡的危险因素：①既往有足溃疡史；②有神经病变的症状或体征和 / 或缺血性血管病变体征；③严重的足畸形；④其他危险因素，如视力下降，膝、髋或脊柱关节炎，鞋袜不合适等；⑤个人因素，如社会条件差、老年人或独居生活、拒绝治疗和护理等。

2. 简述糖尿病的诊断标准。

答案：糖尿病的诊断标准是典型症状（包括多饮、多食、多尿和不明原因的体重下降）加上以下任意一项：随机血糖 ≥ 11.1mmol/L 或空腹血糖 ≥ 7.0mmol/L 或口服葡萄糖耐量试验中 2h 血糖 ≥ 11.1mmol/L。症状不典型者需他日重复检查血糖。

六、案例分析

患者，女，40 岁。多饮、多食、多尿、血糖升高 18 年，外院诊断为"糖尿病"，给予胰岛素治疗。平时饮食控制不佳，很少随访血糖，一周前因使用偏方治疗而停用胰岛素，三天前患者出现极度口渴、恶心、呕吐，伴乏力、气急、心慌来院急诊。体检：T 36.8℃，P 116 次 /min，R 28 次 /min，BP 140/80mmHg。神志清，消瘦，呼吸有烂苹果味，皮肤黏膜干燥，心肺（-），肝脾未触及，神经系统检查无异常发现。实验室检查：WBC 8.9×10^9/L，血糖 26mmol/L，血酮 3.1mmol/L，尿糖（+++），尿酮（+++），CO_2-CP 13mmol/L，血 pH 7.29。请问：

（1）患者目前最可能发生的紧急情况是什么？依据是什么？

（2）该患者目前的治疗原则有哪些？

（3）应采取哪些紧急护理措施？

答案：

（1）该患者最可能发生的紧急情况是酮症酸中毒。依据有：患者有糖尿病病史，使用胰岛素治疗，一周前自行停用胰岛素，目前出现极度口渴、恶心、呕吐、伴乏力、气急、心慌、烂苹果味呼吸、皮肤黏膜干燥等酮症酸中毒表现。实验室检查示血糖、血酮均升高，尿糖、尿酮强阳性，CO_2-CP 下降，血 pH 酸性，均提示酮症酸中毒。

（2）治疗原则：大量静脉输液，小剂量胰岛素治疗，纠正电解质及酸碱平衡失调，对症治疗及防治并发症。

（3）紧急护理措施：①绝对卧床休息，注意保暖，吸氧；②及时建立两路静脉通路，一路确保输液量和抗生素等的应用，另一路维持小剂量胰岛素滴注；③及时采血送检，及时准确执行医嘱，根据血糖情况随时调整胰岛素的剂量和滴速；④严密观察患者意识状态、瞳孔大小及对光反射、呼吸、血压、心率，观察症状有无减轻、皮肤弹性等脱水情况是否纠正，正确记录 24h 出入液量；⑤预防压疮和继发感染、昏迷。

（付　立）

第五节　高尿酸血症

一、填空题

1. 高尿酸血症发生的原因包括：_____、_____。

答案： 尿酸生成过多；肾对尿酸排泄减少

解析： 尿酸生成过多、肾对尿酸排泄减少从而导致体内尿酸增多，引起高尿酸血症。

2. 高尿酸血症根据尿酸排泄和清除率不同，分为_____、_____、_____三型。

答案： 尿酸排泄不良型；尿酸生成过多型；混合型

解析： 高尿酸血症患者限制嘌呤饮食 5d 后，留取 24h 尿化验尿酸水平。根据尿酸排泄和尿酸清除率不同，分为尿酸排泄不良型：尿酸排泄率 < 0.48mg/（kg·h），尿酸清除率 < 6.2ml/min；尿酸生成过多型：尿酸排泄率 > 0.51mg/（kg·h），尿酸清除率 ≥ 6.2ml/min；混合型：尿酸排泄率 > 0.51mg/（kg·h），尿酸清除率 < 6.2ml/min。

3. 高尿酸血症患者生活方式的改变包括：_____、_____、_____、_____。

答案： 健康饮食；限制烟酒；坚持运动；控制体重

解析： 高尿酸血症患者生活方式的改变包括：健康饮食、限制烟酒、坚持运动、控制体重。改变生活方式有利于并发症（如肥胖、糖尿病、高血压等）的管理。

4. 高尿酸血症患者的尿液 pH 为_____，有利于尿酸盐结晶溶解和从尿中排出。

答案： 6.2~6.9

解析： 高尿酸血症患者的尿液 pH 为 6.2~6.9，有利于尿酸盐结晶溶解和从尿中排出；但尿 pH > 7.0 易形成草酸钙及其他类结石，因此，碱化尿液过程中要监测尿 pH。

5. 别嘌醇最常见的过敏反应为_____。

答案： 剥脱性皮炎

解析： 别嘌醇超敏综合征：表现为皮肤剥脱、发热、嗜酸性粒细胞增多以及多器官受累，多因肝肾功能衰竭而致死，死亡率达 25%。发病后应立即停药，并用糖皮质激素进行治疗。剥脱性皮炎是其最常见的过敏反应。

二、判断题

1. 高尿酸血症患者都会出现痛风的表现。

答案：错误

解析：只有 10%~20% 高尿酸血症者发生痛风；痛风急性发作是尿酸在关节周围组织以结晶形式沉积引起的急性炎症反应和 / 或痛风石疾病。

2. 尿酸是高血压发病和长期血压变化的独立预测因素。

答案：正确

解析：尿酸是体内嘌呤代谢的终产物，当体内尿酸生成过多和 / 或排泄减少时，尿酸在体内聚积，可能通过以下途径使血压升高：①肾素 - 血管紧张素 - 醛固酮系统。有动物研究提示，大鼠轻度高尿酸血症可导致高血压的发生和肾脏的损害，可能与同时伴随的肾素 - 血管紧张素 - 醛固酮系统兴奋和神经型一氧化氮合成酶表达下调有关，由此引起血压升高；②高尿酸血症通常伴有胰岛素抵抗，胰岛素抵抗时肾素 - 血管紧张素 - 醛固酮系统活性亢进，导致交感神经系统功能亢进、钠潴留、血容量扩大、血压升高；③升高的尿酸可促进低密度脂蛋白胆固醇的氧化和脂质的过氧化，伴随氧自由基生成的增加并参与炎症反应，后者在动脉粥样硬化形成过程中起关键作用。因此尿酸水平是高血压发病和长期血压变化的独立预测因素。

3. 痛风急性期首选别嘌醇。

答案：错误

解析：痛风急性期禁用抑制尿酸生成药别嘌醇，此期用药不仅无抗炎镇痛作用，且会使组织中的尿酸结晶减少和血尿酸下降过快，促使关节内痛风石表面溶解，形成不溶性结晶而加重炎症反应，引起痛风性关节炎急性发作。应尽早服用秋水仙碱，别嘌醇通常在痛风发作平稳后 2 周开始服用，但在缓解期已服用的患者在急性发作时可继续应用。

三、选择题

A1 型题（单选题）

1. 高尿酸血症诊断标准（正常嘌呤饮食，非同日 2 次空腹检测）为（　）
   A. 男＞350μmol/L，女＞420μmol/L　　　　B. 男＞420μmol/L，女＞360μmol/L
   C. 男＞350μmol/L，女＞300μmol/L　　　　D. 男＞300μmol/L，女＞350μmol/L
   E. 男＞420μmol/L，女＞300μmol/L

答案：B

解析：正常嘌呤饮食状况下，非同日 2 次空腹尿酸水平升高，血尿酸男性＞420μmol/L，女性＞360μmol/L 则可确定为高尿酸血症。

2. 严重高尿酸血症患者开始透析时易产生（　）
   A. 失衡综合征　　　　B. 低血压　　　　C. 出血
   D. 心绞痛　　　　E. 过敏反应

答案：A

解析：失衡综合征易发生于严重高尿酸血症患者开始透析时，原因为血液透析后血液中的毒素迅速下降，血浆渗透压降低，血 - 脑屏障使脑脊液中的毒素下降较慢，导致脑脊液的渗透压大于血液的渗透压，水分由血液进入到脑脊液中形成脑水肿。

3. （　）的临床特点是高尿酸血症
   A. 类风湿关节炎　　　　B. 肾病综合征　　　　C. 痛风
   D. 系统性红斑狼疮　　　　E. 肥胖症

答案：C

解析：痛风是慢性嘌呤代谢障碍所致的一组异常性疾病。临床特点为：高尿酸血症、反复发作的痛风性关节炎、痛风石、间质性肾炎，严重者呈关节畸形及功能障碍，常伴有尿酸性尿路结石。

4. 限制嘌呤饮食 5d 后，每天尿素排出超过（　　）为尿素生成过多

    A. 200mg　　　　　　　　B. 300mg　　　　　　　　C. 400mg

    D. 500mg　　　　　　　　E. 600mg

答案：E

解析：限制嘌呤饮食 5d 后，每天尿素排出超过 600mg 为尿素生成过多。

5. 高尿酸血症患者，尿液 pH 低于（　　）时，需碱化尿液治疗

    A. 5.0　　　　　　　　　B. 5.5　　　　　　　　　C. 6.0

    D. 6.2　　　　　　　　　E. 6.9

答案：C

解析：高尿酸血症患者，尿液 pH 低于 6.0 时，需碱化尿液治疗，维持尿液 pH 至 6.5，防止发生肾结石。

A2 型题（单选题）

1. 患者，男，50 岁，1 年前诊断为高尿酸血症，无临床症状；5d 前患者夜间突发跖关节的疼痛，1~2d 自然缓解，缓解时局部出现脱屑和瘙痒症状，您认为该症状的常见诱因不包括（　　）

    A. 酗酒　　　　　　　　　B. 过度疲劳　　　　　　　C. 失眠

    D. 寒冷　　　　　　　　　E. 高嘌呤饮食

答案：C

解析：急性关节炎多在春秋季节发病，酗酒、过度疲劳、关节受伤、关节疲劳、手术、寒冷、摄入高蛋白和高嘌呤食物等为常见的发病诱因。

2. 患者，男，38 岁，高尿酸血症，限制嘌呤饮食 5d 后，尿酸排泄率 < 0.48mg/(kg·h)，尿酸清除率 < 6.2ml/min，应考虑为（　　）

    A. 尿酸排泄不良型　　　　B. 尿酸生成过多型　　　　C. 混合型

    D. 尿酸排泄过多型　　　　E. 以上均不是

答案：A

解析：高尿酸血症患者限制嘌呤饮食 5d 后，留取 24h 尿，检查尿酸水平。根据尿酸排泄和尿酸水平不同，高尿酸血症分为尿酸排泄不良型：尿酸排泄率 < 0.48mg/(kg·h)，尿酸清除率 < 6.2ml/min；尿酸生成过多型：尿酸排泄率 > 0.51mg/(kg·h)，尿酸清除率 ≥ 6.2ml/min；混合型：尿酸排泄率 > 0.51mg/(kg·h)，尿酸清除率 < 6.2ml/min。

3. 患者，男，46 岁，正常嘌呤饮食状况下，非同日 2 次空腹尿酸为 480μmol/L，实验室检查：尿液 pH 为 5.5。针对该患者，首要的处理原则为（　　）

    A. 高蛋白饮食　　　　　　B. 碱化尿液　　　　　　　C. 高嘌呤饮食

    D. 增加活动　　　　　　　E. 少食多餐

答案：B

解析：正常嘌呤饮食状况下，非同日 2 次空腹尿酸水平升高，血尿酸男性 > 420μmol/L，女性 > 350μmol/L 则为高尿酸血症。患者应卧床休息，进食低蛋白饮食，禁食高嘌呤食物。尿液 pH 低于 6.0 时，需碱化尿液治疗，维持尿液 pH 至 6.5，防止发生肾结石。

A3 型题（单选题）

1. 患者，男，40 岁，患者主诉夜间因跖关节疼痛而惊醒，1~2d 自然缓解，缓解时局部脱屑。就诊于当地医院，生命体征：血压 180/100mmHg，脉搏 90 次/min，血尿酸 490μmol/L。

（1）该患者最有可能患有（　）

    A. 肾病综合征　　　　　　　　　　B. 终末期肾脏病

    C. 慢性关节炎　　　　　　　　　　D. 急性关节炎

（2）该患者此时应该做什么检查确诊（　）

    A. 血管超声　　　　　　　　　　　B. 胸片

    C. 滑囊液检查　　　　　　　　　　D. 心电图

答案：（1）D　（2）C

解析：

（1）急性关节炎是痛风的首发症状，是尿酸盐结晶、沉积引起的炎症反应，表现为突发单个，偶发双侧或多关节红、肿、热、痛，可有关节腔积液，伴发热、白细胞增多等全身反应。常在夜间发作，因疼痛而惊醒，最易受累部位是跖关节，初次发作常呈自限性，一般经 1~2d 或数周自然缓解，缓解时局部偶可出现特有的脱屑和瘙痒表现。

（2）痛风的急性关节炎期行关节腔穿刺，抽取滑囊液在旋光显微镜下，可见白细胞内有双折光现象的针形尿酸盐结晶。

2. 患者，男，56 岁，正常嘌呤饮食状况下，非同日 2 次空腹尿酸为 465~485μmol/L；限制嘌呤饮食 5d 后，每天尿素排出为 600~650mg。

（1）该患者最有可能患有（　）

    A. 急性白血病　　　　　　　　　　B. 高尿酸血症

    C. 类风湿关节炎　　　　　　　　　D. 低尿酸血症

（2）您认为该患者发病的原因是（　）

    A. 肾对尿酸排泄增加　　　　　　　B. 尿酸生成过少

    C. 尿酸生成过多　　　　　　　　　D. 肾对尿酸排泄减少

答案：（1）B　（2）C

解析：

（1）正常嘌呤饮食状况下，非同日 2 次空腹尿酸水平升高，血尿酸男性＞420μmol/L，女性＞350μmol/L 则可确定为高尿酸血症。

（2）限制嘌呤饮食 5d 后，若每天尿素排出超过 600mg 为尿素生成过多。

3. 患者，女，45 岁，入院时诊断为肺结核，遵医嘱服用吡嗪酰胺进行抗结核强化治疗，2 周后患者多关节发生红、肿、热、痛，伴发热、白细胞增多等全身反应。

（1）该患者最有可能患有（　）

    A. 急性白血病　　　　　　　　　　B. 高尿酸血症

    C. 类风湿关节炎　　　　　　　　　D. 系统性红斑狼疮

（2）您认为该患者目前需要做的检查是（　）

    A. 血、尿尿酸测定　　　　　　　　B. 心电图

    C. 胸部 CT　　　　　　　　　　　D. 血红蛋白测定

（3）作为责任护士，您认为以下不正确的是（　）

    A. 嘱患者高蛋白饮食　　　　　　　B. 嘱患者多食新鲜蔬菜和水果

C. 嘱患者禁食海鲜,动物内脏　　　　　D. 嘱患者卧床休息

答案:(1)B (2)A (3)A

解析:

(1)吡嗪酰胺对结核分枝杆菌有杀灭作用,常用于各类结核病的强化期治疗,而继发性高尿酸血症是吡嗪酰胺的常见不良反应,可引起急性关节炎,导致多关节红、肿、热、痛,伴发热、白细胞增多等全身反应。

(2)正常嘌呤饮食状况下,非同日2次空腹尿酸水平升高,血尿酸男性>420μmol/L,女性>350μmol/L则可确定为高尿酸血症。

(3)高尿酸血症患者应卧床休息,避免受累关节负重;低蛋白饮食,蛋白质控制在1g/(kg·d);禁食高嘌呤食物,如动物内脏、鱼虾类、蛤蟹、肉类、菠菜、蘑菇、黄豆、扁豆、豌豆、浓茶等;饮食宜清淡、易消化,忌辛辣和刺激性食物;严禁饮酒。

A4型题(多选题)

1. 高尿酸血症伴有的代谢综合征的特征包括(　　)

A. 肥胖　　　　B. 高脂血症　　　　C. 1型糖尿病

D. 高凝血症　　　　E. 高胰岛素血症

答案:ABDE

解析:高尿酸血症常伴有肥胖、原发性高血压、2型糖尿病、高凝血症、高胰岛素血症为特征的代谢综合征。

2. 高尿酸血症的高危人群包括(　　)

A. 高龄　　　　B. 女性　　　　C. 肥胖

D. 有痛风家族史　　　　E. 有静坐生活方式

答案:ACDE

解析:高尿酸血症高危人群包括:高龄、男性、肥胖、有痛风史、静坐的生活方式;对于高危人群,建议定期筛查。

3. 引起肾脏对尿酸排泄减少的药物包括(　　)

A. 噻嗪类利尿药　　　　B. 胰岛素　　　　C. 青霉素

D. 环孢素　　　　E. 阿司匹林

答案:ABCDE

解析:遗传、肥胖、某些药物(噻嗪类利尿药、胰岛素、青霉素、环孢素、阿司匹林等)、肾功能不全、酸中毒可能导致肾脏对尿酸的排泄减少。

4. 口服抗痛风药物的种类包括(　　)

A. 抑制粒细胞浸润药　　　　B. 非甾体抗炎药　　　　C. 抑制尿酸生成药

D. 促进尿酸排泄药　　　　E. 促进尿酸生成药

答案:ABCD

解析:口服抗痛风药物包括:抑制粒细胞浸润药(秋水仙碱)、非甾体抗炎药(对乙酰氨基酚、吲哚美辛、双氯芬酸)、抑制尿酸生成药(别嘌醇、非布索坦)、促进尿酸排泄药(丙磺舒、苯溴马隆)。

5. 高尿酸血症患者应避免摄入(　　)

A. 动物内脏　　　　B. 酒精　　　　C. 海鲜

D. 香蕉　　　　　　　　　　E. 肉汤

答案：ABCE

解析：高尿酸血症患者应避免摄入高嘌呤食物（如动物内脏、海鲜、肉汤、干豌豆等），忌饮酒；增加碱性食物（香蕉、西瓜、南瓜、黄瓜、草莓、苹果、萝卜、莲藕、海带等）的摄入。

四、名词解释

1. 高尿酸血症

答案：正常嘌呤饮食状况下，非同日 2 次空腹尿酸水平升高，血尿酸男性 > 420μmol/L，女性 > 350μmol/L 为高尿酸血症。

2. 痛风

答案：痛风是慢性嘌呤代谢障碍所致的一组异常性疾病。临床特点为：高尿酸血症、反复发作的痛风性关节炎、痛风石、间质性肾炎，严重者呈关节畸形及功能障碍，常伴有尿酸性尿路结石。

五、问答题

1. 高尿酸血症的高危因素有哪些？

答案：高尿酸血症的高危因素有肥胖、原发性高血压、血脂异常、糖尿病、胰岛素抵抗、高嘌呤饮食等多种原因。

2. 简述高尿酸血症患者的常见并发症。

答案：高尿酸血症患者的常见并发症为：

（1）痛风：关节病变，急性发作，多在夜间突然起病，以踇指及第一跖趾关节常见，其次为足部其他关节及踝、膝、手、腕关节。关节红、肿、痛、活动受限，常有发热、白细胞计数升高、血沉增快，发作后不遗留症状；痛风结晶易沉积于耳廓外皮下组织，呈白色硬性结节，称痛风石。痛风石可发生在体内组织，除耳廓外还常见于跖趾关节与趾间关节；痛风石经皮肤溃破，排出白色尿酸盐结晶，形成瘘管，不易愈合。

（2）高尿酸血症肾病：慢性高尿酸血症肾病，即痛风肾病，起病隐匿；高尿酸血症、酸性尿及尿浓缩是形成尿酸结石的三大危险因素；急性高尿酸血症肾病起病急骤。

六、案例分析

患者，男，65 岁，2 型糖尿病，患者主诉双足踇趾及第一跖趾关节疼痛；查体：双足踇趾关节内均有黄白色大小不一的隆起。实验室检查：血尿酸 500μmol/L。作为责任护士，您认为该患者的临床诊断是什么？作为责任护士，您应该如何对患者进行饮食护理？

答案：

（1）患者有 2 型糖尿病病史，血尿酸大于 420μmol/L，表明其患有高尿酸血症。患者主诉双足踇趾及第一跖趾关节疼痛且均有黄白色大小不一的隆起，这是痛风的典型临床表现；因此诊断为糖尿病合并痛风。

（2）饮食护理措施为：①控制总热量：防止肥胖或超重，改善患者胰岛素抵抗状态，热量供给为 5 020~6 276kJ/d。②蛋白质控制在 1g/（kg·d），碳水化合物占总热量的 50%~60%。③避免进食高嘌呤食物，如动物内脏、鱼虾类、蛤蟹、肉类、菠菜、蘑菇、黄豆、扁豆、豌豆和浓茶等。④饮食宜清淡、易消化，忌辛辣和刺激性食物。⑤严禁饮酒，并指导患者进食碱性食物,如牛奶、鸡蛋、马铃薯、香蕉、西瓜、南瓜、黄瓜、草莓、苹果、萝卜、莲藕和海带等,使尿液 pH 在 7.0 或以上,减少尿酸盐结晶的沉积。

（赵文利）

第六节　肾功能衰竭

一、填空题

1. 慢性肾脏病(CKD)根据肾小球滤过率(GFR)下降程度不同,可分为_____、_____、_____、_____、_____。

答案:CKD1 期;CKD2 期;CKD3 期;CKD4 期;CKD5 期

解析:CKD 根据 GFR 下降程度可分为 5 期,分别是 CKD 1 期 GFR $>$ 90ml/(min $\cdot$ 1.73m^2), GFR 正常,但可出现肾脏损害的临床表现;CKD 2 期 GFR 为 60~90ml/(min $\cdot$ 1.73m^2),此期为轻度慢性肾功能受损,可出现夜尿增多、腰酸等;CKD 3 期 GFR 为 30~59ml/(min $\cdot$ 1.73m^2),此期为中度慢性肾功能受损,可出现贫血、乏力等;CKD 4 期 GFR 为 15~29ml/(min $\cdot$ 1.73m^2),此期为重度慢性肾功能受损,可出现水肿;CKD 5 期 GFR $<$ 15ml/(min $\cdot$ 1.73m^2),几乎可以累及全身各脏器和系统,此时可考虑肾脏替代治疗。

2. 慢性肾衰竭肾脏替代疗法有_____、_____和_____三种形式。

答案:血液透析;腹膜透析;肾移植

解析:慢性肾衰竭替代疗法有血液透析、腹膜透析和肾移植。血液透析是血液经过半透膜,利用弥散、对流、吸附等原理清除体内溶质与水分,并向体内补充溶质的方法。腹膜透析是利用腹膜的半透膜特性,向腹腔内规律地、定时注入透析液,膜一侧毛细血管内血浆和另一侧腹腔内透析液借助溶质浓度梯度和渗透梯度,通过弥散、对流和超滤的原理,以清除体内潴留的代谢废物和过多的水分,纠正酸中毒和电解质紊乱,同时通过透析液补充必需的物质。肾移植是将来自供体的肾脏通过手术植入受者体内,从而恢复肾脏功能。

3. 慢性肾衰竭患者的低磷饮食要求:磷摄入量 $<$ _____,合并高磷血症者磷应 $<$ _____。

答案:800mg/d;500mg/d

解析:慢性肾衰竭患者磷排泄减少易引起高磷血症,限制食物中磷的摄入量是其重要的预防及治疗手段,严重高磷血症者仅饮食控制无法达到降磷的目的,此时必须服用磷结合剂。

4. 血液透析的常见并发症为_____、_____、_____、_____等。

答案:透析中低血压;失衡综合征;致热原反应;出血

解析:血液透析可出现多种并发症,如:透析中低血压、失衡综合征、致热原反应、出血、肌肉痉挛、恶心、呕吐、头痛、胸痛、背痛、皮肤瘙痒、心律失常、溶血、空气栓塞、透析器破膜、体外循环凝血等,其中,透析中低血压、失衡综合征、致热原反应、出血等较常见。

5. 血液透析紧急透析指征有:严重高钾血症,血钾 $\geqslant$ _____或有严重心律失常;_____;_____;_____;动脉血 pH $<$ 7.2。

答案:6.5mmol/L;急性肺水肿;对利尿药无良好反应;严重代谢性酸中毒

解析:血液透析是终末期肾病最主要的治疗方式之一,血清尿素氮 $\geqslant$ 28.6mmol/L,血肌酐 $\geqslant$ 707.2μmol/L 或者 GFR $<$ 15ml/(min $\cdot$ 1.73m^2),出现严重尿毒症症状时应开始血液透析,

而出现严重高钾血症、严重代谢性酸中毒和急性肺水肿时应立即紧急血液透析。

6. 血液透析中低血压是指收缩压下降>_____或平均动脉压下降>_____,并有_____。

答案:20mmHg;10mmHg;低血压症状

解析:血液透析时体外循环的建立,易引起血压的波动,一般情况下患者无不适症状。当血压下降到一定程度时必须引起重视,超滤引起有效血容量的降低是透析中低血压最常见的原因。

7. 腹膜透析相关的感染并发症包括_____、_____和_____。

答案:腹膜透析相关腹膜炎;出口处感染;隧道感染

解析:腹膜透析相关腹膜炎是腹膜透析最常见的并发症之一,腹膜透析操作不当、患者营养状况差、肠道感染等都可能会发生腹膜炎,出口处感染和隧道感染统称为导管相关感染。

二、判断题

1. 尿毒症脑病可表现为意识障碍。

答案:正确

解析:尿毒症脑病是指急性或慢性肾衰竭时出现的中枢神经系统症状和体征,可表现为意识障碍。

2. 动静脉内瘘是目前最理想的永久性血管通路。

答案:正确

解析:动静脉内瘘是目前最理想的永久性血管通路,包括自体血管和人造血管内瘘。

3. 纠正尿毒症贫血最有效的措施是输血。

答案:错误

解析:多种原因可以导致慢性肾衰竭患者贫血,其特征是因促红细胞生成素(EPO)的绝对或相对缺乏所致的正细胞正色素性贫血,因此,皮下注射EPO才是纠正尿毒症贫血最有效的措施。

4. 终末期肾脏病患者猝死的主要原因是脑出血。

答案:错误

解析:心源性猝死和心律失常是终末期肾脏病患者的主要死亡原因。心律失常好发于血液透析过程中。猝死主要由心室颤动引起,约20%为心搏骤停。

5. 连续性肾脏替代治疗(CRRT)只适用于急性肾功能衰竭患者。

答案:错误

解析:CRRT是各种危重病救治中最重要的支持措施之一,已经扩展到常见危重疾病的急救,与机械通气和全胃肠外营养地位同等重要。

三、选择题

A1型题(单选题)

1. 根据美国肾病基金会(KDIGO)分期,慢性肾脏病(CKD)2期的肾小球滤过率(GFR)为( )

    A. >90ml/(min·1.73m^2)   B. 60~90ml/(min·1.73m^2)   C. 30~59ml/(min·1.73m^2)

    D. 15~29ml/(min·1.73m^2)   E. <15ml/(min·1.73m^2)

答案：B

解析：CKD 根据 GFR 的下降程度不同分为 5 期，分别是 CKD1 期 GFR > 90ml/(min·1.73m^2)；CKD2 期 GFR：60~90ml/(min·1.73m^2)；CKD3 期 GFR：30~59ml/(min·1.73m^2)；CKD4 期 GFR：15~29ml/(min·1.73m^2)；CKD5 期 GFR < 15ml/(min·1.73m^2)。

2. 下列适合于慢性肾衰竭患者的优质蛋白质食物是（　　）
    A. 白菜　　　　　　　B. 冬瓜　　　　　　　C. 鸡肉
    D. 莴笋　　　　　　　E. 以上都不是

答案：C

解析：优质蛋白质是高生物价蛋白质，即富含必需氨基酸的蛋白质，适合于慢性肾功能衰竭患者。肉、蛋等动物蛋白多属于优质蛋白，而豆制品等植物蛋白多属于非优质蛋白。

3. 我国慢性肾功能衰竭最常见的病因是（　　）
    A. 慢性肾小球肾炎　　　B. 糖尿病肾病　　　　C. 多囊肾
    D. 狼疮性肾炎　　　　　E. 高血压肾小动脉硬化

答案：A

解析：慢性肾功能衰竭是多种肾脏疾病进展的最终结局，故其病因多样、复杂，主要包括肾小球肾炎、肾小管间质性疾病、代谢性疾病等多种疾病，在我国以 IgA 肾病最为多见。

4. 慢性肾衰竭患者的死亡原因主要是（　　）
    A. 猝死和心律失常　　　B. 脑出血　　　　　　C. 尿毒症脑病
    D. 严重贫血　　　　　　E. 急性心肌梗死

答案：A

解析：心源性猝死和心律失常是终末期肾脏病患者的主要死亡原因。心律失常好发于血液透析过程中。猝死主要由心室颤动引起，约 20% 为心搏骤停。

5. 终末期肾脏病患者猝死的主要原因是（　　）
    A. 心室颤动　　　　　　B. 左心室肥大　　　　C. 脑出血
    D. 持续性心房颤动　　　E. 急性心肌梗死

答案：A

解析：猝死是终末期肾脏病患者最主要的死亡原因，主要由心室颤动引起，约 20% 为心搏骤停。

6. 慢性肾衰竭患者早期以哪个系统症状为主（　　）
    A. 神经系统　　　　　　B. 消化系统　　　　　C. 呼吸系统
    D. 循环系统　　　　　　E. 内分泌系统

答案：B

解析：消化系统症状是慢性肾衰竭最早和最常见的症状。早期多表现为食欲减退和晨起恶心、呕吐、口腔有尿味，重度患者可以导致水、电解质和酸碱平衡紊乱，晚期患者胃肠道的任何部位都可出现黏膜糜烂、溃疡，进而发生胃肠道出血。

7. 晚期慢性肾衰竭患者，一旦出现（　　）提示病情严重
    A. 少尿、高血钾　　　　B. 中度贫血　　　　　C. 食欲不振、乏力
    D. 呼吸有尿臭味　　　　E. 精神萎靡

答案：A

解析：少尿可以引起电解质紊乱，加重心力衰竭；高钾血症容易引起心搏骤停。

8. 纠正尿毒症贫血最有效的措施（　　）

    A. 输库存血
        B. 输新鲜血

    C. 输血浆
        D. 注射促红细胞生成素（EPO）

    E. 口服补充铁剂

答案：D

解析：慢性肾衰竭患者的贫血，是因促红细胞生成素（EPO）的绝对和相对缺乏所致的正细胞正色素性贫血。纠正尿毒症贫血最有效的措施为注射促红细胞生成素。

9. 慢性肾衰竭最危及生命的实验室结果是（　　）

    A. 血肌酐 1 600μmol/L
    B. 尿素氮 33mmol/L
    C. 血钾 6.8mmol/L

    D. 血钙 1.8mmol/L
    E. 血磷 1.5mmol/L

答案：C

解析：高钾血症可引起心律失常，导致心搏骤停。

10. 尿毒症高钾血症伴少尿最有效的治疗措施是（　　）

    A. 输入 5% 的碳酸氢钠
        B. 血液透析

    C. 静脉注射钙剂
        D. 输入 50% 葡萄糖加胰岛素

    E. 静脉推注呋塞米注射液

答案：B

解析：严重高钾血症且伴有少尿者，应立即行血液透析治疗，以快速降血钾。

A2 型题（单选题）

1. 患者，女，40 岁，因双下肢水肿进行性加重半个月来院就诊，患者既往体健，实验室检查：血肌酐 280μmol/L，尿蛋白（+++），尿隐血（+++）。为明确诊断，首选检查为（　　）

    A. 心脏多普勒超声
    B. 血糖
    C. 肾脏 B 超

    D. ECT
    E. 腹部 CT

答案：C

解析：该患者同时出现了血肌酐升高、血尿、蛋白尿，应先进行肾脏 B 超检查，了解肾脏的大小及皮髓质情况，以鉴别急、慢性肾脏病。

2. 患者，女，42 岁，发热伴咳嗽 1 周，少尿 3d，既往史不详。初步检查：血红蛋白 66g/L，血清尿素氮 33.1mmol/L，血肌酐 900μmol/L，血钙 1.34mmol/L，血磷 3.32mmol/L，血清白蛋白 28g/L、尿蛋白 1g/L、尿红细胞 3~5/HP，初步诊断考虑为（　　）

    A. 急性肾小球肾炎
    B. 急性肾盂肾炎
    C. 急性肾功能衰竭

    D. 慢性肾功能衰竭
    E. 肾病综合征

答案：D

解析：患者血肌酐、尿素氮升高，电解质紊乱的症状及体征，符合肾功能衰竭的诊断，加上贫血可以判断是慢性肾功能衰竭。

3. 患者，男，30 岁，夜尿增多 2 年伴水肿，常感头晕头痛，2d 前出现昏迷，尿少，血压 180/100mmHg，心率 120 次/min，律齐，心前区可闻及心包摩擦音，肺底可闻及细湿啰音，肝肋下未触及。尿比重 1.011，尿蛋白 1g/L，红细胞 3~4/HP，白细胞 3~5/HP，血红蛋白 44g/L，血小板 66×10^9/L，最可能的诊断为（　　）

    A. 再障合并颅内出血
    B. 慢性肾功能不全
    C. 肝性脑病

D. 糖尿病酮症昏迷　　　　E. 急性肾功能衰竭

答案：B

解析：患者有夜尿增多病史 2 年，尿少、尿比重降低、严重贫血，符合慢性肾功能不全的诊断。

A3 型题（单选题）

1. 患者，女，30 岁，因间断双下肢水肿 3 年，食欲减退、恶心、呕吐、深大呼吸 1 周来院就诊。实验室检查：血 pH 7.26，血 HCO_3^- 12mmol/L，氧分压 83mmHg，二氧化碳分压 78mmHg，血肌酐 890μmol/L。

（1）该患者初步诊断是（　　）

　　A. 慢性肾炎综合征　　　　　　　　B. 狼疮性肾炎

　　C. 慢性肾衰竭合并代谢性酸中毒　　D. 慢性肾衰竭合并代谢性碱中毒

（2）纠正患者酸中毒最常用的方法是（　　）

　　A. 口服碳酸氢钠片 1g，每日 3 次

　　B. 口服碳酸氢钠片 2g，每日 2 次

　　C. 立即静脉推注 5% 碳酸氢钠溶液 150ml，后改为碳酸氢钠片

　　D. 立即静脉推注 5% 碳酸氢钠溶液 250ml，后改为碳酸氢钠片

答案：（1）C　（2）A

解析：

（1）代谢性酸中毒是最常见的一种酸碱平衡紊乱，是细胞外液 H^+ 增加或 HCO_3^- 丢失而引起的，以原发性 HCO_3^- 降低（< 21mmol/L）和 pH 降低（< 7.35）为特征。患者有慢性肾脏病史 3 年，血肌酐 890μmol/L，符合慢性肾衰竭诊断。

（2）纠正酸中毒临床上常用碳酸氢钠片 3~10g/d，分 3 次口服，严重者应静脉滴注碳酸氢钠溶液并根据血气分析结果调整用药剂量，同时应用袢利尿药增加尿量，防止钠潴留。

2. 患者，男，55 岁，因间断头晕，双下肢反复水肿 2 年，恶心、呕吐 1 周来院就诊，否认慢性病史。查体：血压 180/110mmHg，双眼睑水肿，睑结膜苍白，双下肢中度凹陷性水肿。实验室检查：血红蛋白 56g/L，尿蛋白（+++），尿红细胞 10 个 /HP，血肌酐 900μmol/L，肾脏超声：双肾皮髓质界限不清，左肾 8.3cm×4.3cm×4.0cm，右肾 8.5cm×4.5cm×4.2cm。

（1）该患者初步诊断是（　　）

　　A. 急性肾功能不全　　　　　　　　B. 慢性肾功能不全尿毒症期

　　C. 慢性肾小球肾炎　　　　　　　　D. 急进性肾小球肾炎

（2）该患者贫血的主要原因是（　　）

　　A. 红细胞寿命缩短　　　　　　　　B. 尿毒症毒素引起骨髓抑制

　　C. 促红细胞生成素相对或绝对缺乏　D. 铁缺乏

（3）该患者入院后需立即检查（　　）

　　A. 肝功能　　　　　　　　　　　　B. 血常规

　　C. 心电图　　　　　　　　　　　　D. 血气分析

答案：（1）B　（2）C　（3）D

解析：

（1）患者有 2 年的慢性肾脏病史，双肾缩小，肌酐 900μmol/L，严重贫血属于慢性肾功能不

全尿毒症期的临床表现。

（2）肾性贫血是因促红细胞生成素（EPO）的相对或绝对缺乏所致的正细胞正色素性贫血。

（3）检查动脉血气判断患者有无合并酸中毒。

3. 患者，女，40岁，因间断颜面部及双下肢水肿1年，食欲减退、头晕、乏力1个月来院就诊，现胸闷、气急明显，否认慢性病史。查体：血压165/90mmHg，眼睑水肿，双下肢重度凹陷性水肿。实验室检查BNP＞5 000pg/ml，血肌酐480μmol/L，双肾B超提示：双肾缩小。

（1）该患者最可能的护理诊断为（　　）

  A. 体液过多   B. 体温过高

  C. 营养不良   D. 活动无耐力

（2）不恰当的治疗措施是（　　）

  A. 低蛋白低磷饮食   B. 积极控制血压

  C. 无需应用糖皮质激素   D. 消除蛋白尿

答案：（1）A　（2）D

解析：

（1）患者现胸闷、气急明显，BNP＞5 000pg/ml，眼睑水肿，双下肢重度凹陷性水肿，均提示患者体液过多。

（2）患者血肌酐明显升高、双肾缩小，符合慢性肾功能衰竭的临床表现，但是消除尿蛋白为慢性肾炎的治疗措施。

A4 型题（多选题）

1. 慢性肾衰竭非透析治疗的饮食原则包括（　　）

  A. 低蛋白饮食 B. 限制水钠的摄入 C. 高钾饮食

  D. 高磷饮食   E. 低磷饮食

 答案：ABE

 解析：慢性肾衰竭的非透析治疗的饮食原则：低蛋白饮食、限制水钠的摄入、低磷饮食、低脂饮食，合并高钾血症者要低钾饮食，注意补充叶酸、水溶性维生素和各种矿物质等。

2. 关于延缓慢性肾衰竭进展的治疗方法，正确的是（　　）

  A. 消除水肿   B. 控制血糖、血压 C. 低蛋白饮食

  D. 纠正贫血   E. 控制蛋白尿

 答案：BCDE

 解析：延缓慢性肾衰竭进展的治疗方法为：控制血糖、血压，采用低蛋白饮食，纠正贫血，控制蛋白尿等。

3. 下列属于高钾血症治疗方法的是（　　）

  A. 10% 葡萄糖酸钙注射液 10ml 静推 B. 呋塞米注射液 20mg 静推

  C. 血液透析   D. 腹膜透析

  E. 诺和灵 R 加入 10% 葡萄糖水中静滴

 答案：ABCDE

 解析：高钾血症治疗措施如下：静脉注射钙剂，稳定心肌细胞；输入 10% 葡萄糖加常规胰岛素静滴，促进钾转移到细胞内；输入 5% 的碳酸氢钠，治疗高钾血症合并酸中毒；静脉推注排钾利尿药如呋塞米注射液，增加钾的排出；严重高钾且伴有少尿者，应及时给予透析治疗。

4. 血液透析的原理是( )

A. 渗透   B. 弥散   C. 对流

D. 吸附   E. 虹吸

答案：BCD

解析：血液透析就是在血液和透析液之间放置透析膜，利用弥散、对流、吸附等原理清除体内溶质与水分，并向体内补充溶质的方法。

5. 参与介导慢性肾衰竭患者贫血的因素有( )

A. 肾脏生成促红细胞生成素不足

B. 合并肾间质病变

C. 红细胞寿命缩短及红细胞生长抑制因子的作用

D. 尿毒症毒素引起的骨髓微环境病变导致的造血障碍

E. 营养不良及铁缺乏

答案：ACDE

解析：参与介导慢性肾衰竭患者贫血的因素有：肾脏生成促红细胞生成素不足；红细胞寿命缩短及红细胞生长抑制因子的作用；尿毒症毒素引起的骨髓微环境病变导致的造血障碍；营养不良及铁缺乏；消化道出血、血液透析失血、反复抽血导致化验失血等。

四、名词解释

1. CRF

答案：慢性肾衰竭（chronic renal failure，CRF）是慢性肾脏病进行性进展引起肾单位和肾功能不可逆的丧失，导致以代谢产物和毒物潴留、水电解质和酸碱平衡紊乱以及内分泌失调为特征的临床综合征。

2. CRRT

答案：连续性肾脏替代治疗（continuous renal replacement therapy，CRRT）是指采用每天连续 24h 或者接近 24h 的一种连续性血液净化疗法替代受损肾脏功能。

五、问答题

1. 慢性肾衰竭心血管疾病主要有哪些？

答案：慢性肾衰竭心血管疾病指慢性肾衰竭所导致的心功能异常、冠状动脉硬化和周围血管病、心肌病变、心脏瓣膜病变、心包炎、心律失常、心源性猝死和高血压等。

2. 慢性肾脏病的诊断标准是什么？

答案：各种原因引起的肾脏结构和 / 或功能异常 ≥ 3 个月，包括肾小球滤过率（GFR）正常和 / 或不正常的病理损伤，血液或尿液成分异常，影像学检查异常；或不明原因的 GFR（＜ 60ml/min）超过 3 个月。

3. 诊断腹膜透析相关性腹膜炎的标准是什么？

答案：患者出现腹痛、透出液出现混浊，伴或不伴发热；腹膜透析液常规检查发现白细胞计数＞ 100×10^6/L，中性粒细胞比例＞ 50%；透出液培养出病原微生物生长，以上三种情况具备 2 项或以上即可诊断。

4. 慢性肾衰竭非透析治疗的饮食原则是什么？

答案：饮食治疗是慢性肾衰竭非透析治疗的最重要措施之一，主要是限制饮食中蛋白质、磷、脂肪及水钠的摄入，还需保证足够的热量，以减少蛋白质的分解。慢性肾衰竭非透析治疗的饮食原则包括低蛋白饮食，限制水钠的摄入，低磷饮食，低脂饮食，合并高钾血症者要低钾饮食；注意补充叶酸、水溶性维生素和各种矿物质等。

5. CRRT 的适应证有哪些？

答案：

（1）肾性疾病：重症急性肾损伤伴血流动力学不稳定和需要持续清除过多水分或毒性物质（如急性肾损伤合并严重电解质紊乱、脑水肿、心力衰竭、严重感染等）；慢性肾衰竭合并急性肺水肿、尿毒症脑病、血流动力学不稳定等。

（2）非肾脏疾病的适应证：全身炎症反应综合征或败血症、急性重症胰腺炎、多器官功能障碍综合征、创伤、严重烧伤、乳酸中毒、药物或毒物中毒等。

六、案例分析

患者，女，75 岁，因头晕，食欲减退 1 年，加重伴乏力 1 周来院就诊，查体：血压 200/100mmHg，心肺腹部未见明显阳性体征，双下肢重度水肿；患者神志清楚，半卧位，自起病以来体重增加 6kg；实验室检查：HGB 66g/L，白蛋白 23g/L，肌酐 440μmol/L，尿素 23mmol/L，BNP > 5 000pg/ml，双肾超声提示双肾体积缩小。作为责任护士，你认为该患者护理诊断可能有哪些，并列出相应的护理措施（请选择两个护理诊断，并列出相应的护理措施）。

答案：护理诊断：

（1）体液过多　与低蛋白血症致血浆胶体渗透压降低有关。

（2）营养失调：低于机体需要量　与肾小球高滤过、低蛋白血症有关。

（3）活动无耐力　与长期贫血致氧供不足有关。

（4）知识缺乏：缺乏疾病相关知识。

（5）舒适度改变　与头晕、乏力、食欲减退有关。

（6）潜在并发症：电解质紊乱、高血压脑病、脑出血、肺水肿、心律失常、跌倒。

护理措施：

（1）体液过多　与低蛋白血症致血浆胶体渗透压降低有关。

①休息：卧床休息，以增加肾血浆流量，缓解水钠潴留，抬高下肢，增加静脉回流，减轻双下肢水肿症状。

②饮食护理：限制钠盐与液体摄入，给予优质蛋白，补充足够热量和维生素。

③病情观察：记录 24h 出入量，监测尿量变化；定期测量体重；密切监测实验室检查结果，包括：血常规、血肝肾功能生化、BNP 等指标；密切观察水肿消退情况。

④用药护理：遵医嘱给予利尿药、人血白蛋白等，观察药物疗效和不良反应，并控制输液总量和输液的速度。

⑤健康指导：告知患者水肿的原因；教会患者合理饮食；指导患者避免进食含钠丰富的食物；教会患者正确评估水肿的变化；向患者仔细介绍药物的名称、用法、剂量、作用和不良反应，并告知患者不可自行调节剂量。

⑥必要时遵医嘱给予透析治疗。

（2）营养失调：低于机体需要量　与肾小球高滤过、低蛋白血症有关。

①给予优质低蛋白饮食并严格限制蛋白质的摄入，且饮食中 50% 以上蛋白质是富含必需氨基酸的蛋白，如：鸡蛋、牛奶、瘦肉等；供给足够热量，以减少体内蛋白质的消耗，注意补充

维生素和微量元素等；改善患者的食欲，如做好口腔护理，适当增加患者的活动量，提供色香味俱全的食物，提供舒适整洁的进食环境，进食前休息片刻，少量多餐等。

②营养监测：记录进食情况，定期监测血红蛋白和血白蛋白的变化。

③遵医嘱药物治疗，如：皮下注射促红细胞生成素，静滴人血白蛋白，必要时静脉输血等。

（汪海燕）

第七节　脑　卒　中

一、填空题

1. 脑血管疾病按病理改变分为_____和_____。

答案：缺血性脑卒中；出血性脑卒中

解析：脑血管疾病按脑的病理改变可分为缺血性脑卒中和出血性脑卒中，前者包括脑血栓形成和脑栓塞，后者包括脑出血和蛛网膜下腔出血。

2. 脑的血液供应系统包括颈内动脉系统和_____。

答案：椎 - 基底动脉系统

解析：脑的血液供应来自颈内动脉系统和椎 - 基底动脉系统，脑动脉在脑实质中反复分支直至毛细血管，然后逐渐汇集成静脉，回流至心脏。

3. 短暂性脑缺血发作症状持续时间最长不超过_____h。

答案：24

解析：短暂性脑缺血发作症状持续时间为数分钟到数小时，24h内完全恢复，可反复发作，不遗留神经功能缺损的症状和体征。

4. 脑梗死溶栓治疗时间窗在_____h内。

答案：3~6

解析：脑梗死溶栓治疗的目的是挽救缺血半暗带，通过溶解血栓，使闭塞的脑动脉再通，恢复梗死区的血液供应，防止缺血脑组织发生不可逆损伤。缺血半暗带即围绕在缺血中心坏死区以外的可逆性损伤组织，由于其存在大动脉残留血流和 / 或侧支循环，故缺血程度较轻，仅功能受损，具有可逆性。缺血中心区和缺血半暗带是一个动态的病理生理过程，随着缺血程度的加重和时间的延长，中心坏死区逐渐扩大，缺血半暗带逐渐缩小。溶栓时间窗是指脑梗死后最有效的治疗时间，恢复血流再灌注时间窗一般是发病后 3~4h 以内，最长不超过 6h。

5. 高血压脑出血最常见部位是_____。

答案：壳核

解析：壳核是高血压脑出血最常见的出血部位，占 50%~60%，系豆纹动脉尤其是外侧支破裂所致。

二、判断题

1. 短暂性脑缺血发作常遗留神经功能缺损的症状和体征。

答案：错误

解析：短暂性脑缺血发作不遗留神经功能缺损的症状和体征。

2. 脑栓塞最常见的病因是骨折后脂肪栓子栓塞。

答案：错误

解析：心源性栓子是引起脑栓塞最常见的原因，约占 75%，尤其是房颤患者左心耳血栓脱落。

3. 脑梗死患者常在安静状态下或睡眠中发病。

答案：正确

解析：脑梗死常在安静状态下或睡眠中发病，约 1/3 患者的前驱症状表现为反复出现的短暂性脑缺血发作。

三、选择题

A1 型题（单选题）

1. 脑血管栓塞常见病因为（ ）

    A. 高脂血症　　　　　　B. 动脉粥样硬化　　　　　　C. 高血糖

    D. 肿瘤细胞　　　　　　E. 寄生虫卵

答案：B

解析：动脉粥样硬化是脑血管栓塞的常见病因，其次是高血压、糖尿病和血脂异常。

2. 颈内动脉系统供应大脑半球前（ ）的血液

    A. 1/2　　　　　　　　B. 1/3　　　　　　　　C. 2/3

    D. 2/5　　　　　　　　E. 1/4

答案：C

解析：颈内动脉系统供应眼部和大脑半球前 2/3 部分血液，椎 - 基底动脉系统供应小脑、脑干和大脑半球后 1/3 血液。

3. 脑出血患者多数有（ ）病史

    A. 脑动静脉畸形　　　　B. 高血压　　　　　　　C. 白血病

    D. 脑动脉炎　　　　　　E. 高血糖

答案：B

解析：脑出血最常见的病因是高血压合并细动脉、小动脉硬化，其常发生于 50 岁以上的患者，多有高血压病史。

A2 型题（单选题）

1. 患者，男，65 岁，近半年反复出现眩晕，单眼一过性黑矇，持续时间短，常在 1h 内恢复，恢复后无其他症状，应考虑为（ ）

    A. 脑出血　　　　　　　B. 脑栓塞　　　　　　　C. 短暂性脑缺血发作

    D. 腔隙性脑梗死　　　　E. 蛛网膜下腔出血

答案：C

解析：短暂性脑缺血发作多在 1h 内恢复，最长不超过 24h，不遗留任何后遗症。

2. 患者，女，62 岁，有心房颤动病史 10 余年，今日因突发吐字不清、左侧肢体无力 2h 就诊，头颅 CT 未见影像学改变，可考虑为（ ）

    A. 脑出血　　　　　　　B. 脑栓塞　　　　　　　C. 短暂性脑缺血发作

    D. 急性脊髓炎　　　　　E. 重症肌无力

    答案：B

解析：心房颤动是引起心源性脑栓塞的最常见病因，头颅 CT 检查在发病 24~48h 内病变部位出现低密度改变。

3. 患者，男，72 岁，因脑出血收入院，其双侧瞳孔如针尖样缩小，对光反射存在，出现中枢性高热，该患者的出血部位可能是（　　）

A. 脑干出血　　　　　　　　B. 壳核出血　　　　　　　　C. 小脑出血

D. 脑叶出血　　　　　　　　E. 脑室出血

答案：A

解析：脑干出血、双侧瞳孔如针尖样缩小，是交感神经纤维受损所致，对光反射存在。

A3 型题（单选题）

1. 患者，男，55 岁，突发吐字不清伴右侧肢体无力 2h 余收入院，急诊头颅 CT 显示左侧颞顶叶处有一处椭圆形高密度影，患者入院查体：P 96 次 /min，R 28 次 /min，BP 182/103mmHg，右上肢肌力 3 级，右下肢肌力 2 级，右侧肢体肌张力降低。

（1）该患者最有可能患有（　　）

A. TIA　　　　　　　　　　B. 脑出血

C. 左心衰　　　　　　　　　D. 心肌梗死

（2）该患者此时应该首选做什么检查确诊（　　）

A. TCD　　　　　　　　　　B. 肌电图

C. 头颅 CT　　　　　　　　D. 头颅 CTA

（3）作为责任护士，你认为以下操作正确的是（　　）

A. 要求患者卧床休息 2~4 周，避免长途搬动，保持病室安静

B. 立即为患者留置尿管

C. 加快液体滴速，防止患者容量不足

D. 测量患者右上肢血压，严格控制血压

答案：（1）B　（2）C　（3）A

解析：

（1）脑出血常发生于 50 岁以上患者，多有高血压病史，急诊头颅 CT 显示左侧颞顶叶处有一椭圆形高密度影，结合体格检查即可诊断。TIA、左心衰、心肌梗死，头颅 CT 改变不会出现高密度影。

（2）为确诊疾病，该患者首选的检查方法是头颅 CT。临床疑诊脑血管疾病时首选 CT 检查，可快速鉴别是出血性脑卒中或者是缺血性脑卒中。如果是脑出血，可显示圆形或卵圆形均匀高密度血肿，边界清楚，并可确定血肿部位、大小、形态，以及是否破入脑室、血肿周围水肿带和占位效应等。而 TCD（经颅多普勒）是利用超声多普勒效应来检测颅内脑底动脉环上各个主要动脉血流动力学及各血流生理参数的一项无创伤性血管疾病检查方法；肌电图（electromyogram，EMG）是指用肌电仪记录下来的肌肉生物电图形。对评价人在人机系统中的活动具有重要意义。CTA（CT angiography，CT 血管造影）将 CT 增强技术与薄层、大范围、快速扫描技术相结合，通过合理的后处理，清晰显示全身各部位血管细节，具有无创和操作简便的特点，对于血管变异、血管疾病以及显示病变与血管的关系有重要价值。因此 TCD、肌电图、CTA 不做首选。

（3）作为责任护士，要按照脑出血的护理原则对患者实施护理。脑出血患者要求安静休

息,就地诊治,避免长途搬动,一般应卧床休息2~4周,以防止出血加重或再出血。留置尿管应经过评估,按需留置。根据病情决定是否加快液体滴速;患者右上肢瘫痪,测量血压宜选择健侧。

2. 患者,男,68岁,在与朋友玩牌过程中突然倒在桌旁,呼之不应,120送至医院,CT提示右侧基底节区脑出血,遂以脑出血收入神经内科重症监护室。查体:T 38.6℃,P 79次/min,R 22次/min,BP 220/120mmHg,呼之不能应,压眶反应显示患者有自我保护动作,双侧瞳孔不等大,左0.25cm,右0.4cm,对光反射灵敏。患者既往有高血压病史15年,自行间断不规则服用降压药。

(1)该患者目前意识状态应为(　　)

    A. 嗜睡   B. 昏睡

    C. 浅昏迷   D. 深昏迷

(2)导致该患者此次发病的主要病因应是(　　)

    A. 动脉粥样硬化   B. 高血压

    C. 心脏病   D. 脑动脉炎

(3)作为责任护士,在为患者及家属进行健康宣教时错误的是(　　)

    A. 可让更多家属进行探视,关心患者病情

    B. 安静卧床休息2~4周

    C. 抬高床头,减轻脑水肿

    D. 在昏迷期可以安置胃管,保证营养供应

答案:(1)C　(2)B　(3)A

解析:

(1)以觉醒度改变为主的意识障碍包括嗜睡、昏睡、昏迷(浅昏迷和深昏迷)。嗜睡表现为睡眠时间过长,但能被唤醒,醒后可以勉强配合检查及回答简单问题,停止刺激后患者又继续入睡。昏睡表现为正常的刺激不能唤醒患者,需大声呼唤或强烈的刺激才能使其觉醒,不能完全回答问题或配合检查,随着声音刺激消失,患者又很快入睡。浅昏迷是意识完全丧失,对声音刺激无反应,对强烈的疼痛刺激有回避动作,各种反射存在。深昏迷是比浅昏迷更为严重的意识障碍,生命体征出现明显变化,各种反射逐渐消失。因此,根据病情判断C选项为正确答案。

(2)高血压是脑出血常见病因。该患者有高血压病史15年,自行间断不规则服用降压药,血压为220/120mmHg。

(3)在脑出血急性期护理时要保持病室安静,卧床休息,保持情绪稳定,避免患者被打扰,患者家属应尽量减少探视。

3. 患者,女,50岁,入院2h前无明显诱因突然感到头痛剧烈,伴呕吐数次,急呼120转运至医院,CT提示蛛网膜下腔出血。查体:T 36.6℃,P 79次/min,R 22次/min,BP 178/105mmHg,神志清楚,颈项强直阳性。既往体健。

(1)导致该患者发病最常见的病因应是(　　)

    A. 颅内动脉瘤   B. 心房颤动

    C. 脑血管静脉畸形   D. 高血压

(2)该病最严重的并发症是(　　)

    A. 脑血管痉挛   B. 脑积水

C. 再出血　　　　　　　　　　　D. 癫痫

（3）作为责任护士应避免患者发生严重并发症，你认为以下护理措施正确的是（　　）

A. 鼓励患者下床早期康复训练

B. 指导患者绝对卧床休息4~6周，避免情绪激动

C. 鼓励家属都去探视患者

D. 若有痰液可以用力咳出

答案:（1）A　（2）C　（3）B

解析:

（1）蛛网膜下腔出血常见的病因有颅内动脉瘤、脑血管畸形、脑底异常血管病，而最常见的是颅内动脉瘤破裂。动脉瘤因动脉壁先天性肌层缺陷或后天获得性弹力层变性或者两者联合作用所致。颅内动脉瘤占蛛网膜下腔出血的50%~85%，包括先天性动脉瘤、高血压和动脉粥样硬化所致的动脉瘤。

（2）该病最严重的并发症是再出血，系出血破裂口尚未完全修复而诱因存在所致，多见于起病4周以内，以第2周发生率最高。再出血的死亡率约为50%，是蛛网膜下腔出血最严重的并发症。

（3）蛛网膜下腔出血初期要求患者卧床休息4~6周，照护者协助患者在床上完成日常生活活动，避免因剧烈活动或情绪激动而导致再次出血。

A4型题（多选题）

1. 脑血管疾病可干预的危险因素有（　　）

A. 高血压　　　　　　　B. 糖尿病　　　　　　　C. 酗酒

D. 高脂血症　　　　　　E. 高尿酸血症

答案: ABCD

解析: 脑血管疾病可干预的危险因素包括高血压、心脏病、糖尿病、高同型半胱氨酸血症、血脂异常、吸烟、酗酒、肥胖等。不可干预的危险因素包括年龄、性别、种族、遗传因素等。

2. 壳核出血常出现"三偏征"的临床表现，是指病灶对侧（　　）

A. 偏瘫　　　　　　　　B. 偏身感觉障碍　　　　C. 偏头疼

D. 尿便障碍　　　　　　E. 同向性偏盲

答案: ABE

解析: 脑出血患者壳核出血最常见，系豆纹动脉尤其是外侧支破裂所致。"三偏征"是壳核出血的典型症状。

3. 脑梗死根据发病机制，分为（　　）

A. 动脉粥样硬化性血栓性脑梗死　　　B. 脑栓塞

C. 腔隙性脑梗死　　　　　　　　　　D. 分水岭梗死

E. 短暂性脑缺血发作（TIA）

答案: ABCD

解析: 脑梗死指各种原因引起的脑部血液供应障碍，使局部脑组织发生不可逆损害，导致脑组织缺血、缺氧性坏死。根据发病机制对脑梗死进行分类，以便于临床诊断和护理，可将脑梗死分为动脉粥样硬化性血栓性脑梗死、脑栓塞、腔隙性脑梗死、分水岭梗死，但短暂性脑缺血发作（TIA）不属于脑梗死。

四、名词解释

1. 脑卒中

答案： 脑卒中（stroke）指各种原因引起的脑血管疾病急性发作，造成脑供血动脉狭窄或闭塞，或非外伤性的脑实质出血，并引起相应临床症状及体征。

2. 脑梗死

答案： 脑梗死又称缺血性脑卒中，是指各种原因引起的脑部血液供应障碍，使局部脑组织发生不可逆性损害，导致脑组织缺血、缺氧性坏死。

五、问答题

什么是脑血栓形成？

答案： 脑血栓形成即动脉粥样硬化性血栓性脑梗死，是指在脑动脉粥样硬化等动脉壁病变的基础上，脑动脉主干或分支管腔狭窄、闭塞或形成血栓，造成该动脉供血区局部脑组织血流中断而发生缺血、缺氧性坏死，引起偏瘫、失语等相应的神经症状和体征。

六、案例分析

患者，男，35岁，入院前2h突然用力咳嗽后，出现爆炸样头疼，不能忍受，并呈喷射状呕吐胃内容物一次，患者入院查体：P 96次/min、R 28次/min、BP 182/103mmHg，脑膜刺激征阳性，急诊头颅CT显示：基底池弥漫性高密度影像，诊断为蛛网膜下腔出血。

（1）作为责任护士，你认为该患者目前最危险的并发症可能是什么？

（2）如何避免主要并发症发生，应给予患者哪些护理？

答案：

（1）该患者目前诊断为蛛网膜下腔出血，其最危险的并发症是蛛网膜下腔再出血。

（2）作为责任护士为防止患者出现蛛网膜下腔再出血的发生，应给予以下护理措施：①蛛网膜下腔出血者应绝对卧床休息4~6周，避免精神紧张，情绪波动，用力排便、屏气，剧烈咳嗽及血压过高等诱发因素，患者卧床期间其生活照护和各项治疗由责任护士或者家属协助在床上完成。②患者卧床休息时，抬高床头15°~30°，协助患者采取舒适体位；保持室内环境安静、光线柔和，避免声光刺激，杜绝不必要的探视。③给予患者清淡饮食，避免辛辣，为防止便秘，可给予患者粗纤维食物，如香蕉、红薯等，若排便困难不能改善者，告知患者不可用力，遵医嘱给患者润肠通便的药物或给予甘油灌肠剂。④密切观察患者的意识、瞳孔、血压、脉搏及头痛、呕吐的变化情况，并详细记录，若患者头痛明显，护士应评估记录头痛的部位、性质及程度，给予头痛评分，根据分值给予对症处理。向患者讲解缓解头痛的方法，如深呼吸等。遵医嘱使用脱水剂、镇痛药等药物缓解头痛。对于烦躁不安的患者遵医嘱应用止痛镇静药，注意调控血压，遵医嘱应用抗纤溶药物。若发现患者出现意识模糊、双侧瞳孔不等大、血压升高、剧烈头痛、呕吐时应立即通知医生，协助抢救、治疗。

（刘光维）

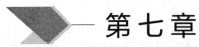

第七章

手术术中配合

第一节　腔内手术

一、填空题

1. 介入手术过程中所有导管、导丝均需用_____冲洗湿润。

答案: 肝素钠稀释液

解析: 肝素具有抗凝血作用,为预防管腔内血栓形成造成血管栓塞,故所有的腔内器具在使用前均需用肝素钠稀释液进行冲洗。

2. 胸腹主动脉瘤腔内隔绝术中全身肝素化,首次肝素钠稀释液静脉注射剂量为每千克体重的_____。

答案: 2/3

解析: 胸腹主动脉瘤腔内隔绝术中需要全身肝素化,在患者股动脉穿刺成功放置股动脉鞘后,巡回护士首次肝素化剂量为每千克体重的2/3。

3. 肝素钠注射液半衰期平均为_____h。

答案: 1.5

解析: 肝素钠皮下、肌内或静脉注射均吸收良好,吸收后分布于血细胞和血浆中,部分可弥散到血管外组织间隙。其静脉注射后能与血浆低密度脂蛋白高度结合成复合物,也可与球蛋白及纤维蛋白原结合,由单核 - 巨噬细胞系统摄取到肝内代谢,经肝内肝素酶作用,部分分解为尿肝素。当一次给予 100U/kg 和 400U/kg 肝素钠注射液时,半衰期分别为 1h 和 2.5h,平均为 1.5h。

4. 颈动脉狭窄支架成形术中,_____易刺激,临床表现为_____、_____等。

答案: 颈动脉窦;心动过缓;血压下降

解析: 颈动脉窦多位于颈内动脉起始处或颈动脉分叉处,主要感受颈动脉血管扩张的刺激。由于术中支架释放时,对植入部位血管壁产生缓慢持续的压力,当动脉窦部压力感受器感受到压力时,兴奋压力感受器,神经冲动经舌咽神经、迷走神经传导进入相应神经中枢,反射性引起心动过缓、血压下降、心肌收缩力减弱及血管舒张。

5. 颈动脉支架植入术中常见的并发症有_____、_____、_____等。

答案: 穿刺点出血及周围血肿;对比剂不良反应;动脉痉挛

解析: 血管腔内介入术中常见的并发症有穿刺点出血及周围血肿、对比剂不良反应、动脉痉挛、迷走神经反射、假性动脉瘤或动静脉瘘等。

6. 血管鞘、导管、球囊、支架等腔内器具的直径单位用＿＿＿＿＿＿＿表示,也可简写为＿＿＿＿＿＿＿。

答案: Fr; F

解析: Fr 原本是测量周长的单位,是由一位法国医生发明的,为英文 French 的简写。Fr 系统是以 π(圆周率)为基础的,用导管或鞘管的 "French" 尺寸除以 π 或是除以 3,即可得到导管或鞘管的直径。

7. 使用球扩式瓣膜支架行主动脉瓣置换术时,需将心率起搏至＿＿＿＿＿＿＿次 /min。

答案: 180~200

解析: 人工起搏心率至 180~200 次 /min,才能使得瓣膜支架准确定位。

8. 对于左锁骨下动脉闭塞的患者,行腔内介入治疗时,常规可选择的穿刺入路部位主要有: ＿＿＿＿＿＿＿、＿＿＿＿＿＿＿。

答案: 股总动脉;左侧肱动脉

解析: 对于左锁骨下动脉闭塞,常规选择一侧股总动脉入路进行腔内治疗。若股动脉入路无法开通闭塞段,可选择穿刺左侧肱动脉进行开通。

9. Onyx 液态栓塞剂在使用前需＿＿＿＿＿＿＿、＿＿＿＿＿＿＿、＿＿＿＿＿＿＿后才可从微导管缓慢、可控地注射于栓塞部位。

答案: 加热;振荡;摇匀

解析: Onyx 液态栓塞系统适用于动静脉畸形和富含血管的肿瘤等血管的腔内栓塞治疗。其在使用前必须依次加热、振荡、摇匀后才可从微导管缓慢、可控地注射于栓塞部位。

10. 行颈动脉狭窄腔内治疗时,术中递送的保护伞必须在肝素钠稀释液中＿＿＿＿＿＿＿后方可使用。

答案: 排气

解析: 抗栓塞保护装置也称保护伞,用于腔内血管成形术,起到捕获栓子,防止远端细小动脉堵塞的作用,最常用于颈动脉微创手术,其使用前必须在肝素稀释液中排尽气体。

11. 介入手术室物体表面采样时间应选择在消毒处理后＿＿＿＿＿＿＿h 内进行。

答案: 4

解析: 介入手术室物体表面采样及卫生标准中规定消毒处理后 4h 进行采样。

12. 介入手术间设有冷暖设施,室温应该保持在＿＿＿＿＿＿＿℃之间,相对湿度应控制在＿＿＿＿＿＿＿。

答案: 20~24; 50%~60%

解析: 适宜的环境温度与湿度对操作者和患者都是非常重要的。当室温超过 28℃,湿度大于 70% 时,人体易出现闷热、出汗、烦躁、疲劳等反应,容易影响术者安定的情绪和敏捷的思维,使术者的技术水平不能得到很好的发挥。同时患者也会出现心率加快、出汗多等症状而增加手术难度;当室温低于 20℃时,只穿手术衣的术者会感到冷,易影响操作动作的灵敏性和准确性,尤其是手指的细微动作。裸露的患者由于创伤,机体抵抗力处于低下的水平,更易发生感冒等并发症。室内湿度低,物体表面浮尘随某些动作,如铺单、开关门等造成气流改变而悬浮在空气中。由于受重力作用,室内飘尘可直接沉降到手术创面,或操作者的手和手术器械上,容易引起术后切口感染。

13. 感染介入手术(Ⅳ类介入手术)手术操作在＿＿＿＿＿＿＿手术间进行。

答案: 感染

解析: Ⅳ类手术间:即感染手术间,主要进行脓肿手术、临床上已经感染的胆道疾病手术、泌尿生殖道手术或已经穿孔的器官的手术。

14. 介入手术核查要求执行患者身份查对时,至少同时使用2种以上的查对方式,最常用的2种核对方式包括_____、_____。

答案: 查看床头牌及询问患者姓名;查看患者手腕识别带

解析: 必须严格执行查对制度,应至少同时使用2种患者身份识别方法,最常用的2种核对方式包括:一种查看床头牌询问患者姓名,另一种查看患者手腕识别带。

15. 介入放射室内面积大小与X线机额定管电流有关,200mA以上的X射线机,室内面积不得小于_____。

答案: $36m^2$

解析: 按照国家《医用诊断X射线卫生防护标准》,介入放射室内面积大小与X线机额定管电流有关,200mA以上的X射线机室内面积不得小于$36m^2$。介入操作室内除保证设备充足的空间外,还应有3~5个介入工作者的活动空间。

16. 带辐射操作者在限定的5年期间内平均每年不得超过_____mSv,任何单独1年不得超过_____mSv。

答案: 20;50

解析: 目前,国际辐射防护委员会(ICRP)规定,操作者在限定的5年期间内平均每年不得超过20mSv,任何单独1年不得超过50mSv。

二、判断题

1. 时间防护指缩短受照时间,因为人体受到的累计照射剂量随着照射时间的延长而减少。
答案: 错误

解析: 时间防护指缩短受照时间,因人体受到的累计照射剂量随着照射时间的延长而增加。

2. 介入手术过程中所有导管、导丝都要用生理盐水进行冲洗湿润。
答案: 错误

解析: 介入手术过程中所有导管、导丝都要用肝素钠稀释液进行冲洗湿润后方可使用,肝素钠稀释液具有抗凝作用。

3. 导引导丝通常分为塑型段、过渡段、支撑段三个结构。
答案: 错误

解析: 导引导丝通常分为塑型段、过渡段、支撑段、输送段四个结构。

4. Encore 26压力泵的压力表刻度盘范围为:0~26atm。
答案: 正确

解析: Encore26压力泵用于对球囊扩张导管和球囊扩张式支架进行球囊的扩张和回抽,其压力表刻度盘为0~26atm,通过该装置,可以产生和监控大气压力(atm)和压强(kPa)。

5. 球扩式载药支架上的药物都是紫杉醇和雷帕霉素及其衍生物。
答案: 错误

解析: 球扩式载药支架是通过聚合物载体或者微孔设计等方式载药,聚合物载体起到药物的靶向释放和控制释放作用。该支架在药物的作用下,可以防止血管内膜细胞的增生,使血管保持通畅。目前,此类支架上的药物多为紫杉醇、依维莫司、雷帕霉素及其衍生物等。

6. OTW型球囊是指一根双内腔的轴杆在其远端处连接着球囊囊体,它不属于导管。
答案: 错误

解析: 球囊又称球囊扩张导管,是导管的一种。

7. 抗栓塞保护装置俗称保护伞,用于腔内血管成形术中,起到捕获栓子防止远端细小血管堵塞的作用,最常用于颈动脉狭窄的腔内治疗。

答案: 正确

解析: 抗栓塞保护装置常用于颈动脉病变的腔内治疗,起到预防脑梗的作用。

8. 腔静脉滤器分为永久性滤器和临时性滤器。

答案: 正确

解析: 临床使用的腔静脉滤器分为永久性滤器和临时性滤器,永久性滤器是指永久植入人体不再取出的一种预防肺动脉栓塞的装置,临时性滤器是指植入人体 2~3 周后需取出的滤器。

9. Angio Jet 血栓抽吸系统不仅用于治疗静脉血栓性疾病,也用于治疗动脉栓塞性疾病。

答案: 正确

解析: Angio Jet 血栓抽吸系统适用于清除急性或亚急性的静脉血栓、动脉栓塞等疾病。

10. Rotarex 机械血栓切除导管适用于静脉血栓的机械切除。

答案: 错误

解析: Straub 机械血栓切除系统由 Rotarex 导管、Aspirex 导管和 Straub 医疗动力系统三部分构成。其中 Rotarex 导管适用于动脉血栓的机械切除,Aspirex 导管适用于静脉血栓的机械切除。

11. 股动脉穿刺点可进行顺行和逆行穿刺,临床中以前者常用。

答案: 错误

解析: 股动脉穿刺点可进行顺行和逆行穿刺,临床中以后者(逆行穿刺)常用,前者(顺行穿刺)只针对下肢远端病变的选择。

12. 介入局麻手术前核查由主班护士、手术医生、技师,麻醉师四方执行。

答案: 错误

解析: 介入局麻手术前核查由主班护士、手术医生、技师三方执行。介入全麻手术前核查由主班护士、手术医生、技师,麻醉师四方执行。

三、选择题

A1 型题(单选题)

1. 胸主动脉夹层腔内隔绝术中,释放覆膜支架前要控制血压,收缩压一般控制在(　　)

    A. 40~60mmHg   B. 70~100mmHg   C. 80~120mmHg

    D. 100~120mmHg   E. 120~140mmHg

答案: B

解析: 胸主动脉夹层覆膜支架植入释放支架前应控制血压,控制收缩压为 70~100mmHg,以保证支架固定定位准确,不移位。

2. 血管腔内术中,患者全身肝素化,活化凝血酶时间(ACT)基本维持在(　　)

    A. 80~100s   B. 100~200s   C. 250~350s

    D. 350~450s   E. 450~550s

答案: C

解析: 全身肝素化是介入治疗的基础,肝素用量应准确化、个体化,一般维持 ACT 于 250~350s,以防止过度抗凝或血栓形成。

3. 股总动脉穿刺插管,穿刺股总动脉时,穿刺针针尖与皮肤成(　　),见血滴从针尾喷出后,针尖与皮肤成(　　),可从针尾插入导丝

　　A. 20°；5°~10°　　　　　　　B. 30°；10°~15°　　　　　　C. 45°；15°~20°

　　D. 50°；20°~25°　　　　　　E. 55°；25°~30°

答案： C

解析： 以腹股沟韧带下 1.5~2.0cm,用左手示指与中指摸清股动脉搏动最强处作为穿刺点,予以固定。穿刺针针尖与皮肤成 45°,穿过切口,逆血流方向快速进针,穿刺股总动脉。见血滴从针尾喷出,则将穿刺针放平,与皮肤成 15°~20°,即刻从针尾插入导丝。

4. 血管腔内微创手术的穿刺部位有(　　)

　　A. 股动脉　　　　　　　　　B. 肱动脉　　　　　　　　　C. 腘动脉

　　D. 颈动脉　　　　　　　　　E. 以上都是

答案： E

解析： 选择恰当的穿刺点可降低出血危险,对于减少并发症相当重要,需要医师确实掌握动脉及其周围结构的解剖。经皮动脉穿刺常用部位为股总动脉、肱动脉、腘动脉,也可穿刺颈动脉或腋动脉等。

5. 球囊扩张导管根据推送系统可分为(　　)

　　A. 高压球囊和低压球囊

　　B. 整体交换型球囊和快速交换型球囊

　　C. 非顺应性球囊、顺应性球囊

　　D. 非顺应性球囊、半顺应性球囊、顺应性球囊

　　E. 以上都不是

答案： B

解析： 球囊根据推送系统主要分为两大类:整体交换型(OTW)球囊和快速交换型(RX)球囊。球囊根据直径与额定直径所呈现的比值可分为非顺应性球囊、半顺应性球囊、顺应性球囊。球囊的顺应性是指球囊充盈时球囊直径随气压变化的能力,也是球囊拉伸能力的一个指标。

6. 以下不属于下肢深静脉血栓形成的腔内手术方式的是(　　)

　　A. 下肢静脉栓塞术　　　　　　　　B. 下肢静脉置管溶栓术

　　C. 下腔静脉滤器植入术　　　　　　D. 下肢静脉血栓抽吸术

　　E. 下肢静脉球囊扩张术 + 支架植入术

答案： A

解析： 下肢深静脉血栓形成的腔内微创治疗方法主要有下腔静脉滤器植入术、下肢深静脉置管溶栓术、下肢深静脉球囊扩张术、下肢深静脉支架植入术、下肢深静脉血栓抽吸术和下腔静脉滤器取出术等。

7. 以下不属于血管腔内微创手术的是(　　)

　　A. 球囊扩张术　　　　　　　B. 支架植入术　　　　　　　C. 人工血管旁路术

　　D. 置管溶栓术　　　　　　　E. 动脉瘤栓塞术

答案： C

解析： 人工血管旁路术属于开放手术治疗,不属于腔内微创治疗。

8. 以下不属于下腔静脉滤器取出术的腔内器具是(　　)

A. 单圈圈套器　　　　B. 三圈圈套器　　　　C. 10F 回收导管

D. 10F 血管鞘　　　　E. 压力泵

答案：E

解析： 下腔静脉滤器取出术常用的腔内器具有：穿刺针、高压连接管、5F 血管鞘、5F 普通猪尾巴导管、10F 血管鞘、10F 回收导管、三圈圈套器；若没有三圈圈套器，可选用单圈圈套器和 6F MPA 导管；而压力泵常作为连接球囊扩张导管时精准控制、监控压力的器具，不适合取滤器使用。

9. 局麻穿刺行腹主动脉瘤腔内隔绝术时，需预先埋置的血管闭合装置是（　　）

A. Angio-Seal　　　　B. Exoseal　　　　C. PercloseProglide

D. AdmralXtreme　　　E. Starclose SE

答案：C

解析： PercloseProglide 血管缝合器系统适用于股总动脉穿刺点为 5F~21F 鞘管的血管缝合治疗，术中可根据手术方式采用预先埋置缝合器技术。ABDE 均没有预先埋置功能。

10. 根据支架的释放方式可将支架分为（　　）

A. 覆膜支架和裸支架　　　　　　B. 开环支架和闭环支架

C. 自膨式支架和球扩式支架　　　D. 编织型支架和激光雕刻型支架

E. 快速交换型支架和整体交换型支架

答案：C

解析： 根据支架的释放方式可分为自膨式支架和球扩式支架两类；根据支架是否有覆膜可分为覆膜支架和裸支架两类；根据支架的制作工艺可分为编织型支架和激光雕刻型支架；根据雕刻网孔的结构分为闭环支架、开环支架、开环 - 闭环结合支架；根据支架上有无药物可分为非载药支架和载药支架两类。

11. 颈动脉狭窄行腔内微创治疗时，最不可能用到的器具是（　　）

A. 圈套器　　　　　　B. 6F 长鞘　　　　C. 4F 多功能头导管

D. 5F 猪尾巴导管　　　E. 血栓保护装置

答案：A

解析： 圈套器又称抓捕器，适用于血管内异物的取出和临时滤器的回收等。

12. 对电离辐射最敏感的是（　　）

A. 儿童和年轻女性　　B. 青少年　　　　C. 老年人

D. 冠心病患者　　　　E. 下肢深静脉血栓形成患者

答案：A

解析： 辐射可导致人体基因变化，产生癌细胞，发生癌症。研究表明，在人群中，对电离辐射最敏感的是儿童和年轻女性。

13. 从事介入放射的人员，按规定应该完成（　　）一次的放射体检

A. 半年　　　　　　　B. 一年　　　　　C. 一年半

D. 两年　　　　　　　E. 三年

答案：B

解析： 从事介入放射的人员，按规定应该完成每年一次的放射体检。

14. 介入手术术中给予患者全身肝素化治疗，首次肝素用量按每千克体重（　　）静脉推注，（　　）后减半量静脉推注，以后每小时按（　　）追加

A. 0.5~1mg、0.5h、5mg　　　B. 1~2mg、0.5h、10mg　　　C. 1~2mg、1h、10mg

D. 2~3mg、1h、10mg　　　E. 2~3mg、0.5h、5mg

答案： D

解析： 介入手术术中给予患者全身肝素化治疗，首次肝素用量按每千克体重2~3mg静脉推注，根据肝素的半衰期，1h后减半量静脉推注，以后每小时按10mg追加，并且监测活化凝血时间（ACT），根据ACT值，使肝素用量准确化、个体化，一般ACT 250~350s，以防过度抗凝或血栓形成。

A2型题（单选题）

1. 患者，女，50岁，因颈动脉狭窄入院，颈动脉血管狭窄支架成形术中出现心动过缓，护士应立即遵医嘱给予（　　）

A. 阿托品　　　　　　　　　　　B. 多巴胺

C. 去甲肾上腺素　　　　　　　　D. 利多卡因

答案： A

解析： 颈动脉窦多位于颈内动脉起始处或颈动脉分叉处，主要感受颈动脉血管扩张的刺激。球囊扩张和支架植入时的机械扩张以及牵拉会压迫和刺激颈动脉窦压力感受器导致副交感神经兴奋性增高，使心率减慢甚至心搏骤停。当心率持续较术前减慢20%以上时，应立即遵医嘱给予阿托品0.5mg静推。

2. 患者，男，65岁，有高血压和糖尿病病史20余年，吸烟史30年，无明显诱因出现右小腿行走时疼痛，行走距离约30m左右，休息后症状缓解，皮温凉，小腿苍白。下肢动脉闭塞段支架植入术中，患者出现头疼、头晕、恶心呕吐、荨麻疹、面部潮红、眼睑口唇红肿、流涕、喷嚏、流泪、胸闷气促、呼吸困难等反应。该患者最有可能是（　　）

A. 穿刺点出血及周围局部血肿　　　B. 对比剂的不良反应

C. 迷走反射　　　　　　　　　　　D. 假性动脉瘤或动静脉瘘

答案： B

解析： 对比剂的不良反应主要为患者出现头疼、头晕、恶心呕吐、荨麻疹、面部潮红、眼睑口唇红肿、流涕、喷嚏、流泪、胸闷气促、呼吸困难等反应，应立即停止注入对比剂，积极处理过敏反应。

3. 患者，女，50岁，因颈动脉狭窄入院行颈动脉腔内介入治疗，术中使用5F猪尾巴导管行主动脉弓造影后，最有可能使用（　　）导管进行颈部血管的超选治疗

A. MPA导管　　　　　　B. Sos Omni导管　　　　　C. RIM导管

D. 溶栓导管　　　　　　E. 球囊扩张导管

答案： A

解析： 对于颈动脉狭窄患者，在行腔内介入治疗时，常规先使用5F短鞘和5F猪尾巴导管在主动脉弓行主动脉造影，确认弓上三分支的位置，然后可选择使用MPA导管或VTK导管配合导丝超选病变的颈动脉；而Sos Omni导管常规用于内脏动脉的超选治疗；RIM导管常作为下肢动脉翻山导管；溶栓导管即溶栓时使用的导管；球囊扩张导管可在颈动脉超选完成后，在保护伞的保护下方可使用，用来扩张颈动脉病变段。

4. 患者，男，56岁，2017年10月体检时腹部CTA提示左肾动脉狭窄，行肾动脉腔内微创手术时最不可能在该手术中使用的器具是（　　）

A. 弹簧头导丝   B. Sos Omni 导管   C. Coda 球囊

D. Express SD 球扩支架   E. 肾动脉鞘

答案：C

解析：Coda 球囊主要用于大直径血管（胸、腹主动脉等）内的扩张和临时封堵，不适用于肾动脉狭窄的腔内治疗。

A3 型题（单选题）

1. 患者，男，65 岁，有高血压和糖尿病病史 20 余年，吸烟史 30 年，最近几天食欲差，无明显诱因出现右小腿行走时疼痛，行走距离约 30m，休息后症状缓解，皮温凉，小腿苍白。

（1）该患者应考虑为（ ）

  A. Buerger 病   B. 急性下肢动脉栓塞

  C. 下肢动脉硬化闭塞症   D. 下肢动静脉瘘

（2）该患者应行什么腔内介入手术方式（ ）

  A. 下肢动脉闭塞开通支架植入术   B. 下肢静脉闭塞开通支架植入术

  C. 下肢静脉闭塞开通球囊扩张术   D. 髂静脉闭塞开通支架植入术

（3）该患者术中突然出现心率及血压下降，主诉心悸、头晕，监测血糖为 2.2mmol/L，该患者术中发生了（ ）

  A. 穿刺点出血及周围局部血肿   B. 假性动脉瘤或动静脉瘘

  C. 迷走反射   D. 低血糖反应

答案：（1）C （2）A （3）D

解析：

（1）该患者不是急性发病，可排除急性动脉栓塞。间歇性跛行是下肢动脉硬化闭塞症和 Buerger 病患者的特征性症状。但是 Buerger 病患者往往较为年轻，没有并存病，尤其喜爱抽烟。

（2）下肢动脉硬化闭塞症的腔内介入治疗主要有经皮腔内血管成形术或支架植入术，具有创伤小、恢复快、风险小的优点。

（3）该患者患有糖尿病，术前食欲差，术中患者紧张，出现心率及血压下降，伴有大汗，主诉心悸、头晕，监测血糖为 2.2mmol/L，都是低血糖的表现，空腹血糖水平正常为 3.9~6.1mmol/L。

2. 患者，男，65 岁，房颤 10 年，3h 前突然出现右下肢剧烈疼痛，行走困难，局部皮肤苍白，查右下肢股动脉搏动良好，腘动脉搏动消失，小腿下方皮温低。

（1）该患者最有可能患有的疾病是（ ）

  A. 急性下肢动脉栓塞   B. 下肢深静脉血栓形成

  C. 下肢深静脉瓣膜功能不全   D. 动脉瘤

（2）该患者可通过（ ）检查确诊该疾病

  A. 静脉造影   B. 动脉造影

  C. X 线平片   D. 皮肤测温试验

（3）该患者最有可能选择的腔内微创治疗是（ ）

  A. 切开取栓   B. 机械吸栓和置管溶栓术

  C. 腔内隔绝术   D. 球囊扩张术

答案：（1）A （2）B （3）B

解析：

（1）急性下肢动脉血栓是指栓子自心脏或近侧动脉壁脱落或自外界进入动脉，被血流推向远侧，阻塞动脉血流而导致肢体缺血甚至坏死的一种病理过程，因发病急骤而得名。临床症状有：突然发生剧烈的患肢疼痛、皮温降低、皮色苍白、动脉搏动减弱或消失等。结合患者的年龄和症状，首先考虑右股动脉下段急性动脉栓塞。

（2）动脉造影能准确显示病变的部位、范围、程度、侧支和闭塞远端动脉主干的情况，对选择手术方法有重要意义。

（3）对于腹主动脉骑跨栓塞，首选急诊切开取栓。考虑该患者为右股动脉下段急性动脉栓塞，首选的微创治疗方式主要有 AngioJet 和 Rotarex 血栓抽吸导管进行机械吸栓或者选择溶栓导管行置管溶栓术。

A4 型题（多选题）

1. 为保障手术患者的安全，必须做好患者的安全核查，安全核查时身份核对的三个时机分别为（　）

　　A. 进入导管室后　　　　B. 麻醉实施前　　　　C. 手术开始前

　　D. 手术结束后　　　　　E. 患者离开手术室前

答案：BCE

解析：手术安全核查的三个时机包括麻醉实施前（sign in）、手术开始前（time out）和患者离开手术室前（sign out）3 个关键环节。

2. 介入术中辐射防护，以下说法正确的是（　）

　　A. 每个机房均配有患者防护三件套，包括铅帽、铅三角巾和铅围脖

　　B. 防护用品的使用应以不影响图像诊断和无菌操作为原则，同时根据射线方向，确保起到防护作用

　　C. 非脑血管造影股动脉穿刺的患者，一般只使用铅帽和铅围脖，不放置三角巾

　　D. 尽量使患者远离 X 线球管

　　E. 避免操作失误，严格执行防护安全操作规则

答案：ABCDE

解析：人体的性腺、甲状腺以及上皮组织对射线的敏感性高，因此在不影响治疗的前提下，对患者的重要部位及敏感部位应给予适当的防护，如甲状腺与生殖器等的防护，为其佩戴合适的铅围脖或铅围裙；同时操作人员应技术熟练，选择最佳条件进行曝光，提高曝光成像成功率，避免对患者反复照射。

3. 血管造影的禁忌证有（　）

　　A. 碘过敏试验阳性或明显过敏体质

　　B. 严重心、肝、肾功能衰竭

　　C. 严重凝血功能障碍

　　D. 血管本身病变，如原发性或继发性出血、血管狭窄、血栓形成、动脉瘤、动静脉瘘等

　　E. 妊娠 3 个月以内者

答案：ABCE

解析：血管造影作为一种有创性操作，存在一定的风险，因此在临床工作中应严格把握血管造影的适应证及禁忌证。D 选项为血管造影的适应证。

4. 主动脉夹层腔内隔绝术术中使用 5F 刻度猪尾巴导管的目的是(　　)

    A. 血管造影　　　　　　B. 开通血管　　　　　　C. 扩张血管

    D. 预防内漏　　　　　　E. 测量血管

答案： AE

解析： 5F 刻度猪尾巴导管由于其头端带有多个侧孔,常用于大血管(如:主动脉)的造影;又因其带有刻度(每个刻度 1cm),可通过导管头端的刻度数量来判断血管长度,故常作为主动脉支架长度选择的依据。

5. 肾动脉狭窄行腔内介入治疗时,可能用到(　　)

    A. 球扩支架　　　　　　B. 快速交换型球囊　　　　　　C. 弹簧圈

    D. 弹簧头导丝　　　　　　E. 抗栓塞保护装置

答案： ABD

解析： 肾动脉狭窄行腔内介入治疗时,常规会用到球扩支架、快速交换型球囊、弹簧头导丝;弹簧圈主要用于动脉瘤的栓塞治疗;抗栓塞保护装置又称保护伞,常规用于颈动脉。

6. 腹主动脉瘤腔内隔绝术术后造影出现内漏,此时可能会用到(　　)

    A. 弹簧圈　　　　　　B. Cuff 延长体　　　　　　C. Coda 球囊

    D. Onyx 液态栓塞剂　　　　　　E. 外用冻干人纤维蛋白黏合剂(生物蛋白胶)

答案： ABCDE

解析： 腹主动脉瘤腔内隔绝术术后造影还有内漏,可选择植入延长体(Cuff)再次进行隔绝或选择 Coda 球囊扩张腹主动脉支架近端使其与腹主动脉壁贴合更牢靠,还可选择弹簧圈、外用冻干人纤维蛋白黏合剂或 Onyx 液态栓塞剂进行栓塞治疗。

7. 血管鞘和导引导管的区别有(　　)

    A. 6F 的血管鞘内径与 6F 的导引导管内径相同

    B. 6F 的血管鞘内径与 6F 的导引导管外径相同

    C. 6F 的血管鞘外径比 6F 的导引导管外径大

    D. 血管鞘没有止血阀,导引导管有止血阀

    E. 血管鞘有止血阀,导引导管没有止血阀

答案： BCE

解析： 导管都是用外径(OD)描述的,而鞘管是用内径(ID)描述的。故 6F 的血管鞘内径与 6F 的导引导管外径相同,6F 的血管鞘外径比 6F 的导引导管外径大;血管鞘有止血阀,导引导管没有止血阀。

8. 评价球囊扩张导管的性能,通常参考的参数包括(　　)

    A. 通过外径　　　　　　B. 柔顺性　　　　　　C. 跟踪性

    D. 推送性　　　　　　E. 以上都不是

答案： ABCD

解析： 评价球囊扩张导管的性能,通常参考以下几个参数:通过外径、柔顺性、跟踪性、推送性。

9. 对于大隐静脉曲张,属于损毁病变静脉的手术治疗方式是(　　)

    A. 硬化剂注射　　　　　　B. 静脉剥除术　　　　　　C. 激光硬化

    D. 射频硬化　　　　　　E. 梯度压力袜治疗

答案： ACD

解析：目前下肢浅静脉曲张手术治疗的方式多种多样，按照原理可分为两大类：去除病变静脉和损毁病变静脉。去除病变静脉的方式为小切口点状剥除。损毁病变静脉的方式包括硬化剂注射、激光硬化、射频硬化等治疗方式。梯度压力袜治疗只是预防或治疗措施之一，不能去除或损毁病变静脉。

10. 以下属于血管穿刺相关并发症的是(　　)

    A. 穿刺部位出血和血肿　　　　　B. 假性动脉瘤

    C. 动静脉瘘　　　　　　　　　　D. 急性肢体动脉血栓形成

    E. 骨筋膜室综合征

答案：ABCDE

解析：穿刺部位并发症有：穿刺部位出血和血肿、假性动脉瘤、动静脉瘘、急性肢体动脉血栓形成、骨筋膜室综合征、穿刺点感染等，若不及时发现并处理，可引起严重后果。

11. 导管室护士对器具的专业性要求有(　　)

    A. 器具的用途　　　B. 器具的种类　　　C. 器具的特性

    D. 器具的大小和型号　　　E. 器具的发展和前沿知识

答案：ABCDE

解析：腔内手术配合过程中，导管室护士对器具的专业要求有：器具的大小、型号、种类、特性、用途、器具的发展和前沿知识。

四、名词解释

1. 颈动脉窦反应

答案：颈动脉窦多位于颈内动脉起始处或颈动脉分叉处，主要感受颈动脉血管扩张的刺激。球囊扩张和支架植入时的机械扩张以及牵拉会压迫和刺激颈动脉窦压力感受器导致副交感神经兴奋性增高，使心率减慢、血压下降，甚至心搏骤停。

2. 杂交手术室

答案：将现代手术室与 DSA 这样大型的医疗设备有机地结合起来，既要考虑各种设备的安装和使用条件，又必须考虑层流净化、放射防护和多种图像信息融合的要求。在影像设备引导下，由内、外科医生合作，结合外科和介入治疗手段完成复杂疾病的治疗，完成杂交手术的手术室，称为杂交手术室。

3. "烟囱"技术

答案："烟囱"是指在植入主动脉支架的过程中，因锚定区不足，需要有意覆盖或者不慎误堵重要分支时，在被覆盖的分支血管和主动脉间应用覆膜支架或裸支架与主动脉移植物并排锚定，达到保全或挽救被覆盖分支血供的目的，因分支血管内支架的释放位置形似烟囱，故称之为"烟囱"技术。

五、问答题

1. 患者接入导管室后，护士应做哪些准备？

答案：

（1）核对患者，查看患者病历及相关检查，了解患者一般情况，评估患者并填写介入患者风险评估表。

（2）询问患者进食情况。

（3）做好患者心理护理。

（4）检查静脉通道情况，静脉留置针部位应避开穿刺侧肢体及病变侧肢体，以免影响液体顺利输入。

（5）安置舒适手术体位（逆行穿刺患者正躺在 DSA 床上，头朝向 C 臂方向，顺行穿刺患者倒躺在 DSA 床上，脚朝向 C 臂方向）并合理约束好患者，防止坠床及意外伤害。

（6）进行 time-out 核对。

（7）给予生命体征监护：粘贴心电监护电极片时应避开手术途经血管所在部位及除颤部位，以免影响图像质量及抢救；血压监护袖带应避开无脉肢体；血氧饱和度监护手指感应器也应避开无脉肢体。

（8）指导患者术中如何配合：避免随意翻身或活动，术中根据医生指示进行手术配合。

（9）根据手术情况准备手术器具、耗材和常用药物等。

2. 简述防辐射服（铅衣、铅围脖）的使用原则。

答案：防辐射服的使用原则有：

（1）在使用前需检查防辐射服是否有错位、脱落、松散的现象。

（2）使用中避免与尖锐物体接触以免造成划伤而影响防辐射服的防护效果。

（3）使用后需及时将防辐射服挂在专用衣架上，不可折叠或挤压，并放在阴凉通风处，避免阳光直射。

（4）防辐射服穿戴时不宜与人体直接接触。

（5）防辐射服可通过影像学定期检测，或送至专门的检测机构进行检测，至少每年一次。

（6）防辐射服的使用寿命一般为 3~5 年，影像学显示有裂痕或破损（破洞＞5mm）时，要及时更换。

（7）防辐射服不能自行随便使用洗涤剂清洗，需要找专业的机构清洗。

3. 简述介入术中患者坠床的应急预案。

答案：

（1）一旦发生手术患者坠床，立即报告手术医生、护士长。

（2）检查患者全身情况并做初步判断，如准确判断患者头部及身体有无跌伤、四肢有无骨折并进行相应处理；按照跌倒损伤严重程度分级进行伤情评估，必要时协调相关科室会诊。

（3）在病情允许情况下，迅速与手术医生或麻醉师共同将患者抬至手术床；若患者神志清楚，应做好安抚工作。

（4）密切观察患者生命体征，根据病情遵医嘱进行必要的检查和处理；若出现危急情况立即协助医生进行抢救。

（5）立即检查输液情况，若穿刺针脱出，应立即重新进行静脉穿刺。

（6）立即检查介入手术穿刺部位情况，若鞘管脱出，应立即压迫止血并进行相应处理。

（7）严格按照护理不良事件分级上报及管理制度要求进行上报；科室认真组织讨论、分析原因，确定改进措施。

（8）通知家属，详细记录患者坠床全过程，并与病区护士做好交接。

4. 简述介入术中迷走神经反射的急救流程。

答案：

（1）一旦患者发生迷走神经反射应立即通知医生紧急处理。

（2）适量减轻穿刺点按压或绷带加压力量。

（3）吸氧,改善循环灌注不足引起的机体缺氧状态。

（4）遵医嘱应用血管活性药物,如多巴胺、阿托品、肾上腺素等。

（5）患者若出现恶心、呕吐,立即去枕平卧、头偏向一侧,防止呕吐物引起呛咳和窒息。

（6）持续心电监护,严密监测患者的心率、血压及面色、神志。

（7）安慰患者,缓解其紧张、焦虑情绪,消除导致迷走神经反射的其他诱因。

（8）做好病情的动态观察及记录,协助医生完成手术。

六、案例分析

患者,男,71岁,患者因"右侧肢体无力"在当地医院行保守治疗,于7月18日晚无明显诱因出现左下腹疼痛,未予重视,19日早晨仍腹痛,予以通便治疗后未见好转,19日晚腹痛加重,立即行腹部CT检查,提示为"腹主动脉瘤"。患者将拟定什么介入手术方案?手术时该患者需要采取什么体位?该患者最有可能用到哪些腔内器具呢?术中护理要点有哪些?

答案:全身麻醉下行腹主动脉瘤腔内隔绝术。

体位:仰卧位,双下肢分开并外展。

作为导管手术配合护士,需准备以下腔内器具:穿刺针、高压连接管、260cm泥鳅导丝、5F刻度猪尾巴导管、5F单弯导管、260cm超硬导丝、Coda球囊导管、腹主动脉支架、外用冻干人纤维蛋白黏合剂等。

术中护理要点:

（1）在支架植入前遵医嘱准确地全身肝素化。

（2）术中严格调控血压,遵医嘱微量泵入硝酸甘油或硝普钠,使血压维持在110/70mmHg左右;内支架植入时,将收缩压控制在70~100mmHg,以减少覆膜支架释放时因血流冲击而出现的内支架移位现象;释放后使血压回升至术前偏低水平。

（3）保护肾功能,应用非离子型对比剂。因患者高龄,应用的是碘克沙醇,注入对比剂后,加快输液,使血容量达到饱和状态,尽快使对比剂排出体外。准确记录每小时尿量,根据尿量和中心静脉压,随时调整输液速度。

（4）术中注意动态观察心率、心律、血氧饱和度、无创血压、有创血压及中心静脉压变化,全身麻醉患者注意面色、呼吸、意识、麻醉的深度,若有异常应及时报告医生并协助处理。

（曹宏霞 毛华娟 胡亚琴）

第二节 大隐静脉高位结扎、曲张静脉抽剥术

一、填空题

1. 大隐静脉高位结扎术的手术切口位于_____。

答案:腹股沟韧带下方3~4cm处

解析:大隐静脉高位结扎术的手术切口在腹股沟韧带下方3~4cm处,以卵圆窝为中点采用与腹股沟韧带平行的斜切口,长约6cm。

2. 在大隐静脉和_____的汇合处,手术分离时须谨慎,以免误伤。若有损伤需要准备_____进行修补。

答案:股静脉;5/0丙烯线

解析： 在大隐静脉和股静脉的汇合处，二者之间有一层筛筋膜，不能轻易切开。根据股静脉的血管粗细程度和血管腔内压力，选择使用 5/0 的丙烯线缝合修补。

3. 用于大隐静脉主干的硬化剂有_____，配制方法是_____。

答案： 1% 聚桂醇注射液（化学名：聚氧乙烯月桂醇醚）；2ml 1% 聚桂醇注射液（化学名：聚氧乙烯月桂醇醚）和 8ml 空气混合成 10ml 泡沫硬化剂

解析： 硬化剂与静脉内皮接触，导致血管内形成局部炎性粘连，使充盈的静脉闭塞。泡沫硬化剂是指将液体硬化剂与气体相混合而形成的新型泡沫状硬化剂，可以应用在大隐静脉主干，而液体硬化剂不能用于大隐静脉主干。

二、判断题

1. 下肢浅静脉曲张就是大隐静脉曲张。

答案： 错误

解析： 尽管大多数的下肢浅静脉曲张与大隐静脉病变有关，但仍然有超过 10% 的静脉曲张与其他病变相关，如小隐静脉病变。小隐静脉因为位置深，病变不易被发现。

2. 所有的下肢浅静脉曲张都可以采用手术治疗。

答案： 错误

解析： 不是所有的静脉曲张都适合手术。比如，下肢深静脉血栓形成的情况下，形成的浅静脉曲张是一种代偿，不能手术。

3. 行大隐静脉高位结扎、抽剥手术的患者术前无需备皮。

答案： 错误

解析： 大隐静脉高位结扎、抽剥手术的消毒范围是上平脐、下至患侧整个肢体，两侧到髂嵴，去除阴毛，所以，行大隐静脉手术的患者术前需要常规备皮。

三、选择题

A1 型题（单选题）

1. 下肢浅静脉曲张的治疗方法有（ ）
    A. 非手术治疗   B. 硬化剂治疗   C. 手术治疗
    D. 压迫治疗法   E. 以上都是

答案： E

解析： 可以选用穿梯度压力袜、注射硬化剂、手术剥除等方法治疗下肢浅静脉曲张。深静脉瓣膜功能不全，可做瓣膜修复手术和腔镜下交通支结扎术等。下肢浅静脉曲张也可能提示存在其他疾病，需积极治疗原发病；若深静脉回流不畅，则手术处理浅静脉时更应谨慎。

2. 一般在距离股静脉（ ）处结扎大隐静脉
    A. 0.5~1.0cm   B. 0.3~0.5cm   C. 0.5~2.0cm
    D. 1.5~2.5cm   E. 1.0~1.5cm

答案： A

解析： 结扎大隐静脉时，根据股静脉的粗细和瓣膜反流的情况在股静脉根部结扎，一般在距离股静脉 0.5~1.0cm 处结扎大隐静脉，远端用血管钳夹闭。

A2 型题（单选题）

1. 患者，男，43 岁，诊断下肢浅静脉曲张，准备行大隐静脉高位结扎、剥脱术，能否手术的关键是（　）

    A. 曲张静脉病变程度　　B. 交通静脉瓣膜功能是否健全　　C. 深静脉是否通畅

    D. 小隐静脉是否受累　　E. 以上均不是

答案：C

解析：大隐静脉高位结扎、剥脱术的适应证是：①下肢浅静脉曲张明显，伴有小腿胀痛和肿胀、色素沉着、慢性复发性溃疡；②大隐静脉及交通支瓣膜功能不全者；③既往无深静脉血栓形成病史，且深静脉瓣膜功能良好者。其中最关键的是深静脉是否通畅。

2. 患者，女，55 岁，近期出现进行性加重的下肢浅静脉扩张、隆起和扭曲。小腿尤其是踝部皮肤萎缩、皮肤和皮下组织硬结，诊断为单纯性下肢浅静脉曲张，其最佳的治疗方案是（　）

    A. 单纯高位结扎术

    B. 穿梯度压力袜

    C. 大隐静脉高位结扎 + 主干剥脱及交通支结扎

    D. 曲张静脉分段结扎

    E. 结扎功能不全的交通支

答案：C

解析：该患者患有单纯性下肢浅静脉曲张，手术治疗是本病的根治方法，高位结扎和剥脱曲张的大隐静脉，可高位结扎小隐静脉，结扎功能不全的交通支静脉。

A3 型题（单选题）

患者，男，43 岁，4 年前逐渐出现左下肢蚓状突起，久站加重，平卧后症状可缓解。3 周前症状加重伴酸胀，经保守治疗后症状未减轻。住院完善术前检查后在腰麻下行左下肢大隐静脉高位结扎术 + 曲张静脉抽剥术。

（1）下肢浅静脉曲张最易发生的部位是（　　）

    A. 大隐静脉　　　　　　　　　　B. 小隐静脉

    C. 交通静脉　　　　　　　　　　D. 股静脉

（2）下肢浅静脉曲张术前通常使用（　　）标记曲张静脉

    A. 活力碘　　　　　　　　　　　B. 龙胆紫

    C. 酒精　　　　　　　　　　　　D. 氯己定

（3）患者腰麻术后去枕平卧（　　）h

    A. 6~8　　　　　　　　　　　　B. 6~12

    C. 8~12　　　　　　　　　　　　D. 4~8

答案：（1）A　（2）B　（3）A

解析：

（1）下肢浅静脉曲张是指下肢浅静脉变得弯曲、不规则膨出、扭曲、扩张和伸长，是一种常见疾病。其病变范围包括大隐静脉、小隐静脉及其分支，绝大多数患者都发生在大隐静脉。

（2）手术部位标记需要用不容易擦掉的记号笔，所以选用龙胆紫液或者黑色油彩笔标注。

（3）腰麻术后去枕平卧6~8h，主要目的是为了防止脑脊液外漏，导致患者头痛。

A4型题（多选题）

1. 下肢浅静脉曲张手术的麻醉方式有哪些（　　）

  A. 腰麻   B. 神经阻滞   C. 全麻

  D. 局麻   E. 腰硬联合麻醉

答案：ACDE

解析：下肢浅静脉曲张手术的麻醉方式较多，应根据患者自身情况选择合适的麻醉方式，一般以局麻和腰麻最为常见。

2. 静脉曲张手术术后的包扎要求（　　）

  A. 使用弹力绷带   B. 螺旋重叠方式   C. 松紧以插入一横指为宜

  D. 从足背开始   E. 从大腿根部开始

答案：ABCD

解析：静脉曲张手术术后，手术医生会将患者的患肢抬高，用纱布均匀包裹创面，并用弹力绷带加压包扎，包扎时自足背开始，裸露足趾，便于观察甲床颜色，以螺旋重叠方式包扎至大腿根部，均匀用力，以预防手术部位出血。

四、名词解释

1. 隐股点

答案：大隐静脉起于足背静脉弓内侧端，经内踝前方，沿小腿内侧缘伴隐神经上行，经股骨内侧髁后方约2cm处，进入大腿内侧部，与股内侧皮神经伴行，逐渐向前上，在耻骨结节外下方穿隐静脉裂孔，汇入股静脉，其汇入点称为隐股点。

2. 静脉瓣

答案：人体除内脏、脑和头颈部器官的静脉外，其余各部位的静脉内都存在形状为半月形的2个薄片，彼此相对，根部与静脉内膜相连，其游离缘朝向血流方向，具有防止血液逆流的作用，称为静脉瓣。

五、问答题

1. 大隐静脉高位结扎、抽剥术如何进行手术部位标识？

答案：患者入手术室前，经患者知情同意后由手术医生嘱患者站立一段时间，使平时曲张的静脉充盈，在充盈的静脉体表皮肤处用专用的手术部位标记笔描绘出静脉走行，并嘱患者勿擦除，保留至手术时作为手术部位核查依据。

2. 大隐静脉曲张传统手术治疗的方法有哪些？

答案：

（1）大隐静脉曲张的治疗以高位结扎和剥脱为主。

（2）大隐静脉功能不全而交通支及深静脉正常者，可高位结扎，切断大隐静脉及其属支。

（3）大隐静脉瓣膜功能不全兼有交通支瓣膜功能不全者，除做上述手术外，还应将不正常的交通支分别结扎和切断，或行大隐静脉剥脱术。

（4）若小隐静脉进入腘静脉处存在反流，可将其入口段结扎切除，远侧段行剥脱术或注射硬化剂。

3. 静脉曲张微创治疗的方法及优势有哪些？

答案：微创治疗方法有硬化剂注射、激光闭合、射频消融、冷光源透光旋切、微波治疗及导管电凝等。与传统手术方法相比，微创治疗的优势明显，譬如创伤小，可以为患者提供更多个体化选择，无痛、美观。

4. 下肢浅静脉曲张常用的硬化剂是什么？其作用原理是什么？

答案：常用的硬化剂是聚桂醇，在静脉内注射聚桂醇后，可损伤血管内皮、促进血栓形成、闭塞血管，从而起到止血作用。与传统的硬化剂相比，聚桂醇具有良好的乳化、分散性能。避免了传统硬化剂注射后不能有效扩散，而导致的治疗不彻底以及局部皮肤硬化等弊端。硬化治疗为一种可致曲张静脉关闭的微创疗法，通过向曲张静脉注入硬化剂，可破坏血管内皮层及血管壁，利于血管血栓化，使其永久变形，并可致血管最终被纤维条索取代，具有操作方便、剂量小以及滞留时间长等优势，以实现去除曲张静脉的功效。聚桂醇注射液为一种国产硬化剂，其毒性低且不良反应小，临床应用安全性较高。

六、案例分析

患者，女，65 岁，主诉：30 年前妊娠后逐渐出现右下肢蚯蚓状突起，久站加重，平卧后缓解，近 1 周出现皮肤疼痛，以"右下肢浅静脉曲张"步行收入院。入院护理查体：患者右下肢站立时内、外侧静脉突起，色素沉着明显，入院后完善术前检查，患者于当日在局部麻醉下行右下肢大隐静脉高位结扎加腔内硬化剂闭合术，术中注射聚多卡醇硬化剂 8ml；术后伤口用敷料覆盖，患者穿梯度压力袜，再用弹力绷带加压包扎，外观干燥，无渗血。患者双下肢皮温正常，足背动脉可触及。请问：

（1）患者入手术室后如何做手术部位的核查？

（2）基本的手术步骤是什么？

（3）患者行大隐静脉高位结扎时为什么要同时做腔内硬化剂闭合术？

（4）如何做好患者的心理护理？

答案：

（1）手术部位核查：患者入室后由巡回护士和洗手护士按手术通知单、病历核对患者的基本信息、手术部位及手术标识，核对影像学资料。

（2）基本的手术步骤：患者取平卧位，将切口选取在患者腹股沟部股动脉内侧横纹处，随后对皮下组织实施分离，并在游离大隐静脉主干后结扎其各属支，离断大隐静脉，近端双重结扎。结扎后对其进行抽剥处理，并在超声检测系统下将泡沫硬化剂注入标记部位，针头拔出后立即局部压迫止血，常规缝合包扎。

（3）大隐静脉高位结扎时需要同时做腔内硬化剂闭合术，是因为大隐静脉根部有 5 个分支，若不做硬化治疗可能会出现反流。

（4）患者为局麻，意识清楚，因此要做好患者的心理护理，予以心电监护、吸氧等，注意患者的心率、指脉氧变化，可以陪患者聊天以缓解患者的紧张情绪，如果患者术中切口疼痛，应提醒医生追加局麻药等。

（代姗姗）

第三节　颈动脉内膜剥脱术

一、填空题

1. 颈总动脉为颈部主要动脉干,右侧发自_____,左侧直接发自_____。

答案:头臂干;主动脉弓

解析:颈总动脉为颈部主要动脉干,右侧发自头臂干,左侧直接发自主动脉弓。两侧颈总动脉经过胸锁关节后方,沿气管和喉外侧上升。在颈动脉三角,颈总动脉在甲状软骨上缘分为颈外动脉和颈内动脉。

2. 颈动脉内膜剥脱术一般选择_____的纵行切口。

答案:胸锁乳突肌前缘

解析:颈动脉内膜剥脱术(carotid endarterectomy,CEA)一般选择胸锁乳突肌前缘的纵行切口,优点在于很容易暴露下颌角和胸骨角,对于高位和低位的手术均适用。

3. 肝素钠注射液可用_____进行拮抗。

答案:鱼精蛋白

解析:肝素钠注射液是血管外科常用的抗凝药物,在体内外均有很强的抗凝作用,作用迅速,预防血栓形成。肝素钠注射液的使用剂量个体差异较大,用量过大时会引起自体出血,可用鱼精蛋白来拮抗。

二、判断题

1. 拟行颈动脉内膜剥脱术的患者,术中外周静脉首选部位为术侧肢体。

答案:错误

解析:在对侧肢体选择较粗直的外周静脉,不宜选择手术术侧的肢体,因为在颈动脉阻断前后会影响液体和药物的输注,所以外周静脉应建立在对侧。

2. 颈动脉狭窄最好发的部位是颈总动脉起始段。

答案:错误

解析:颈动脉狭窄多是由于颈动脉的粥样斑块导致颈动脉管腔狭窄,好发部位有颈总动脉分叉处、颈总动脉起始段、颈内动脉虹吸部和大脑中动脉。其中颈总动脉分叉是颈动脉狭窄最好发的部位。

3. 颈动脉内膜剥脱术术中阻断血管前,患者血压要求偏低,一般要求收缩压控制在120~140mmHg。

答案:错误

解析:控制和维持适当的血压对颈动脉内膜剥脱术患者颇为重要,为了保证颈内动脉阻断后脑部的血液供应,所以在阻断血管前应将血压调控到合适的数值,一般要求收缩压控制在140~160mmHg。

三、选择题

A1 型题(单选题)

1. 常用于颈动脉内膜剥脱术术中切皮的手术刀片型号为(　　)

A. 11 号　　　　　　　　B. 12 号　　　　　　　　C. 15 号

D. 23 号　　　　　　　　E. 25 号

答案：D

解析：11 号刀片常用于切开胃肠道、血管、神经及心脏组织；12 号刀片主要用于腭咽部手术；15 号刀片常用于眼科、手外科、深部手术等精细组织切割；23 号刀片用于切开皮肤、皮下、肌肉组织。

2. 下列缝线中最适合用于缝合血管的是（　　）

A. 蚕丝缝线　　　　　　B. 聚酯缝线　　　　　　C. 聚丙烯缝线

D. Polybutester 缝线　　E. 聚四氟乙烯缝线（PTFE）

答案：E

解析：蚕丝缝线不可吸收，容易发生降解，过一段时间后会失去张力，基本不用于血管吻合；聚酯缝线具有良好的组织相容性和张力，但表面较粗糙，当穿过组织或打结时会有牵拉感，影响操作；聚丙烯缝线能持久维持其张力，并有很低的摩擦系数和良好的操作特性；Polybutester 缝线较聚丙烯缝线更坚固，并增加了一些柔韧性和记忆性；聚四氟乙烯缝线（PTFE）柔韧性好、强度高、生物相容性稳定、不会引起组织反应，具有极好的操作特性，更适合缝合血管。

A2 型题（单选题）

1. 患者，女，40 岁，在全麻下行左侧颈动脉内膜剥脱术，术后全麻未清醒时宜采取（　　）

A. 去枕平卧，头偏向右　　B. 去枕平卧，头偏向左　　C. 左侧卧位

D. 右侧卧位　　　　　　　E. 去枕平卧，头部居中

答案：A

解析：全麻术后患者麻醉药作用尚存在，容易发生呕吐，去枕平卧位且头偏向一侧可以防止患者口咽部分泌物进入气管而窒息，另一方面也会防止舌后坠而误吸，同时保持脑部供血充足，预防全麻术后头晕、头痛。头偏向健侧可以保持呼吸道通畅，防止颈部过度活动引起血管扭曲、牵拉及吻合口出血。健侧卧位也便于观察伤口敷料情况，避免引流管道受压而影响引流液排出。

2. 患者，男，70 岁，行颈动脉内膜剥脱术，术中宜采取何种卧位（　　）

A. 仰卧位　　　　　　　　B. 侧卧位　　　　　　　　C. 俯卧位

D. 截石位　　　　　　　　E. 颈仰卧位

答案：A

解析：仰卧位适用于颈部、颌面部、腹部等手术；侧卧位适用于胸部、肾及腰背部手术；俯卧位适用于脊柱及背部手术；截石位适用于会阴部、尿道、肛门部手术；颈仰卧位适用于甲状腺、颈前路、腭裂修补、气管异物、食管异物导尿管手术。颈动脉内膜剥脱术属于颈部手术，故选择仰卧位更恰当。

3. 患者，男，63 岁，体检发现其左侧颈动脉内径缩小 45%，属于（　　）

A. 轻度狭窄　　　　　　　B. 中度狭窄　　　　　　　C. 重度狭窄

D. 完全闭塞　　　　　　　E. 极重度狭窄

答案：B

解析：颈动脉狭窄程度是判断危险性的重要指标，狭窄程度分为四级：轻度狭窄，动脉内

径缩小 < 30%；中度狭窄，动脉内径缩小 30%~69%；重度狭窄，动脉内径缩小 70%~99%；完全闭塞。

A3 型题（单选题）

患者，男，65 岁，患者主诉视物模糊 1 年伴头晕 2 个月。既往有高血压病史，平日血压 140/90mmHg，最高达 200/120mmHg，规律服用氨氯地平片，血压控制于 130~140/90~100mmHg，颈动脉多普勒超声检查提示：右侧颈动脉重度狭窄，拟行颈动脉内膜切除术。

（1）该患者最适合的麻醉方式是（　　）

    A. 局部醉麻　　　　　　　　　　B. 颈丛神经阻滞

    C. 全身麻醉　　　　　　　　　　D. 复合麻醉

（2）该患者有高血压病史，手术前需服用降血压药物直至（　　）

    A. 入院后　　　　　　　　　　　B. 血压稳定后

    C. 术前一晚　　　　　　　　　　D. 术晨

（3）以下操作正确的是（　　）

    A. 患者主诉视物模糊，可指导其佩戴老花镜进入手术室

    B. 留置外周静脉时选择右上肢

    C. 术中加强巡视，半小时一次

    D. 术中控制收缩压不超过 140mmHg

答案：（1）C　（2）D　（3）C

解析：

（1）颈动脉开放手术常采用的麻醉方式有颈丛神经阻滞、全身麻醉、复合麻醉。①颈丛神经阻滞：患者在清醒的状态下接受手术，术中能够反复评估神经功能，如意识水平、语言能力和对侧手握力等，而且术后恢复快，医疗费用低，但这需要患者合作。②全身麻醉：伴有严重心脏疾患等重症患者、颈动脉内膜剥脱术（CEA）麻醉方式仍首选全麻，另外，局部麻醉患者因麻醉效果不佳、躁动、心脏血管意外等原因也要改为全身麻醉。③复合麻醉：全身麻醉复合应用颈丛阻滞可获得良好的术后镇痛，患者术中无不适感觉且血压波动较小，患者术后很快苏醒，但有研究指出这种方法可使术后前 2h 的低血压发生率增加，不宜作为常规应用；该患者颈动脉重度狭窄且合并有高血压，因此选择全身麻醉更为安全。

（2）患者合并高血压在术前应给予规范降压治疗，用至术晨，其目的是将血压控制在合适的水平，避免血压波动影响手术正常进行，保证手术安全，同时术前控制血压较好的高血压患者，对麻醉的耐受性通常优于血压控制不佳的患者。

（3）患者进入手术室前需去除身上的配饰，故不能佩戴老花镜进入手术室；颈动脉阻断前后会影响液体和药物的输注，所以外周静脉应建立在健侧（左侧）肢体；阻断血管前，血压要偏高，一般要求收缩压控制在 140~160mmHg，开放血管前，血压要偏低，一般要求收缩压控制在 120~140mmHg。

A4 型题（多选题）

1. 全麻患者术前访视的内容可包含（　　）

    A. 麻醉相关知识　　　B. 手术相关知识　　　C. 饮食宣教

    D. 心理护理　　　　　E. 手术部位标识

答案：ABCDE

解析：通常术前 1d 手术室护士访视患者,向患者和家属介绍术前注意事项、麻醉及手术相关知识等,交代患者手术部位标识后勿摩擦标识后的皮肤,以免影响手术核查。降压药术晨用少量水送服,以确保血压的稳定,同时不影响禁饮的要求;针对患者的心理状态、文化层次、性格特征采取合适的交谈方式安慰患者,对患者提出的问题要耐心解释,并介绍治疗成功的病例,解除其对手术的恐惧与焦虑,以最佳的心理状态接受手术。

2. 颈动脉内膜剥脱术术中观察患者的生命体征包括(　　)

A. 血压　　　　　　　　B. 脉搏　　　　　　　　C. 呼吸

D. 心率　　　　　　　　E. 血氧饱和度

答案：ABCDE

解析：生命体征是用来判断患者的病情轻重和危急程度的指征,主要有心率、脉搏、血压、呼吸、疼痛、血氧、瞳孔和角膜反射的改变等。术中加强生命体征的监测,可以为患者病情变化提供依据,有利于及时采取合理有效的解决方法,从而保证手术安全。

四、名词解释

颈动脉内膜剥脱术

答案：颈动脉内膜剥脱术是指切开颈内动脉壁,直接取出动脉管腔内的动脉粥样硬化斑块的手术方法,以预防由于斑块脱落引起的脑卒中。

五、问答题

1. 颈动脉内膜剥脱术的适应证有哪些?

答案：适应证包括：

(1)短暂性脑缺血发作(transient ischaemic attack,TIA)：①多次 TIA 伴相关颈动脉狭窄;②单次 TIA,相关颈动脉狭窄 ≥ 50%;③颈动脉软性粥样硬化斑或有溃疡形成;④抗血小板治疗无效。

(2)轻、中度脑卒中：相关动脉狭窄。

(3)无症状颈动脉狭窄：①狭窄 ≥ 70%;②软性粥样硬化斑或有溃疡形成;③术者以往对此类手术的严重并发症 < 3%。

(4)斑块严重钙化或血栓形成。

(5)颈内动脉严重偏心型狭窄。

(6)颈内动脉迂曲严重。

2. 对于术前有糖尿病病史的患者,行颈动脉内膜剥脱术时应如何做好术中护理观察?

答案：

(1)术前访视患者,查看患者入院后血糖的变化和控制效果。

(2)入手术室后翻阅病历查看术晨的用药,询问患者是否给予降糖治疗,将患者病情告知手术医生和麻醉医生。

(3)术中积极配合麻醉医生进行血糖监测,发现问题及时处理。

(4)手术期间应控制血糖,同时限制含糖液体的输注。

(5)手术过程中牵拉颈动脉窦时,常会造成低血压和心跳变慢,必须实时关注患者的生命体征。

（6）按医嘱配备肝素，阻断颈动脉前经静脉注射，开放循环时按医嘱快速滴注甘露醇，以降低脑水肿发生率。

3. 颈动脉血管内支架成形术和颈动脉内膜剥脱术的优缺点有哪些？

答案：颈动脉血管内支架成形术的优点：创伤小，无手术所致的颅外神经损伤，住院时间短，手术死亡率明显降低。缺点：费用昂贵，对于严重狭窄者风险加大。症状性颈动脉狭窄的患者首选颈动脉内膜剥脱术。颈动脉内膜剥脱术的优点：病变已切除，对于使用补片的患者远期通畅率明显提高，费用低。缺点：手术风险加大，术后并发症相对较多。

六、案例分析

患者，男，56 岁，主诉：头晕 4 年，3 周前无明显诱因突发晕厥，意识丧失 2~3min，无四肢抽搐，门诊以"左颈动脉狭窄"收入院。完善各项术前准备后，患者拟"在全麻下行左侧颈动脉内膜剥脱术"。请问：

（1）手术体位摆放的原则是什么？

（2）术中护理配合要求有哪些？

（3）术中麻醉观察注意事项有哪些？

（4）如何预防术中血栓脱落？

（5）该患者术中大出血，作为手术室护士应该怎么做？

答案：

（1）手术体位摆放的原则：①根据不同手术和手术者的要求准备用物，要求备齐、安全；②应维持正常的呼吸功能，确保循环系统完整无损；③充分暴露手术野，以便减少创伤，缩短手术时间；④放置体位过程中，要保护好肌肉、神经，避免压迫或过度牵拉，肢体不可悬空放置，保证安全；⑤根据手术选择合适的静脉，便于麻醉观察；⑥做好保暖工作，不过分暴露患者的身体，保护患者的隐私。该患者可采用颈仰卧位，头偏向右侧（健侧），外周静脉宜选择右上肢。

（2）术中护理配合要求：①密切观察患者生命体征，每 0.5h 记录 1 次；②术中传递物品时，动作要轻、稳、准；③检查精密器械的功能，特别是血管阻断钳的闭合状态；④阻断前后，密切观察患者的血压，有效控制血压并记录阻断时间；⑤术后观察患者的意识及肢体的活动情况，及时发现脑部并发症；⑥术中及时供给安全有效的手术物品。

（3）术中麻醉观察注意事项：①密切观察生命体征；②呼吸、循环平稳管理与控制；③术中尿量观察并准确记录；④术中定时监测血气，正确应对术中各种情况；⑤维持适当的麻醉深度，合理应用肌肉松弛药。

（4）如何预防术中血栓脱落：颈动脉内膜剥脱术术中栓子脱落是术后脑卒中的主要原因，与术中阻断时间过长有关。颈动脉内膜剥脱术术中按压颈动脉斑块及分离颈内动脉时，可有微小斑块脱落。因此：①术前应尽量减少对病变部位颈动脉的刺激与压迫；②术中常规给予肝素，以避免阻断颈动脉后形成血栓；③术中阻断颈动脉前不要挤压和移动动脉分叉，以免血栓或斑块脱落向上移行；④阻断颈动脉时可先阻断颈内外动脉远侧，再解剖、阻断颈总动脉；⑤若颈动脉分叉很高，解剖不能即时到达颈内动脉，可先阻断颈总动脉、颈外动脉，从下往上解剖分叉，再阻断颈内动脉。

（5）术中大出血的应急预案

1）术前准备：①充分评估患者病情，对于有大出血可能的患者应提前备血，保证术中安全；②选择合适的手术器械，特别是血管阻断钳或阻断夹，并确保其功能完好，可以正常使用；③备好止血用物，如纱布、血管缝线、止血材料等；④备好急救设备，如电动吸引器、除颤仪等；⑤术前规范化抗高血压治疗，调整抗血小板药物；⑥缓解患者情绪，做好心理护理。

2）术中处理：①术中严密监测患者生命体征，根据患者的基础血压调整，阻断前应将血压调控到合适的数值，保证脑血流灌注正常；②一旦发生大出血，巡回护士负责止血物品的供给，洗手护士积极配合医生止血；③及时汇报负责人，增派人员协助取血等。

（龚　熙）

第四节　腹主动脉瘤切除合并人工血管置换术

一、填空题

1. 直径（16~20）mm×8mm Y形人工血管可应用于_____的人工血管转流术及升主动脉双颈（或双锁骨下）动脉的人工血管转流术。

答案：腹主动脉-双髂（股）动脉

解析：人工血管的选择一般根据血管部位、粗细、走行来选择。直径18~24mm的人工血管可应用于胸主动脉的人工血管置换术；直径（16~20）mm×8mm Y形人工血管可应用于腹主动脉-双髂（股）动脉的人工血管转流术及升主动脉双颈（或双锁骨下）动脉的人工血管转流术；直径6~10mm的人工血管可应用于四肢各处动脉及颈部动脉的人工血管转流术；直径6~8mm的锥形血管可用于肢体（特别是下肢的人工血管转流术）。

2. 低体温会影响机体代谢，体温每下降_____℃，机体代谢下降一半。

答案：1

解析：低体温会影响机体代谢，体温每升高1℃，机体代谢增加1倍，每下降1℃，机体代谢下降一半。

3. 血管外科手术中应用肝素钠注射液要先测定凝血时间，常用的检测方法是测定活化凝血时间（ACT）值，正常值为_____。

答案：86~147s

解析：肝素钠注射液是血管外科常用的抗凝药物，手术中应用肝素要先测定凝血时间，避免患者围手术期异常出血，常用的检测方法是测定活化凝血时间（ACT）值，正常值为86~147s。

二、判断题

1. 患者腹主动脉瘤瘤体直径小于5cm，伴动脉瘤疼痛不是手术治疗的适应证。

答案：错误

解析：腹主动脉瘤手术适应证有：腹主动脉瘤的直径大于或等于5cm者；动脉瘤伴有疼痛和压痛者；随访中证实动脉瘤继续增大者；动脉瘤腔内有大量血栓形成，且引起远端血管栓塞者；动脉瘤压迫胃肠道、胆道等周围脏器，出现压迫症状者；动脉瘤瘤体直径虽小于5cm，但出现动脉瘤疼痛，为动脉瘤破裂的前兆，应急诊手术。

2. 直径6~10mm的人工血管可应用于胸主动脉的人工血管置换术。

答案：错误

解析：直径18~24mm的人工血管可应用于胸主动脉的人工血管置换术；直径6~10mm的人工血管应用于四肢动脉及颈部动脉的人工血管转流术。

3. 手术台上未用完的人工血管可以由医生带出手术室,处理毁形,巡回护士在《人造血管术后处理登记表》记录即可。

答案:错误

解析:手术台上未用完的人工血管不可以随意丢弃或带出手术室,应统一处理毁形,由巡回护士在《人造血管术后处理登记表》记录。

4. 腹主动脉瘤切除合并人工血管置换术,术中腹主动脉应使用 8 号单腔红色导尿管制成的吊带进行阻断。

答案:正确

解析:由于腹主动脉较粗,术中阻断腹主动脉应该用 8 号单腔红色导尿管制成的吊带,髂动脉较细,术中阻断可用普通血管阻断带。

三、选择题

A1 型题(单选题)

1. 腹主动脉瘤切除人工血管置换术麻醉方式是(　　)

　　A. 全麻　　　　　　　　B. 神经阻滞麻醉　　　　　　C. 椎管内麻醉

　　D. 局部浸润麻醉　　　　E. 区域阻滞麻醉

答案:A

解析:腹主动脉瘤切除人工血管置换术为四级手术,手术时间长且为进腹手术,术中需要牵开腹腔,使用肌松药,故应用全身麻醉。

2. 腹主动脉瘤切除人工血管置换术消毒范围(　　)

　　A. 上至两乳头连线,下至耻骨联合,两侧腋中线

　　B. 上至两乳头连线,下至大腿下 1/3,两侧腋前线

　　C. 上至两乳头连线,下至大腿下 1/3,两侧腋中线

　　D. 上至剑突,下至大腿下 1/3,两侧腋中线

　　E. 上至剑突,下至大腿下 1/3,两侧腋前线

答案:A

解析:腹主动脉瘤切除术属于上腹部手术,其消毒范围上至两乳头连线下至耻骨联合两侧腋中线,消毒范围需要大于手术范围 15cm。

3. 腹主动脉瘤切除术人工血管置换术术中要保持血压稳定,在阻断主动脉时要采取措施防止血压骤然上升太多,必要时可给予硝普钠注射液加以控制。开放阻断钳恢复血流时要防止血压急剧下降,必要时采取间断开放的方法,在(　　)内逐步达到完全开放。

　　A. 1min　　　　　　　　B. 10min　　　　　　　　C. 20min

　　D. 30min　　　　　　　E. 35min

答案:B

解析:开放阻断钳恢复血流时要防止血压急剧下降,采取间断开放的办法,在 10min 内逐步达到完全开放,血压不会急剧下降,而时间过长,会产生血栓。

A2 型题(单选题)

1. 患者,女,在全麻下行腹主动脉瘤切除术,术中输血,输血结束时身上出现荨麻疹,应立即采取措施,静脉推注下列何种药物(　　)

A. 肝素钠注射液 20mg   B. 地塞米松磷酸钠注射液 40mg

C. 右美托咪定注射液 20mg   D. 甲泼尼龙注射液 40mg

E. 芬太尼 0.1mg

答案: D

解析: 肝素为抗凝剂,右美托咪定为镇静药,芬太尼为镇痛药,地塞米松和甲泼尼龙均可作为抗过敏药,但地塞米松为长效药,起效慢,甲泼尼龙为短效药,起效快。

2. 患者,男,在全麻下行腹主动脉瘤切除人工血管置换术,缝合远端吻合口时应使用下列缝线中的哪一种( )

A. VCP359   B. VCP345   C. CV5

D. RA-1012Q   E. VCP422

答案: C

解析: VCP 是强生缝线的代号,VCP359 可用于缝合腹腔、肌肉及筋膜等,VCP345 用于缝合皮下组织,VCP422 用于缝合皮肤。RA-1012Q 是快翎倒刺线的代号,用于缝合皮肤或用于腔镜下缝合。CV 线为血管缝线,可用于缝合血管、硬脊膜或脑膜。

3. 李女士,门诊以"腹主动脉瘤"收入院,完善各项检查后在全麻下行腹主动脉瘤切除术,术中出血较多,且手术时间较长,关于术中预防患者低体温说法错误的是( )

A. 将室内温度调节至 22~24℃

B. 由于患者出血较多需补充容量,可直接输入血浆及库存血

C. 在摆放体位的过程中,注意及时为患者盖被保暖,减少不必要的暴露

D. 在手术过程中,注意监测患者体温,维持患者体温在 36℃以上

E. 术中在非手术区域的四肢和躯干用棉被覆盖,以减少散热,手臂保暖用专用手臂保暖垫,肩部用专用肩部保暖垫

答案: B

解析: 腹主动脉瘤手术时间可能较长,需输注大量的血和液体,预防低体温的发生。护士术前做好访视,充分评估手术患者的年龄、营养状况、病情及手术方式等,以确定患者发生围手术期低体温的危险程度,主动采取保温措施预防患者发生低体温:

(1)将室内温度调节到 22~24℃。

(2)在摆放体位及手术过程中,及时为患者使用盖被保暖,减少不必要的暴露。

(3)术中在非手术区域的四肢和躯干用棉被覆盖,以减少散热,手臂保暖用专用手臂保暖垫,肩部用专用肩部保暖垫。

(4)在手术过程中注意监测患者体温,维持患者体温在 36℃以上。

(5)使用恒温血液制品加温器,将术中输入的液体、库血加温至 37℃。

(6)在进行术中体腔冲洗时,应将冲洗液加温至 37℃左右。

A3 型题(单选题)

患者,男,67 岁,既往有高血压史,平日血压 150/85mmHg,最高达 180/100mmHg,规律服用氨氯地平片,血压控制于 120~130/70~90mmHg,一周前无明显诱因出现腹部剧痛,来院就诊,CT 显示:腹主动脉局限性增大,腹主动脉瘤可能。急诊以腹主动脉瘤收入院,完善术前检查,患者在全麻下行"腹主动脉瘤切除人工血管置换术",手术顺利,术后予以腹带外包扎,安全返回 ICU。

(1)该患者术中应用肝素钠注射液,其护理观察的重点不包括( )

  A. 用药前先测定凝血时间

  B. 注意过敏反应的发生

  C. 若出血不止,应用等量鱼精蛋白拮抗

  D. DIC 患者出血不止应立即使用一般止血剂

(2)该患者术中需更换人工血管,如何选择人工血管( )

  A. 直径 18~24mm 的人工血管

  B. 直径(16~20)mm×8mm 分叉形人工血管

  C. 直径 6~10mm 的人工血管

  D. 直径 6~8mm 的锥形血管(一端 8mm,另一端 6mm)

(3)该患者术后予以腹带外包扎,包扎的优点不包括( )

  A. 减少局部伤口疼痛   B. 减少切口处张力

  C. 增大腹腔压力   D. 间接固定引流管

答案:(1)D (2)B (3)C

解析:

(1)术中应用肝素钠注射液的护理观察重点如下:用药前要先测定凝血时间,常用的检测方式是测定活化凝血时间(ACT)值,正常值为 86~147s,配合麻醉医生采集动脉血进行检测,同时观察血管留置管道处皮肤有无渗血现象;注意过敏反应的发生,轻者出现荨麻疹、鼻炎和流泪,重者可引起支气管痉挛、过敏性休克;肝素钠注射液使用过量可引起消化道、泌尿系统、胸腔或颅内出血,部分患者可发生严重出血。若出血不止,则需用等量的鱼精蛋白拮抗。注射鱼精蛋白速度不宜太快,以免发生过敏反应,抑制心肌,引起血压下降、心动过速和呼吸困难。一般在急性 DIC 的高凝血期用肝素;在低凝血期,肝素与补充凝血因子同时使用;对于 DIC 患者的出血不可贸然使用一般止血剂,以免血小板及其他凝血因子被消耗,反而使出血加重。

(2)人工血管一般根据血管部位、粗细、走行来选择。直径 18~24mm 的人工血管可应用于胸腔主动脉的人工血管置换术;直径(16~20)mm×8mm Y 形人工血管可应用于腹主动脉 - 双髂(股)动脉的人工血管转流术及升主动脉双颈(或双锁骨下)动脉的人工血管转流术;直径 6~10mm 的人工血管可应用于四肢各处动脉及颈部动脉的人工血管转流术;直径 6~8mm 的锥形血管(一端 8mm,另一端 6mm,其间为逐渐递减过程)可用于肢体(特别是下肢)的人工血管转流时改善两端自体血管口径不一而造成的吻合困难。

(3)开腹手术应用腹带可减少局部切口疼痛,减少切口处张力以及减少腹腔压力,对于一些术后带有引流管的患者,也可间接起到固定引流管的作用。建议腹部手术术后最好使用多头腹带,绑腹带时应松紧适宜,避开引流管。患者咳嗽时要保护伤口。

A4 型题(多选题)

1. 腹主动脉瘤切除人工血管置换术术中输血,输血前必须由巡回护士和麻醉医生查对以下信息,包括( )

  A. 患者姓名   B. 患者血型   C. 交叉配血结果

  D. 供血者信息   E. 用血量

答案:ABCDE

解析:输血前必须由巡回护士和麻醉医生查对患者科别、姓名、性别、床号、年龄、住院号、血型、交叉配血结果、抽血日期、血袋号、用血量、用血类别等项目。

2. 患者,男,58岁,在全麻下行腹主动脉瘤切除人造血管置换术,关腹前清点内容包括(　　)

A. 缝针　　　　　　　B. 纱布　　　　　　　C. 手术器械

D. 清洁片　　　　　　E. 悬吊带

答案: ABCDE

解析: 腹主动脉瘤切除术关腹前,主刀医生、器械护士和巡回护士三方应清点手术器械和物品,内容包括盐纱、大纱布、小纱布、缝针、刀片、清洁片、针头、脑棉片、悬吊带及推子等。

四、名词解释

1. 低体温症

答案: 低体温症是指人体深部温度(直肠、食管、鼓室)低于35℃的状态,低体温症可直接或间接地造成死亡,如果体温降到32℃以下,人体器官将无法正常代谢和工作。

2. 人工血管

答案: 人工血管是许多严重狭窄或闭塞性血管的替代品,多是以尼龙、涤纶(Dacron)、聚四氟乙烯(PTFE)等合成材料人工制造的,适用于全身各处的血管转流术,大、中口径人工血管应用于临床已取得满意的效果。

五、问答题

患者在全麻下行腹主动脉瘤切除人工血管置换术,术中应如何进行病情观察? 如何控制血压?

答案: 腹主动脉瘤切除人工血管置换术,术中应密切观察体温、脉搏、呼吸、血压、尿量、血氧饱和度等,及时记录吸引瓶内的出血量和术中使用的盐纱垫吸血量,计算出血量,配合麻醉医生做好输液、输血、出入量的管理。术中保持血压平稳,在阻断主动脉时要采取措施不使血压骤然上升太多,必要时可给予硝普钠加以控制。开放阻断钳恢复血流时要防止血压急剧下降,必要时采取间断开放的办法,在10min内逐步达到完全开放。在整个手术过程中要全力维持肺动脉嵌入压基本稳定,充分给氧,防止心肌缺血。

六、案例分析

患者,男,69岁,既往有高血压史,于2个月前无诱因出现腹痛,疼痛可忍受。于一周前突发下腹部剧痛,来院就诊,CT显示腹主动脉瘤,门诊以"腹主动脉瘤"收入院,完善各项检查,拟次日在全麻下行腹主动脉瘤切除人工血管置换术。

(1)该患者发生腹主动脉瘤的主要病因是什么?

(2)作为手术室护士,今天应进行术前访视,如何进行术前访视?

(3)术中用到人工血管,如何做好管理?

答案:

(1)该患者发生腹主动脉瘤的主要病因是动脉粥样硬化。

(2)术前访视应根据手术通知单仔细查阅病历,了解手术名称及各种化验单结果有无异常、有无血液传播的疾病等,及时通知相关人员。自我介绍后,询问患者有无过敏史、用药史、家族史、手术史及皮肤状况、备血情况等。通过与患者交流和查阅病历,获取与手术相关的信息并及时与医生沟通,提前获悉手术中所需的特殊器械和物品,做到心中有数。向患者介绍实施成功案例及医护团队的经验,增强患者对手术的信心,减少恐惧和焦虑,减少动脉瘤患者"知晓性破裂"的发生。

（3）对于用到的人工血管,术前应仔细核对医生申请的血管型号,查看物品有无到位,以防影响手术进程,仔细核对包装的有效期,有无破损,灭菌是否合格;术中在手术台上打开包装时,巡回护士与洗手护士再次核对包装有效期,有无破损,灭菌是否合格,与医生确认无误后方可在手术台上打开包装,洗手护士准确拿取,防止掉落,尽量使用未用过的器械去拿取,以减少污染。术中所有医务人员应严格无菌操作;术后做好植入物登记,病历和手术室留取标签,分别贴于《植入物登记表》和手术室专用植入物登记本上,专人定期登记核查;手术台上未用完的人工血管不可以随意丢弃或带出手术室,应统一处理、毁形,由巡回护士在《人造血管术后处理登记表》中记录。

（范凯达）

第五节　腹膜后肿瘤切除术

一、填空题

1. 腹膜后肿瘤切除术中,患者应至少建立2路静脉通道,分别是_____和_____。

答案:外周静脉;中心静脉

解析:由于该手术风险较大、病情变化大,术中有大出血的可能,建立两路静脉通路便于术中维持循环血量灌注。

2. _____是治疗原发性腹膜后肿瘤最有效、最重要的方法。

答案:外科手术切除

解析:外科手术切除是治疗原发性腹膜后肿瘤最有效、最重要的方法,治疗原则是完整切除肿瘤,不残留肿瘤组织和包膜,包括肿瘤周围受累及的组织和器官。

3. 腹膜后肿瘤切除术后患者转运至ICU,应使用带有_____和_____的推车运送。

答案:监护装置;简易呼吸装置

解析:此时患者还未苏醒,仍处于机械通气的状态,用带有监护装置与简易呼吸装置的推车可在运送过程中监护患者心率、血压、血氧饱和度,保证患者安全。

4. 腹膜后肿瘤切除手术中留置双J管,需在_____辅助及直视下进行,是为了防止术中误伤_____。

答案:膀胱镜;输尿管

解析:膀胱镜是一种腔镜设备,在其辅助及直视下进行双J管的放置,可清楚地看到输尿管的位置,防止误伤输尿管。

二、判断题

1. 行腹膜后肿瘤切除术的患者术中首先确定肿瘤的切除范围,肿瘤能切除者应争取整块切除,忌做分块切除和残留部分肿瘤组织。其次确定肿瘤的良恶性,必要时行冰冻切片检查。

答案:错误

解析:术中首先要确定肿瘤的良恶性,必要时行冰冻切片检查。其次确定肿瘤的切除范围,肿瘤能切除者应争取整块切除,忌做分块切除和残留部分肿瘤组织。

2. 作为手术室器械护士,在配合腹膜后肿瘤切除术时,器械被肿瘤细胞污染,需要无条件更换器械,可将受肿瘤细胞污染的器械用生理盐水浸泡5min后再使用。

答案: 错误

解析: 器械被肿瘤细胞污染,应及时更换器械,严格做好无瘤操作。

3. 行腹膜后肿瘤切除术的患者在切除肿瘤时出血凶猛,肿瘤残面及瘤床广泛渗血,可用氩气电刀选用喷凝模式进行创面止血。

答案: 正确

解析: 电外科设备的工作模式有点状止血模式和片状止血模式,当创面较大的出血选用配有氩气的喷凝模式进行片状止血,还可用可吸收止血纱布和生物蛋白胶覆盖创面,从而达到止血目的。

三、选择题

A1 型题(单选题)

1. 从解剖上分析,下列不属于腹膜外位器官的是(　　)

  A. 脾   B. 胰腺   C. 肾

  D. 肾上腺   E. 十二指肠降部

答案: A

解析: 腹膜外位器官指器官表面仅有一面被腹膜覆盖的器官,如十二指肠降部和水平部、胰、肾、输尿管及肾上腺、直肠下部等。这类器官位置固定、不能活动。

2. 腹膜后肿瘤切除术中剥离瘤体时,为避免发生肿瘤种植,洗手护士需要特别注意(　　)

  A. 无菌操作   B. 关注手术野出血情况   C. 快速传递手术器械

  D. 无瘤操作   E. 提前准备好止血用物

答案: D

解析: 因腹膜后肿瘤的生长特性,多易发生浸润性生长,在剥离肿瘤时瘤体容易破裂导致肿瘤种植,因此洗手护士须及时更换接触瘤体的器械、纱布等物品,提醒术者及时更换无菌手套、准备无菌注射用水冲洗术野等一系列无瘤操作。

3. 在进行腹膜后肿瘤切除手术,医生使用手控电刀时,同时按下了电刀上两个按钮,此时的电刀工作模式是(　　)

  A. 有输出模式   B. 无输出模式   C. 混切输出模式

  D. 混凝输出模式   E. 短路故障

答案: B

解析: 电刀是最常用的电外科仪器,手控电刀上有两个按钮,黄色为电切,蓝色为电凝,若同时按下两个按钮,电刀机器无法识别,无输出且会报警提醒。

A2 型题(单选题)

1. 患者,女,在全麻下行"腹膜后肿瘤切除术 + 输尿管重建 + 小肠肿瘤切除吻合术",手术时间较长,且输入大量液体,患者发生低体温,关于低体温的危害,下列错误的是(　　)

  A. 增加伤口的感染率   B. 影响机体凝血功能   C. 增加心血管并发症

  D. 机体代谢增加   E. 延缓术后恢复

答案: D

解析：低体温的危害有：①增加伤口感染率，低体温可直接损害机体免疫功能，抑制中性粒细胞的氧化杀伤作用，减少皮肤血流和氧供应，抑制组织对氧的摄取。②影响凝血功能，低体温可使循环血流速度减慢，血小板数目减少，降低血小板功能，降低凝血因子的活性。③影响机体代谢，低体温使机体重要组织代谢降低，另一方面低体温又可导致静脉淤滞和局部组织缺氧，引起静脉血栓。④增加心血管并发症，低体温可导致心率减慢、呼吸减慢、心律失常、心脏收缩力降低、心输出量下降、外周阻力增加、血液黏稠度升高、心肌缺血。⑤延缓术后恢复，低体温使多种药物的代谢速度减慢，尤其是影响麻醉药物代谢，使麻醉时间相对延长，手术患者苏醒时间延长，影响手术患者的苏醒和恢复。

2. 患者，男，今日在全麻下行腹膜后肿瘤切除术，术中病理结果显示为肉瘤，护士在准备冲洗液时应选用（　　）

  A. 生理盐水   B. 碘伏稀释液   C. 42℃左右注射用水

  D. 防粘连冲洗液   E. 抗菌冲洗液

答案：C

解析：注射用水为低渗溶液，易于透过细胞膜渗入肿瘤细胞，通过冲洗浸泡，具有一定的杀灭肿瘤细胞的作用。注射用水加热至42℃左右，是人体可以耐受的温度，并且对肿瘤细胞有灭活作用，同时可防止因腹腔的大量冲洗而发生低体温。

A3型题（单选题）

患者，男，72岁，体检发现右下腹有一包块，来院就诊，门诊CT提示腹膜后肿瘤，后行MRI检查，肿瘤可能累及相邻的肾脏，既往有高血压、糖尿病病史，完善各项检查后，今日在全麻下行"腹膜后肿瘤切除+右肾切除术+输尿管重建术"，手术顺利，术后安全返回ICU。

（1）对于此患者病情，医护人员进行了术前讨论后，决定采用腹膜外切口，最佳的手术体位是（　　）

  A. 肾侧卧位   B. 平卧位

  C. 俯卧位   D. 沙滩位

（2）作为一名手术室护士，手术开始前要建立无菌区域，无菌巾下垂应低于手术床边（　　）

  A. 60cm   B. 50cm

  C. 40cm   D. 30cm

（3）术中探查发现肿瘤与邻近脏器粘连，边界不清，在切除肿瘤时出血凶猛，肿瘤残面及瘤床广泛渗血，下列做法错误的是（　　）

  A. 热盐水纱布压迫   B. 电刀设置成电切模式进行创面止血

  C. 应用可吸收止血纱布   D. 应用生物蛋白胶

答案：（1）A　（2）D　（3）B

解析：

（1）肾侧卧位适用于肾脏或输尿管手术，根据该患者情况及医生选择的入路方式，肾侧卧位是相对较好的手术体位，故选A。

（2）建立无菌区域，无菌巾下垂应低于手术床边30cm，故选D。

（3）腹膜后肿瘤切除术中肿瘤残面及瘤床广泛渗血，可用热盐水（50~60℃）纱布进行压迫创面止血，数分钟后将电刀设置成喷凝模式进行创面止血，也可用可吸收止血纱布和生物蛋白胶覆盖创面，从而达到止血的目的。

A4 型题（多选题）

1. 患者，女，65 岁，在全麻下行腹膜后肿瘤切除术，术中出血凶猛，作为一名手术室护士，应密切观察（　　）

    A. 体温　　　　　　　　B. 血压　　　　　　　　C. 尿量

    D. 血氧饱和度　　　　　E. 出血量

答案：ABCDE

解析：腹膜后肿瘤切除术中出血应密切观察患者体温、脉搏、呼吸、血压、尿量、血氧饱和度等；及时记录吸引瓶内的出血量和术中使用的盐纱垫吸血量，计算出血量，配合麻醉医生做好输液、输血、出入量的管理；由于手术时间相对较长，要及时评估患者全身皮肤情况，预防压疮的发生。

2. 患者，男，在全麻下行腹膜后肿瘤切除术，术后安全返回 ICU，作为一名手术室护士，与 ICU 护士的交接内容包括（　　）

    A. 静脉通道　　　　　　B. 引流管　　　　　　　C. 血制品

    D. 患者皮肤情况　　　　E. X 线片

答案：ABCDE

解析：交接内容包括仔细填写患者手术交接核查表，交接手术名称、术中、术后患者情况及麻醉后注意事项；静脉通道、各种引流管的位置及伤口包扎情况；带回物品如病历、X 线片、CT 片、血制品等；认真仔细交接患者皮肤情况，双方确认无误后签名。

四、名词解释

1. 双 J 管

答案：又称双猪尾巴管，因两端卷曲，头端形似猪尾而得名，具有支撑架和内引流作用，能解除输尿管炎症水肿造成的暂时性梗阻，防止术后伤口漏尿及输尿管狭窄。

2. 无瘤技术

答案：无瘤技术是指在恶性肿瘤的手术操作中，为减少或防止癌细胞脱落、种植和播散而采取的一系列措施。

3. 有创动脉压

答案：有创动脉压是指将动脉导管置入动脉内直接测量动脉内压力的方法。常用于桡动脉、股动脉、腋动脉、肱动脉、足背动脉，其中首选桡动脉，其次为股动脉。正常情况下有创动脉压比无创血压高 2~8mmHg，危重患者可高 10~30mmHg。

五、问答题

1. 原发性腹膜后肿瘤的手术切除方式有哪些？

答案：原发性腹膜后肿瘤的手术切除方式有原发性腹膜后肿瘤全切除和原发性腹膜后肿瘤的整块切除。原发性腹膜后肿瘤全切除是肿瘤肿块肉眼所见的全部切除，无论是否有肿瘤切除缘或肿瘤床的显微镜下肿瘤残余。因此原发性腹膜后肿瘤要求将肿瘤尽可能完整切除。原发性腹膜后肿瘤的整块切除指将与肿瘤紧密粘连无法分离的器官或组织（如肾脏、胰腺、肠管、血管等）一并切除。

2. 腹膜后肿瘤手术的术中护理要点有哪些？

答案：由于腹膜后肿瘤毗邻重要脏器和血管，手术风险大、术中有损伤重要脏器和大出血的可能，因此术中护理需要做好以下几点：①密切关注术野：与手术团队保持密切沟通，及时掌握病情变化和手术操作。②做好无瘤操作：接触过瘤体的器械在使用后需更换，分区域放置；手术人员的手套及时更换；提前准备 42℃左右无菌注射用水冲洗腹腔。③提前准备止血用器械和材料，如无创血管钳、止血粉、生物蛋白胶等。④密切观察和统计出血量，根据医嘱，及时准备输血操作。

六、案例分析

患者，男，52 岁，两周前体检发现右下腹部肿块，外院 CT 提示：右肾下缘至髂窝内见巨大软组织肿块，腹腔及腹膜后多支动脉供血，伴腹腔及右侧膈肌脚间隙多枚小结节，考虑腹膜后肿瘤累及腹腔可能。门诊以"腹膜后肿瘤"收入院，完善各项检查后行腹膜后肿瘤切除 + 右侧输尿管重建 + 右半结肠切除术，术中出血 2 600ml，输入红细胞悬液 1 000ml，少浆血 2 000ml，手术顺利，手术时间共计 4h，术后安全返回 ICU。

（1）该患者是否需要进行有创动脉压监测？

（2）作为手术室护士术中如何落实无瘤操作管理？

（3）该患者术中输血，若出现输血过敏反应，应怎样处理？

答案：

（1）该患者需要进行有创动脉压监测。

（2）无瘤操作管理落实措施如下：器械台上划分"有瘤区"和"无瘤区"，当肿瘤切除后，所有接触过肿瘤的器械均放置于"有瘤区"，严禁再使用于正常组织。若手术先行肿块活检再行根治术，应备两套器械。洗手护士的"手"要保持无菌和无瘤状态。手术医生切下的肿瘤标本及淋巴结，洗手护士不得用手直接接触，应使用容器接递。不在手术台上剖开标本，及时将肿瘤标本及淋巴结装入标本袋中密闭，标识清楚。

（3）出现输血过敏反应时应采取以下措施：①减慢或停止输血，必要时更换输血器，输入生理盐水，备好抢救药品及物品，给予氧气吸入；②针对一般反应，应遵医嘱给予抗过敏药对症处理，观察病情，做好记录；③严重反应时，立即停止输血，配合医生抢救，严密观察生命体征及尿量，做好抢救记录并逐级上报；④保留余血、血袋及输血器，以备查验；⑤逐项填写输血反应报告单，并返还输血科。

（丁瑞芳）

参 考 文 献

[1] 中华医学会外科学分会血管外科学组.深静脉血栓形成的诊断和治疗指南(第3版)[J].中华普通外科杂志,2017,32(09):807-812.

[2] 静脉血栓栓塞症抗凝治疗微循环血栓防治共识专家组.静脉血栓栓塞症抗凝治疗微循环血栓防治专家共识[J].中华老年多器官疾病杂志,2017,16(4):241-244.

[3] 高杰.下肢深静脉血栓形成诊断及疗效标准(2015年修订稿)[J].中国中西医结合外科杂志,2016,22(5):520-520.

[4] 中华医学会骨科学分会创伤骨科学组.创伤骨科患者深静脉血栓形成筛查与治疗的专家共识[J].中华创伤骨科杂志,2013,15(12):1013-1017.

[5] 中华医学会心血管病学分会肺血管病学组.急性肺栓塞诊断与治疗中国专家共识(2015)[J].中华心血管病杂志,2016,44(3):197-211.

[6] 景在平,李海燕,莫伟.血管疾病临床护理案例分析[M].上海:复旦大学出版社,2016.

[7] 李麟荪,徐阳,林汉英.介入护理学[M].北京:人民卫生出版社,2015.

[8] 吴孟超.肝脏外科学[M].2版.上海:上海科学技术文献出版社和上海科技教育出版社,2000.

[9] 杨甲梅.实用肝胆外科学[M].上海:上海人民出版社,2009.

[10] 吴伯文.实用肝脏外科学[M].北京:人民军医出版社,2009.

[11] 毛燕君,许秀芳,杨继金.介入治疗护理学[M].北京:人民军医出版社,2007.

[12] 韩新巍.介入治疗临床应用与研究进展[M].郑州:郑州大学出版社,2008.

[13] 王丽芹,张俊红.肝胆外科护理知识问答[M].北京:人民军医出版社,2013.

[14] CARPENITO-MOYET LJ.护理诊断手册[M].11版.景曜,译.西安:世界图书出版公司,2008.

[15] 汪忠镐.血管外科学[M].杭州:浙江科学技术出版社,2010.

[16] 胡德英,田莳.血管外科护理学[M].北京:中国协和医科大学出版社,2008.

[17] 郭淑芸,何瑛,曹宏霞.血管外科现代护理[M].北京:科学技术文献出版社,2017.

[18] 管娜.胡桃夹综合征诊断治疗进展——基于英国胡桃夹综合征指南[J].中华实用儿科临床杂志,2017,32(23):1773-1776.

[19] 张杰峰,孙波,郑月宏.胡桃夹综合征的外科诊治[J].中国血管外科杂志(电子版),2011,3(1):53-55.

[20] 洪彩梅,郭肖霞.左肾静脉支架置入治疗胡桃夹征围手术期护理[J].广东医学,2008,29(8):1429.

[21] 高逸冰,高建平,程文.胡桃夹综合征的诊断和治疗[J].医学研究生学报,2013,26(8):868-870.

[22] 张卫星.胡桃夹综合征的诊治进展[J].现代泌尿外科杂志,2014,19(1):10-14.

[23] 马继远,陈栋.胡桃夹综合征诊疗进展[J].医学研究杂志,2014,43(5):177-179.

[24] 兰花,张波,李玉梅.3D打印血管外支架植入治疗胡桃夹综合征患者围术期护理[J].护理学杂志,2017,

32（2）：32-34.

[25] 尤黎明，吴瑛.内科护理学[M].5版.北京：人民卫生出版社，2012.

[26] 蒋米尔，张培华.临床血管外科学[M].7版.北京：北京科技出版社，2017.

[27] CRONENWETT JL, JOHNSTON KW.卢瑟福血管外科学[M].郭伟，符伟国，陈忠，译.北京：北京大学医学出版社，2013.

[28] 王深明.血管外科学[M].北京：人民卫生出版社，2011.

[29] CHRISTENSEN CR, LEWIS PA.血管护理核心教程[M].李海燕，陆清声，冯睿，译.上海：上海科学技术出版社，2018.

[30] 吴在德，吴肇汉.外科学[M].6版.北京：人民卫生出版社，2004.

[31] 曹伟新，李乐之.外科护理学[M].4版.北京：人民卫生出版社，2006.

[32] 孙云川，徐福芹，郭书芹，等.急性肠系膜静脉血栓形成的诊断与治疗[J].中华急诊医学杂志，2006，15（9）：834-836.

[33] 李海燕，景在平，毛燕君，等.血管外科实用护理手册[M].上海：第二军医大学出版社，2015.

[34] 易定华，徐志云，王辉山.心脏外科学[M].2版.北京：人民军医出版社，2016.

[35] 林曙光.心脏病学进展[M].北京：人民军医出版社，2014.

[36] 胡德英，田莳，周耘.血管外科护理理论与操作习题集[M].武汉：湖北科学技术出版社，2008.

[37] 汪忠镐，张建，谷涌泉.实用血管外科与血管介入治疗学[M].北京：人民军医出版社，2004.

[38] 李海燕，易璐，陆清声，等.Onyx 栓塞剂治疗主动脉瘤腔内隔绝术后内漏患者的护理[J].护理研究，2014，28（5）：1630-1631.

[39] 李海燕，胡敏，陈赛赛，等.DeBakey Ⅰ型主动脉夹层动脉瘤行腔内隔绝术患者的护理[J].解放军护理杂志，2010，27（12）：921-922.

[40]《中国高血压防治指南》修订委员会.中国高血压防治指南 2018 年修订版[J].心脑血管病防治，2019，19（1）：1-44.

[41] 翁剑锋，曲乐丰，景在平，等.70 例颈动脉体瘤的外科诊治分析[J].中华普通外科杂志，2010，25（10）：815-817.

[42] 程林，薛哲，马玉栋，等.颈动脉体瘤的临床诊治[J].中国血管外科杂志（电子版），2017，9（3）：187-191.

[43] 李海燕，丁婧赟，钱火红，等.颈动脉狭窄患者行颈动脉内膜切除术的围手术期护理[J].护理实践与研究，2015，12（8）：43-45.

[44] 梁婧婧，刘云娥，王伶俐.7 例颈动脉体瘤患者行复合手术治疗的护理[J].中华护理杂志，2018，53（5）：580-583.

[45] 莫伟，李海燕.外周血管疾病介入护理学[M].北京：人民卫生出版社，2017.

[46] 张培华，蒋米尔.临床血管外科学[M].2版.北京：科学出版社，2007.

[47] 朱红芳，汤磊雯，贺晓莉，等.抗凝剂皮下注射护理规范的循证实践[J].中华护理杂志，2015，50（1）：33-37.

[48] 罗艳丽，马玉奎.血管外科护理手册[M].北京：科学出版社，2016.

[49] 陈孝平.外科学（下册）[M].2版.北京：人民卫生出版社，2010.

[50] 中华医学会外科学分会血管外科学组.下肢动脉硬化闭塞症诊治指南[J].中华医学杂志，2015，95（24）：1883-1896.

[51] 陈孝平，汪建平.外科学[M].8版.北京：人民卫生出版社，2013.

[52] 陆信武，蒋米尔.临床血管外科学[M].5版.北京：科学出版社，2018.

[53] 郑淑梅，杨秀兰，曹宏霞，等.骨髓液采集操作技术对自体骨髓干细胞移植质与量的影响 [J].中国组织工程研究与临床康复，2007，11（20）：4036-4037.

[54] 杨月文，谢碧玉，罗安娜.60 例血栓闭塞性脉管炎的临床护理研究 [J].中医临床研究，2018，10（19）：128-130.

[55] 刘文萍，谢婧.血栓闭塞性脉管炎疼痛护理的研究进展 [J].中华介入放射学电子杂志，2018，6（2）：162.

[56] 符伟国.自体干细胞移植治疗肢体缺血性疾病——应用及发展历程 [J].临床外科杂志，2018，26（11）：9-11.

[57] VIGNES S，ARRAULT M，DUPUY A. Factors associated with increased breast cancer-related lymphedema[J]. Acta Oncol，2007，46（8）：1138-1142.

[58] 汪忠镐.血管淋巴管外科学 [M].北京：人民卫生出版社，2008.

[59] PASKETT ED，DEAN JA，OLIVERI JM，et al. Cancer-related lymphedema risk factors，diagnosis，treatment，and impact：A review[J]. J Clin Oncol，2012，30（30）：3726-3733.

[60] JOSOPH GM，ROBERT DG，SOAN GB. 现代整形外科治疗学 [M].赵敏，译. 北京：人民卫生出版社，2007.

[61] 张彦骅，刘青.妇科恶性肿瘤术后及放疗后淋巴水肿的治疗现状及进展 [J].国际妇产科学杂志，2013，40（1）：44-46.

[62] 刘宁飞.淋巴水肿诊断与治疗 [M].北京：科学出版社，2014.

[63] 康骅，薛昊罡.外科学 [M].南京：江苏科学技术出版社，2013：521-523.

[64] KILANI MS，LEPENNEC V，PETIT P，et al. Embolization of peripheral high-flow arteriovenous malformations with Onyx[J]. Diagnostic and Interventional Imaging，2016，31（10）：365-367.

[65] 李凯，张青，赵晓智，等.介入栓塞治疗肾动静脉畸形（瘘）11 例报道并文献复习 [J].现代泌尿外科杂志，2016，4（21）：289-291.

[66] 高鹏骥，陈雷，冷希圣，等.胰腺动静脉畸形的诊治 [J].中华普通外科杂志，2017，32（3）：215-219.

[67] 付志刚，冯丹，张晓磷，等.肾动静脉畸形九例的 DSA 造影表现及介入栓塞 [J].介入放射学杂志，2013，22（11）：946-949.

[68] 孙久君，何朝晖.脑血管畸形的治疗进展 [J].医学综述，2013，19（22）：4129-4132.

[69] 叶任高，陆再英.内科学 [M].7 版.北京：人民卫生出版社，2007.

[70] 毛华娟，戴伟辉，景在平.血管腔内器具学 [M].上海：上海科学技术出版社，2017.

[71] 张燕军.泡沫硬化剂注射术与传统剥脱术治疗下肢静脉曲张效果对比 [J].当代医学，2015，21（16）：56-57.

[72] 覃忠，覃晓，郭思恩，等.泡沫硬化剂联合手术治疗在下肢静脉曲张中的应用 [J].广西医科大学学报，2015，32（6）：944-946.

[73] 郭莉.手术室护理实践指南（2017 版）[M].北京：人民卫生出版社，2017.

[74] 刘斌，欧阳晟，洪小英.甲泼尼龙与地塞米松治疗过敏性休克的对比研究 [J].临床合理用药杂志，2010，13（13）：63-64.

[75] 中华医学会外科学分会血管外科组.腹主动脉瘤诊断与治疗指南 [J].中国实用外科杂志，2008，11（28）：916-918.

[76] 全国卫生专业技术资格考试专家委员会.护理学（中级）[M].北京：人民卫生出版社，2014.

[77] 周兰姝，顾申.护理学（中级）练习题集 [M].北京：人民卫生出版社，2014.

18检